Dr. Anne Katharina Zschocke

Darmbakterien
als Schlüssel
zur Gesundheit

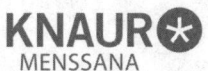

KNAUR✶
MENSSANA

Dr. Anne Katharina Zschocke

Darmbakterien als Schlüssel zur Gesundheit

Neueste Erkenntnisse aus der
Mikrobiom-Forschung

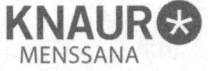

Besuchen Sie uns im Internet:
www.mens-sana.de

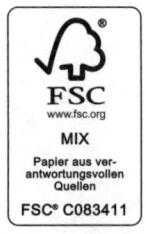

Originalausgabe
Copyright © 2014 Knaur Verlag.
Ein Unternehmen der Droemerschen Verlagsanstalt
Th. Knaur Nachf. GmbH & Co. KG, München.
Alle Rechte vorbehalten. Das Werk darf – auch teilweise –
nur mit Genehmigung des Verlags wiedergegeben werden.
Redaktion: Ralf Lay
Umschlaggestaltung: ZERO Werbeagentur, München
Umschlagabbildung: FinePic®, München
Satz: Daniela Schulz, Puchheim
Druck und Bindung: CPI books GmbH, Leck
ISBN 978-3-426-65753-9

2 4 5 3 1

Inhalt

Vorwort

Während der fast fünfzehn Jahre, in denen ich die praktische Anwendung der Effektiven Mikroorganismen (EM) unterrichte, erlebte ich, dass die meisten Teilnehmer von Vorträgen und Seminaren sich notgedrungen deshalb für Bakterien interessieren, weil ein schwieriges Problem mit ihrer Gesundheit sie plagt. Die am häufigsten gestellten Fragen galten dem Darm und den von ihm ausgehenden Krankheiten.

Gleichzeitig gab es in diesen Jahren eine überraschende Entwicklung: Die große Bedeutung der Bakterien für den gesunden Organismus wurde entdeckt. Dies ändert das bislang bestehende Menschenbild völlig. In zahlreichen Studien wurde wissenschaftlich exakt nachgewiesen, was zuvor höchstens praktisch erfahrbar war. Dass nämlich die Darmbakterien der Schlüssel zur Gesundheit sind.

In den Büchern, die ich bereits über die Effektiven Mikroorganismen geschrieben habe, war für dieses Wissen jeweils kaum Raum. Damit diese Neuigkeiten jedoch möglichst vielen Menschen zugänglich werden, wurde jetzt dieses Buch geschrieben. Es ist wie eine Momentaufnahme in all den spannenden Erkenntnissen, die sich rund um das »Mikrobiom«, wie man die Darmbakterien als Ganzes inzwischen nennt, ranken.

Mögen viele Menschen Hilfe, Heilung und Lebensfreude daraus gewinnen!

Dr. Anne Katharina Zschocke
Juni 2014

1. Die Entdeckung des Mikrobioms

Die mikrobielle Revolution

Wir stehen als westlich geprägte Menschen mitten in einer Revolution, einer Revolution, die für die meisten unbemerkt verläuft, die aber unsere Sicht auf die Welt und uns Menschen völlig verändern und unser Bild von Krankheit und Medizin vollkommen umwandeln wird – nämlich die wissenschaftlich nachgewiesene Einsicht: Bakterien sind die Grundlage unseres Lebens und unserer Gesundheit.

Was bislang nur von wenigen Menschen gelebt und oft genug belächelt oder abgelehnt wurde, was bloß in »alternativ« genannten Therapieformen, Ernährungsratschlägen und Naturheilverfahren eine Nische fand, erlangt auf einmal den Rang von Zukunftsmedizin: Unsere Bakterienbesiedelung ist der Schlüssel zur Heilung, und zwar von Krankheiten, die man bis vor kurzem als unheilbar betrachtete, als »Zivilisationskrankheiten« bezeichnete oder als »ungeklärt« und deren Auftreten oft genug für die Betroffenen ein lebenslanges Leiden bedeutete. Lebensmittelunverträglichkeiten und Diabetes, Übergewicht, Reizdarm und Hauterkrankungen, Autismus, Alzheimer und Bluthochdruck – die Liste der Erkrankungen, die jetzt mit unserer Bakterienflora in Zusammenhang gebracht werden, wird länger, je länger ihre Bezüge zu Mikroorganismen erforscht werden. Und dies geschieht schnell.

Weltweit werden die Bakterien des Menschen in immer mehr Forschungsinstituten in den Mittelpunkt des Interesses gestellt. Von Entzündungen über Stoffwechselstörungen bis zu psychischen Erkrankungen: Auf einmal eröffnen sich völlig ungeahnte Therapieansätze in der akademischen Medizin mit großer Hoffnung auf Heilung. Und erfreulich ist: Diese Heilung entspringt keinen menschengemachten Konzepten synthetischer Art, sie ist in Wirklichkeit eine Rückkehr zur Natur. Sie ist ein staunendes Erkennen von Beziehungen innerhalb unseres Organismus und eine Korrektur unseres bisherigen Denkens und Handelns.

Revolutionen treten auf, wenn die Not unerträglich groß wird. Dann wird es Zeit, grundlegend etwas zu ändern. Meist wächst sie auf dem Nährboden der Ungerechtigkeit. Das Wort »Revolution«, das übersetzt »Umwälzung, Zurückrollen« heißt, bezog sich einst auf den ständigen Umlauf der Sterne. Später stand es allgemeinen für »Veränderung«. Jetzt gibt es eine umwälzende Veränderung, die wir »mikrobiologische Revolution« nennen können. Davon handelt dieses Buch. Wenn sie klug fortgeführt wird, wird sie zu einer Sternstunde der Menschheit werden mit einem respektvollen Blick auf die bereits Millionen Jahre andauernde Verbindung von Mikrobe und Mensch, und sie wird einen anmaßenden Griff der Menschen nach den Sternen beenden. Anders als politische Revolutionen bringt sie nicht Unruhe aus friedlichen Zeiten, sondern führt aus wachsendem Konflikt zu friedlicher Koexistenz, Frieden und Heilung. Sie verläuft ohne Gewalt, aber mit großer Verwunderung und beendet Mord und Totschlag, die seit dem vorletzten Jahrhundert medizinisches Programm gewesen sind: die systematische Tötung von Bakterien, auch in unserem eigenen Körper.

Mit den aufsehenerregenden neuen Erkenntnissen, die wir in den vergangenen Jahren zur menschlichen Bakterienbesiedelung erlangt haben, kehren wir um: von einer Feindschaft gegen Einzeller zu einem neuen Miteinander, in dem wir sie als diejenigen Lebewesen anerkennen, die uns ein gesundes Leben überhaupt erst ermöglichen. Gerechtigkeit wird wiederhergestellt.

Und das Schöne daran ist: Wir können alle dabei gewinnen – mehr Gesundheit, mehr Wohlbefinden, Geldersparnis, ein grundlegend besseres Leben.

Mit den neuen Erkenntnissen zu unseren Darmbakterien wandelt sich das Bild, das wir von Bakterien haben, grundlegend, und rückblickend müssen wir uns eingestehen, dass wir über hundert Jahre lang dem Fehlurteil aufgesessen sind, Bakterien seien für uns in erster Linie Krankheitserreger, sie seien gefährlich und der Körper müsse sich davor schützen. Die damals aus wenigen beobachteten Fakten gezogenen Schlüsse entpuppen sich jetzt, vier Generationen später, als einseitig und nötigen uns, einen ganzen Zweig der Medizin umzustellen. Denn die im 19. Jahrhundert entwickelten Antibiotika führten statt zu mehr Gesundheit zu mehr Krankheiten und resistente Bakterienstämme zu den größten Problemen, die nicht nur Krankenhäuser heute haben. Man kann gesund für einen kleinen Eingriff in die Klinik gehen und darin mit resistent gewordenen Bakterien so schwer erkranken, dass langwierige Therapien notwendig und schweres Leid bis hin zum Tode die Folgen sind.

Dass dies in größerem Rahmen aufgedeckt und dadurch allmählich auch in der akademischen Welt anerkannt wird, ist einem Projekt zu verdanken, dessen Sinn und Zweck sich durchaus kritisch hinterfragen ließe: dem Humangenomprojekt (HGP). Das HGP wurde im Jahre 1990 in den USA ins Leben gerufen und hatte zum Ziel, das gesamte menschliche Erbgut digital zu kartieren. Man hatte ja als eine der großen Entdeckungen des 20. Jahrhunderts herausgefunden, dass Chromosomen, die in jeder Zelle das Erbgut tragen, aus spiralförmig gewundener Desoxyribonukleinsäure, englisch DNA, bestehen, in einer Abfolge von Basenpaaren. Deren Anordnung trägt Informationen für die Bildung von Molekülverbindungen, und die Reihenfolge für eine bestimmte Einheit nennt man ein Gen. Werden diese Gene in der Zelle abgelesen, bilden sich Eiweiße: Hormone, Enzyme, Struktureiweiße und vieles mehr. Um die Abfolge der Basen zu ermitteln, entwickelte man Gentechnologien.

Während sich die Vererbungslehre bis dahin mit der Betrachtung äußerer Erscheinungen beschäftigt hatte, traten dann die Gene als Träger der Erbinformationen in den Vordergrund. Die Genetik wurde als Schlüssel zum Verständnis des Lebens angesehen, und man glaubte, an den Genen alle Eigenschaften des Menschen, auch seine Krankheiten, ablesen zu können wie Informationen aus den Buchstaben eines Buches. Wenn man nur sämtliche Gene und ihre Funktionen im Körper kenne, so stellte man sich vor, ließen sie sich bei Bedarf durch gezielte Eingriffe verändern, so dass man über genetische Eingriffe Störungen beseitigen könne.

Folglich wurden die entsprechenden Technologien gesucht und im Jahre 1975 tatsächlich die »DNA-Sequenzierung« als Methode zur Bestimmung der Basenpaarabfolge in einer DNA gefunden. Sie wird bis heute zur Analyse von genetischen Informationen genutzt. Dazu wird die DNA in kleinere Stücke zerschnitten und durch Herstellung einer Art Blaupause kopiert, also die Reihenfolge der Basenpaare bestimmt. Mit ihrer Hilfe lassen sich alle Basenabfolgen auf einem Chromosom analysieren, was man »sequenzieren« nennt, und anschließend lässt sich feststellen, für welche Information eine solche Abfolge, also ein Gen, ein Stück des Chromosoms, steht. Parallel dazu entwickelte man Techniken, um bestimmte Basenfolgen aus Genen auszuschneiden und nach Gutdünken an anderer Stelle wieder in lebende Zellen einzusetzen. Damit war die Gentechnik geschaffen.

Ende der 1970er Jahre war man so weit, fremde Gene in Pflanzenzellen einschleusen zu können, um deren Aktivität zu verändern. Man konnte auch menschliche Gene in Bakterien einsetzen, damit diese menschliche Eiweiße produzieren, beispielsweise Insulin.

Heute werden diese Techniken in großem Stil industriell genutzt, auch wenn viele Menschen den Eingriff in die Erbsubstanz von Lebewesen und deren Manipulation als anmaßenden Übergriff in die geschaffene Welt erleben.

Bakterien spielten in dieser Genforschung von Anfang an eine große Rolle. Da sie für die Forscher bequem zu handhabende Gene besitzen, konnte man an ihnen leicht experimentieren. Neben einem Chromosom, auf dem die gängigen Informationen liegen, besitzen Bakterien zusätzliche genetische Einheiten. Diese bestehen meist aus einem kleinen Ring, »Plasmid« genannt, und können unabhängig in der Bakterienzelle vervielfältigt werden. Bakterien können Plasmide nach Belieben in die Umgebung, in andere Einzeller oder in Körperzellen abgeben. Mit solchen Plasmiden ließ sich gentechnologisch relativ leicht basteln.

Die berühmteste unter den Forschungsbakterien wurde *Escherichia coli (E. coli)*. Durch ihre kurze Verdoppelungszeit von etwa 20 Minuten unter Laborbedingungen und ihre bescheidenen Nährstoffansprüche gilt sie als leicht zu züchten. Aus ihr isolierte man 1969 das erste

Gen, es war im Jahre 1973 auch das erste gentechnisch umgebaute Bakterium.

E. coli erhielt seinen Namen nach dem Kinderarzt Theodor Escherich, der es 1885 erstmalig beschrieb, und nach der lateinischen Bezeichnung seines Hauptvorkommens, nämlich dem Colon, einem Teil des Dickdarms. Es ist ein gängiger Mitbewohner im Darm von Mensch und Tier und erfüllt dort wichtige Aufgaben.

Für die gentechnische Verwendung wurde *E. coli* zu einem »Modellorganismus« standardisiert, der sowohl in der Forschung als auch zur industriellen Nutzung in der Biotechnologie umfangreich Verwendung findet.

Mitte der 1980er Jahre wurden die ersten genetisch manipulierten Bakterien in die Umwelt freigesetzt. Nachdem der oberste Gerichtshof der Vereinigten Staaten von Amerika im Jahre 1981 geurteilt hatte, dass Mikroorganismen zwar lebendig seien, dies aber für die Belange des Patentrechts irrelevant sei, können gentechnisch veränderte Lebewesen auch patentiert werden. Wie wir noch sehen werden, sind Bakterien imstande, Raum und Zeit beliebig zu überbrücken, und können mit Wind, Wasser und Wolken überallhin getragen werden. Die Versuche, sie zu kontrollieren und zu patentieren, stehen also in krassem Widerspruch zu ihren natürlichen Eigenschaften.

Wir verdanken unser Leben den Bakterien

Nachdem man die DNA als Informationsträger ermittelt und Abschnitte daraus als Gene identifiziert hatte und nachdem auch die Technik, um diese Gene darzustellen, funktionierte, wollte man natürlich wissen, welche Gene denn nun der Mensch trägt. Dafür wurde besagtes

Humangenomprojekt ins Leben gerufen. Ziel des Projektes war, alle Gene der menschlichen DNA zu identifizieren, die Abfolge sämtlicher Basenpaare zu bestimmen und diese Informationen digital zu speichern.

Man schätzte, dass der Mensch circa drei Milliarden Basenpaare hat, und ging davon aus, dass man nach Erstellung einer vollständigen Genkartierung das menschliche Genom, also die Gesamtheit aller Gene des Menschen, wie ein Buch ablesen könne. Dann wären Krankheiten einzelnen Genen zuzuordnen und durch Eingriffe ins Erbgut zu korrigieren. Der Mensch wurde als schlichte Blaupause seiner Gene, gewissermaßen als Bastelsatz der Natur angesehen und Krankheit als eine Art individuelle Fehlprogrammierung.

Um die tausend Wissenschaftler in etwa vierzig Ländern machten sich also an die Arbeit. Ab September 1995 war auch Deutschland mit dem aus Geldern des Bundesministeriums für Bildung und Forschung finanzierten Deutschen Humangenomprojekt (DHGP) dabei. Dreizehn Jahre und über eine Milliarde Dollar (etwa 733 352 889 Euro) Kosten später besaß man eine gigantische digitale Datenmenge zur menschlichen DNA. Man war aber in Wahrheit kaum schlauer als zuvor.

Bis heute brachten diese Analysen keinen Fortschritt für die menschliche oder sonstige Gesundheit. Als im Jahre 2001 verkündet wurde, man habe das Genom des Menschen dechiffriert, und dies auf den Titelseiten großer Zeitungen weltweit als Sensation verkündet wurde, war man geneigt, mit den Schultern zu zucken und zu fragen: Na und?

Dennoch hatte das Projekt einige nützliche Nebeneffekte, deren eine zur mikrobiellen Revolution führte. Zum Beispiel wurde die Sequenzierungstechnik verbessert – und es damit schneller und billiger möglich, Gene zu identifizieren. Dauerte die Analyse einer einzigen Gensequenz anfangs noch tagelang, kann man heute sein persönliches Erbgut binnen weniger Tage sequenzieren lassen. Auch die Gene aller anderen Lebewesen ließen sich nun leichter untersuchen, darunter die von Bakterien. Auf einmal tat sich den Wissenschaftlern ein vielversprechendes Forschungsfeld auf, und sie stürzten sich geradezu auf die Neuerforschung der Bakteriengene.

Es ist nicht verwunderlich, dass das erste Lebewesen, dessen Gene im Jahre 1995 vollständig sequenziert wurden, ein Bakterium war. Schließlich sind Bakterien die Lebewesen mit dem kleinsten Gengut. Man kannte nun die Basenabfolge in seinem genetischen Material, jedenfalls in dieser Mikrobe im Moment der Bestimmung. Nur: Eine wirklich relevante Aussage war das nicht. Bakterien können untereinander jederzeit beliebig Gene austauschen, *E. coli* enthält beispielsweise regelmäßig etwa 15 Prozent Gene von anderen Bakterien, da konnten die Gene in einem anderen Bakterium derselben Art oder desselben Bakteriums zu einem anderen Zeitpunkt auch anders aussehen. Bakterien zu benennen ist, wie in einen Bach zu greifen, um eine Welle zu untersuchen.

Mikroorganismen, also Wesen, die wir mit bloßem Auge nicht sehen, präzise zu benennen ist bereits, seit man sie kennt, eine große Schwierigkeit. Man benötigt eine angemessene Vergrößerung, um sie überhaupt zu erkennen. Dabei lassen sie sich beispielsweise nach ihrer Form unterscheiden. Außerdem unterscheidet man verschiedene biochemische Merkmale oder unterschiedliche Stoffwechselleistungen, eine unterschiedliche Zusammensetzung der Zellwand oder verschiedene Oberflächenstrukturen. Dies alles sagt aber noch nichts über ihre Aktivitäten aus.

Als man schließlich genetische Techniken entwickelt hatte, versuchte man Bakterien anhand ihrer Gene zu klassifizieren. Doch auch dies blieb zunächst unbefriedigend, weil ganz verschieden klassifizierte Bakterien sich auf einmal als genetisch ähnlich entpuppten. *E. coli* als harmloser Darmbewohner und *Shigella*, die an der bakteriellen Ruhr beteiligt ist, haben zu 100 Prozent die gleiche DNA, obwohl sie völlig verschiedene Wirkungen im Darm zeigen. Bei Einzellern handelte es sich also eher um einen Genpool, um viele Gene, verteilt auf lauter Einzeller, unter denen sie je nach den Umständen austauschbar sind. Man wurde geradezu genötigt, von Bakterien anders zu denken als von Individuen wie Katz und Maus, Zebrafink und Regenbogenforelle. Dies gestaltete sich naturgemäß schwierig.

Als das Humangenomprojekt begann, erwartete man aufgrund der komplexen Erscheinung des menschlichen Körpers, weit über hunderttausend verschiedene menschliche Gene zu finden. Nachdem das Projekt abgeschlossen war, wurde man jedoch mit der ernüchternden Tatsache konfrontiert, dass sich die Zahl der Gene in menschlichen Chromosomen gerade einmal auf gut 20 000 belief, unwesentlich mehr als beim Genom einer Maus. Wie konnte dies möglich sein? Der Mensch: so komplex wie eine Maus? Der Mensch hatte sich in seiner grenzenlosen Selbstüberschätzung weit übernommen. Wie konnte es sein, dass ein so hoch entwickeltes Lebewesen mit derart komplexen Abläufen bloß so wenig Gene besitzt? Ist der *Homo sapiens* gar nicht die Krone der Schöpfung?

Die Antwort fand sich im Unerwarteten und lautete:

Wir verdanken unsere Komplexität den Genen der in uns lebenden Bakterien. Sie enthalten die fehlende Anzahl, etwa hundertmal so viele wie die auf unseren menschlichen Chromosomen. Wir sind ein Team. Neben seinen zelleigenen Genen besitzt der Mensch die Gene von den Billionen Bakterien, die in und auf seinem Körper leben. Sie sind es, die Organentwicklungen bewirken und Verdauung und Verhalten steuern, die das Immunsystem bewegen und vieles mehr. Sie sind an allen wichtigen Körperfunktionen beteiligt: an Stoffwechsel und an Muskelaktivitäten, Hormonhaushalt, Gehirnfunktion und Nervensystem. Noch längst hat man nicht alle ihre Wirkungen erkannt.

Wir Menschen sind nicht in erster Linie, wie wir dachten, Zelle mit Zellkern, von denen das Leben ausgeht, wir sind ein lebendiges Miteinander von Mikroben und Körperzellen, und ohne diese Bakterien ist der Mensch: nichts. Man dachte, wir seien das Ergebnis unserer ureigenen Gene, des Genoms, und die revolutionäre Entdeckung ist: Wir stehen durch die Bakterien in uns im großen Zusammenhang aller Mikroben der Erde und tragen in uns eine Art Organ, das wir bislang als solches nicht erkannt hatten: die Gesamtheit aller Bakterien mitsamt ihrem genetischen Gut, mit ihren Stoffwechselaktivitäten, ihrer Flexibilität und Anpassungsfähigkeit. Mit ihrer Fähigkeit, sich untereinander über alles Mögliche auszutauschen, und mit allem, was wir noch nicht kennen.

Diese Gesamtheit aller unserer Mikrobengene taufte man das »Mikrobiom«. Infolge dieser Entdeckung fokussiert sich die Forschung auf die Frage, welche Aufgaben Einzeller in uns erfüllen, und nun entdeckt man in unerwarteter Geschwindigkeit neue Zusammenhänge, die das gesamte menschliche Leben in einem völlig neuen Licht erscheinen lassen.

Man kann sich natürlich fragen, warum um alles in der Welt derart viel Geld für ein Forschungsprojekt ausgegeben wird, das nach jahrelanger Arbeit unzähliger Wissenschaftler weltweit scheinbar sein Ziel verfehlt.

Nichtsdestotrotz gewann die Menschheit dabei: nämlich die akademisch wissenschaftliche Bestätigung dafür, dass wir Menschen Beziehungswesen sind. Dass wir untrennbar mit den Kleinstlebewesen dieser Welt verbunden und aufeinander angewiesen sind, uns gemeinsam entwickeln, und dass nur in einem gesunden Miteinander gesundes Leben gedeihen kann. Diese zu Bescheidenheit anregende Gewissheit muss die Gesellschaft jetzt erst mal verdauen.

In den USA sieht dieser Verdauungsprozess so aus, dass Anschlussprojekte ins Leben gerufen wurden: zum Beispiel das »Genomic Science Program«, auf Deutsch: Genom-Wissenschaftsprogramm, das mit Hilfe der Kenntnis genetischer Eigenschaften biologische Systeme so gut verstehen möchte, dass »Prinzipien, die pflanzliche und mikrobiologische Systeme kontrollieren, enthüllt werden« und »die Grundlage für neue Generationen industrieller Biotechnologie gelegt« wird.[1] Die dahinterliegende Vorstellung ist, dass es grundlegende genetische Prinzipien gebe, die Einzeller- und Pflanzensysteme kontrollieren. Die Kontrolle des Menschen über diese Kontrollprinzipien soll es ermöglichen, sie zu beherrschen und nach eigenen Vorstellungen einzusetzen.

Ein weiteres Programm ist das »Human Microbiome Project« von 2008 bis 2012, in dem aus fünfzehn Körperstellen von 300 Personen 690 Mikrobenproben genommen und genetisch untersucht wurden, um das Mikrobiom besser zu verstehen.

Aus allen Projekten wissen wir jetzt, dass erst das

Bakteriengengut in und auf unserem Körper mit dem Erbgut unserer Zellen zusammen uns als ganzen Menschen ausmacht und unsere Gesundheit begründet. Wenn wir Bakterien außerhalb unseres Körpers manipulieren, gelangen sie über Luft, Wasser und Nahrung auch wieder in unseren Körper. Dort üben sie die Funktionen aus, die wir ihnen gentechnologisch beigebracht haben. Wie im Außen, so im Inneren – alles, was wir Bakterien im Labor antun, kehrt zu uns selbst zurück, zum Beispiel in unseren Darm.

Epigenetik, EHEC und das Leben im Darm

Die Erwartung, man könne das Leben über die Beherrschung von Genen kontrollieren, wurde in dem Maße enttäuscht, in dem man feststellte, dass nicht das Gen an sich, sondern erst seine Aktivierung für die Ausprägung im Leben verantwortlich ist. Höherentwickelte Lebewesen tragen als Mehrzeller im Kern jeder Zelle dieselben Gene, aber aktivieren nur ausgewählte davon je Zelle, damit aus einer einzigen befruchteten Eizelle überhaupt ein differenziertes Wesen mit ganz unterschiedlichen Zellen entstehen kann, mit verschiedenen Leber-, Knochen- oder Nervenzellen. Auch bei Bakterien sagt die genetische Information noch lange nichts über ihre Ablesung aus. Der Besitz eines Gens führt also nicht unbedingt dazu, dass etwas daraus synthetisiert wird. Dies ist wichtig zu wissen, wenn in späteren Kapiteln von der Bakterienbesiedelung des Darms die Rede ist. Man kann beispielsweise Bakterien im Darm haben, die Gene für ein Zellgift, ein Toxin haben, aber ob es ein Toxin synthetisiert oder nicht, hängt dann von der Umgebung ab. Das gleiche Bakterium kann in einem Menschen Toxine bilden, so dass er krank wird, beim anderen nicht. Entscheidend ist nicht, ob jemand das Bakterium besitzt, sondern ob dieses Bakterium in ihm diese Eigenschaft auslebt. Für unsere Gesundheit ist nicht nur wichtig, dass wir mit Bakterien in und auf unserem Körper zusammenleben und welche es sind, sondern auch, was diese Bakterien, unsere Körperzellen und beide im Kontakt miteinander gerade tun.

Wir brauchen uns vor unseren Genen, auch unseren bakteriellen Genen, im Körper also nicht zu fürchten. Es liegt in unserer Freiheit, was wir aus ihnen machen – und damit natürlich auch in unserer Verantwortung. Wir sind keine Opfer unserer Gene, vielmehr sind Gene die Instrumente, mit denen wir die Musik unseres Lebens dirigieren können. Wie das möglich ist, werden wir in den folgenden Kapiteln sehen. Die Realität in unserem Körper ist komplex. Unentwegt werden Gene abgelesen oder nicht abgelesen. Dabei geschieht das An- und Abschalten von Genen durch verschiedene Mechanismen, bei Bakterien beispielsweise durch An- oder Abwesenheit bestimmter Substrate in der Umgebung. Jede Art der Ernährung lässt bestimmte Bakterienarten in unserem Darm besser gedeihen als andere, so dass mehr Gene dieser als anderer Bakterien in uns wirken. Jedes Antibiotikum lässt Bakterien in uns sterben, mitsamt ihren Genen, und andere treten an ihre Stelle, vielleicht auch solche mit neugebildeten Resistenzgenen. So greifen wir ständig aktiv in die Zusammensetzung unseres Mikrobioms ein. Und es darf uns sehr nachdenklich stimmen, wie wir bislang damit umgehen.

Eine besondere Weise der Genregulation ist die sogenannte epigenetische Regulierung. Damit meint man alle Vorgänge, die unabhängig von der Basenabfolge auf den

Genen bei der Vererbung eine Rolle spielen. Daher das Präfix »epi-«, das aus dem Griechischen übersetzt so viel wie »um ... herum« oder »zusätzlich« heißt. Mit der Epigenetik betrachtet man, in welcher räumlichen Ordnung die Gene weitergegeben werden. Die DNA ist im Chromosom mehrfach verdrillt zu einer Raumgestalt aufgewickelt. Man kann es sich wie ein Haushaltsgummi vorstellen, das man an zwei Enden hält und so lange gegeneinanderdreht, bis es zu einem Knäuel geworden ist. Mit demselben Gummiband lassen sich viele verschiedene Knäuel wickeln. So ähnlich ist es mit der DNA, mit weitreichenden Folgen: Durch die Art und Weise der Knäuel*form* können Gene so dicht untereinander verschlossen werden, dass sie sich nicht mehr ablesen lassen. Diese Art der »Knäuelung« kann verschieden sein und ist vererbbar; das bedeutet, dass dieselbe Abfolge von Genen je nach ihrer dreidimensionalen Gestalt mal in die äußere Erscheinung umgesetzt wird und mal nicht.

Es gibt also beim Vorhandensein derselben Gene verschiedene Ausprägungen, und es existiert eine Veränderung in der Vererbung ohne Änderung der Gene. Wo die Auslöser für solche Veränderungen liegen, wird noch erforscht und diskutiert, man weiß jedoch bereits, dass sie sich sogar spontan ändern können, beispielsweise durch plötzlich veränderte Umweltbedingungen. Im Klartext heißt dies: Wie wir die Bedingungen in unserer Umwelt schaffen, prägen sich vorhandene genetische Informationen aus oder nicht. Auch unser Darminneres ist eine Art Umwelt, in der wir Bedingungen schaffen können, die bestimmte Phänomene zur Erscheinung bringen oder nicht.

Damit solche Regulationsmechanismen überhaupt eine Bedeutung haben und eine Änderung durch Ablesen oder Ausschalten eines Gens wirksam ist, braucht es kurzlebige Vermittler der jeweiligen Information. Dies sind Botenmoleküle, sogenannte RNA[2]. Es gibt verschiedene Klassen von RNA, und da ihre Basenabfolge wie eine Abschrift von der DNA ist, nutzt man eine Unterform, die 16S rRNA[3], als Marker für die Sequenzierung von Bakteriengenen. Man geht davon aus, dass es sich um dieselbe Bakterienart handelt, wenn 98 Prozent ihrer 16S rRNA identisch sind.

Mit einer anderen Klasse von RNA, mRNA[4], die als Boten fungieren, welche rasch wieder zerfallen, zum Teil innerhalb weniger als einer Minute, können Bakterien kurzfristig auf Veränderungen reagieren und ihre Stoffwechselwege jederzeit anpassen. Dies tun sie unentwegt als Einzelzelle wie als ganze Gemeinschaft, auch in unserem Darm. Ein kleiner Reiz, eine kleine Änderung bei nur einem Teil der Körperbakterien kann bei einer großen Zahl von Körperbakterien Veränderungen herbeiführen.

Wächst beispielsweise E. coli auf, ohne dass sich Milchzucker, also Lactose, in der Umgebung befindet, ist seine Fähigkeit, Lactose zu seiner Vermehrung zu nutzen, nicht ausgebildet. Tritt plötzlich Lactose hinzu, werden die nötigen zuckerspaltenden Enzyme von zuvor ruhenden Genen abgelesen und produziert, sie spalten Lactose in Glucose und Galactose, zwei Zucker, die E. coli dann nutzt.

Solche Flexibilität ermöglicht es den Darmbakterien, mit der ständig wechselnden Zusammensetzung unserer Nahrung zurechtzukommen. Morgens kommen Brot und Butter, vormittags vielleicht Joghurt und Apfel, mittags Kartoffeln und Gemüse, nachmittags Kuchen und abends

Spiegelei und Speck. Dazu allerlei Getränke. Jedes Mal können die Darmbakterien, indem sie sich auf die jeweiligen Zutaten einstellen, für eine optimale Verdauung sorgen. Wobei auch deutlich wird, dass es strapaziös für sie wird, wenn Karneval ist und alles durcheinander gegessen wird, dass hingegen eine Darmschonkost mit gleichmäßiger Nahrung die Bakterien wenig fordert.

Die Regulation der Bakteriengene geschieht im Zusammenwirken mit der Umwelt und ist durch verschiedenste Wirkstoffe auslösbar. Das zeigt, warum das Humangenomprojekt nicht erfolgreich sein konnte: Die lebendige Wirklichkeit ist erheblich vielschichtiger als die lineare Aufreihung von Basenpaaren zu einer DNA.

Welche Tragweite die molekulargenetische Regulation ganz praktisch in unserem alltäglichen Leben und für unsere Gesundheit haben kann, ließ sich an der EHEC-Erkrankung[5] im Jahre 2011 in Norddeutschland beobachten. Mehrere tausend Menschen erkrankten an schweren Durchfällen, die durch ein bakterielles Shiga-Toxin ausgelöst wurden. Etliche starben. Das Shiga-Toxin ist ein Eiweiß, das ursprünglich auf Genen von Shigellen zu finden ist, aber aus unbekannten Gründen in den eigentlich harmlosen *E. coli* übertragen worden war. Es hieß, dass Antibiotika es ausgelöst hätten. Diese *E. coli*, die nun das Shigellentoxin ausbildeten, konnten beim Menschen nicht nur blutige Durchfälle, sondern eine schwere Nierenerkrankung auslösen. Aus *E. coli* wurde EHEC. Es ist gegenüber vielen Antibiotika resistent. Nach mühsamem Suchen fand man heraus, dass alle Betroffenen frische Sprossen verzehrt hatten, die auf einem Bauernhof in Niedersachsen aufgezogen worden waren. Das Interessante war, dass dieser Hof, deren Besitzer mit viel Hingabe die in Afrika gekauften Saaten in biologischer Wirtschaftsweise zu Sprossen keimen ließen, frei von EHEC war. In keiner einzigen von etwa 3000 dort gezogenen Proben gelang es, EHEC zu kultivieren. Es gab das zugekaufte Saatgut, auf dem tatsächlich EHEC nachgewiesen wurde, und es gab erkrankte Menschen, in denen EHEC nachgewiesen wurde, aber dazwischen, auf dem Hof, war EHEC nicht zu finden. Warum?

Offensichtlich war das Toxin-Gen dort ausgeschaltet. Es ist davon auszugehen, dass die biologische Wirtschaftsweise, die ja besonderen Wert auf eine vielfältige und gesunde Mikrobengemeinschaft legt, dazu geführt hat, dass der »Schalter«, der zur Erscheinung der Bakterien als toxinbildende *E. coli* führt, ausgeschaltet worden ist. Offensichtlich gab es für die Bakterien dort keine Notwendigkeit, eine Toxinaktivität zu entwickeln, und so lebten sie da unauffällig mit allen anderen. Auch in Tieren, in deren Darm EHEC lebt, nämlich Wiederkäuern wie Rindern, Schafen und Ziegen, und die als Zwischenwirte dieser Bakterien gelten, treten die heftigen Durchfallerkrankungen nicht auf. Interessant wäre daher damals gewesen, sich bei den erkrankten Menschen zu fragen: Was hat zum »Anschalten« des Toxingens geführt? In welchem Zustand befand sich die Darmbakterienbesiedelung der erkrankten Menschen, als sie EHEC schluckten? Schließlich war die Krankheit ja bei verschiedenen Personen ganz unterschiedlich in Erscheinung getreten, und die Zahl der Menschen, die die Sprossen verspeist hatten, ohne daran zu erkranken, war nicht bekannt.

Menschen, die ihren Angehörigen bei den ersten Anzeichen der Erkrankung damals konsequent eine probiotische Mikrobenmischung zu schlucken gaben, dazu eine Vollversorgung mit Vitaminen als Konzentrat aus frischem biologischen Obst, Kräutern und Gemüsen, konnten dadurch eine rasche Heilung herbeiführen.

Die Zusammensetzung unserer Darmflora und ihre innere Aktivität kann also über Leben und Tod entscheiden. Das Beispiel EHEC macht deutlich: Es geht um Beziehung. Nicht Bakterien allein, nicht der menschliche Körper allein, vielmehr die Gesamtheit macht Gesundheit aus. Genauer gesagt: Der Kontakt von außen kommender Bakterien mit den uns innewohnenden Bakterien und beider Kontakt zu unseren Körperzellen sind die physische Grundlage unseres Seins.

Wieso hat man das so lange nicht erkannt? Wieso hat man bisher den Darmbakterien so viel weniger Bedeutung beigemessen, als sie in Wirklichkeit haben? Warum haben wir Bakterien bekämpft, um gesund zu werden, und jetzt stellen wir fest: Wir sollten sie fördern, um gesund zu sein?

Das hat, wie wir im Kapitel 8 sehen werden, historische Gründe, und es liegt vielleicht auch daran, dass wir Menschen dazu neigen, uns auf diesem Planeten ziemlich wichtig zu nehmen. Indem wir bekanntlich nicht in erster Linie mit demütiger Hingabe pflegen, was uns anvertraut wurde, sondern indem wir uns offenbar hemmungslos vergnüglich auf der Erde austoben. Nicht alle Menschen natürlich, auch nicht alle Kulturen, aber doch, was wir die westlich zivilisierte Welt nennen, jedenfalls zunehmend in den letzten Jahrhunderten. Es scheint, als hätten wir die Erde, wie sie uns von Natur aus gegeben wurde, weitestgehend aus den Augen verloren. Sonst hätte uns bereits besseres Hinschauen auf die richtige Spur gebracht. Schon die Tatsache, dass Bakterien die größte Biomasse – das ist die Masse, die eigenständig lebt – auf der Erde darstellen, hätte uns darauf hinweisen können, wie bedeutend sie sind. Allein in einem Quadratmeter Wiesenboden gibt es dreimal so viel Lebendgewicht an Mikroorganismen wie an Lebendgewicht von sichtbaren Kleintieren, Pflanzenwurzeln nicht einmal mitgerechnet. Und die Biomasse der Mikroorganismen auf der Erde ist größer als die aller Tiere und Pflanzen zusammengenommen. Ganz abgesehen davon, dass Einzeller ja die ersten Lebewesen waren, die überhaupt auf der Erde existierten. Wir sind, wie alle komplex entwickelten Lebewesen, erdgeschichtlich betrachtet einst aus Einzellern hervorgegangen. Seither kann ohne Mikroorganismen kein Mensch, auch keine Pflanze, kein Tier existieren. Die Entdeckung, dass wir zu uns gehörig das Mikrobiom als Bakterienorgan haben, kommt also gerade rechtzeitig, um uns vor drastischeren Erkrankungen in der Zukunft zu bewahren und um bisher schwer zu behandelnde Krankheiten zu kurieren.

Doch wie wird in unserem Körper aus lauter Einzellern ein Organ? Warum ist ein Mikrobiom mehr als nur die Summe bakterieller Teile?

Weil Bakterien wie alle Einzeller und wie natürlicherweise alle höheren Lebewesen ständig kommunizieren und kooperieren und überall und immer im Zusammenwirken, in ständiger Wahrnehmung und Mitteilung leben.

Wohin immer Einzeller gelangen, beispielsweise auf ein zuvor sterilisiertes Stück Kunststoff, ordnen sie sich sofort als kommunizierende Gemeinschaft an. Sie bilden Schleimbrücken oder andere Möglichkeiten aus, sich untereinander über die Gegebenheiten zu verständigen und sich gemeinsam nach diesen Verhältnissen zu arrangieren. Das ist vergleichbar mit Menschen, die auf eine Party gehen. Man bleibt nicht allein auf seinem Platz stehen, sondern redet mit diesem oder jenem, lernt das Haus kennen, wenn eine Rede gehalten wird, hören alle zu, und wenn die Musik spielt, beginnt der gemeinsame Tanz. Für die Zeit der Party werden alle Individuen dort eine Gemeinschaft. Der Vergleich hinkt natürlich, da Bakterien keine Freiheit besitzen. Sie können nicht, wenn es ihnen nicht mehr passt, nach Hause gehen. Sie müssen bleiben. Dafür haben sie Anpassungsmechanismen entwickelt. Aber auch sie können untereinander kommunizieren und dadurch eine größere Einheit bilden.

Bakterien reagieren auf Reize gemeinsam

Dies tun sie mit vielen verschiedenen Sprachen: durch Signalbotenstoffe beispielsweise, durch Lichtquanten, durch Elektronenaustausch und, wie wir schon gesehen haben, durch den Austausch genetischer Informationen. Dafür tragen sie Empfangsstrukturen, auch Rezeptoren oder Sensoren genannt, in ihrer Außenhülle, der Zellmembran, die eine Verbindung ins Zellinnere haben, über die Informationen über das Geschehen um die Bakterie herum in ihr Inneres übertragen werden können. Für verschiedenste Bedingungen der Umgebung gibt es unterschiedliche Rezeptoren, und auf einer einzelnen Bakterie hat man bereits über einhundert verschiedene Sensoren festgestellt. Wahrscheinlich gibt es noch viel mehr. Als Signale von außen können der pH-Wert oder die Temperatur, die Menge eines Stoffes oder Gaskonzentrationen in der Umgebungslösung, die Phase des Wachstums, in der sich Bakterien befinden, aber auch ein Mangel an Nährstoffen, also Hungerstress und vieles mehr dienen.

Dies alles kann über die verschiedenen Sensoren vermittelt werden und in der Bakterie passende Reaktionen auslösen. Die Rezeptoren werden berührt, der Impuls wird ins Zellinnere übersetzt, dort wird über Eiweiße Einfluss auf die genetische Aktivität genommen, und es werden Gene abgelesen oder ihre Ablesung gestoppt oder verändert. Damit kann sich die Aktivität eines Bakteriums durch die Bedingungen in der Umgebung bestimmen. Dies vollzieht sich ständig im Darm.

Um die Bestandsdichte von Bakterien in einem Lebensraum zu regulieren, beispielsweise im Mikrobiom, bedienen sie sich kleinerer Moleküle als Signalbotenstoffe, sogenannter Autoinducer (AI). Diese können leicht durch die Hülle der Bakterienzelle hineinwandern. Es gibt einerseits Botenstoffe für die Verständigung der Bakterien einer Art, beispielsweise *E. coli* untereinander, und andere, die der Verständigung verschiedener Arten dienen, zum Beispiel *E. coli* mit *Bifidus* und *Enterokokkus*. Dies funktioniert, indem jede Bakterienzelle den Botenstoff ständig abgibt und gleichzeitig die Menge dieser Botenstoffe in der Umgebung wahrnimmt. Gibt es wenige Signalbotenstoffe, gibt es wenige Bakterien dieser Art. Sie verflüchtigen sich rasch, bevor sie von anderen Zellen wahrgenommen werden. Gibt es viele Botenstoffe, gibt es auch viele Bakterien dieser Art. Die Feststellung dieser Menge nennt man das »Quorum«. Das ist ein lateinisches Wort und bezeichnete in der römischen Politik die Anzahl von Mitgliedern, die mindestens anwesend sein mussten, damit ein Beschluss gefasst werden konnte. Die Dichte wird also ständig wahrgenommen. Wird sie zu groß und steigt die Dichte der Botenstoffe über einen Grenzwert hinaus an, nehmen dies alle Bakterien dieser

Art wahr und stoppen gleichzeitig ihr Verdoppeln, so dass die Bakteriendichte daraufhin konstant bleibt. Nimmt die Menge an Bakterien plötzlich ab, zum Beispiel durch Abtötung, führt dies zu weniger Botenstoffen, dies wird von den übrigen Bakterien wahrgenommen, woraufhin sie ihre Verdopplung verstärken.

Diese gleichzeitige Reaktion von Bakterien auf einen Reiz bezeichnet man als *Quorum sensing*. Entdeckt hat man dieses Phänomen an Bakterien, die, wenn sie in Organen von Fischen in großer Zahl dicht beieinanderleben, alle zugleich zu leuchten beginnen.

Neben der Bestandsdichte gehören auch die Produktion von Antibiotika, die Bildung von Gemeinschaften, das Anordnen in einem Biofilm[6] oder die Verwandlung in einen Dauer- oder Ruhezustand, eine sogenannte Spore, zu den botenstoffvermittelten Eigenschaften. Durch *Quorum sensing* sind Bakterien imstande, obwohl sie Einzeller sind, auf Impulse alle gleichzeitig zu reagieren, sich also wie ein Mehrzeller zu verhalten. Und dies nicht nur innerhalb ihrer Art, sondern auch artübergreifend, als gemischte Gesellschaft. Indem sie gemeinsam agieren, können sie Wirkungen erzielen, die ein oder wenige Einzeller niemals erreichen könnten. Wo immer Bakterien leben, bilden sie solche Gemeinschaften aus.

Die Substanzen, die als Signalmoleküle dienen, können ganz unterschiedlichen Stoffklassen angehören: Aminosäuren, kurze Eiweiße oder Fettsäureabkömmlinge. Durch sie »unterhalten« sich Bakterien. Sie tauschen sich aus, sind übereinander informiert und regeln untereinander, wie viele von welcher Art gerade an einem Ort leben und was sie tun.

Gäbe es diese Selbstregulation der Bakterien auf der Erde nicht und würden sie sich ohne Abstimmung vermehren, wie sie es gerade wollten, wäre die Erde längst unter einer dicken Schicht von Einzellern versunken. Eine Bakterie von einem Gewicht von einem billionstel Gramm (10^{-12}), die sich, wie es *E. coli* unter Laborbedingungen tut, alle 20 Minuten teilt, hätte nach 48 Stunden eine Bakterienmasse vom viertausendfachen Gewicht der Erde produziert.

Worüber sich unsere Bakterien unterhalten, als Gemeinschaft in unserem Darm und natürlich in unserem gesamten Körper, auf Haut und Schleimhäuten und im Blut, wissen wir noch nicht im Detail. Dass sie sich koordinieren, steht fest, und womit sie dies tun, hat man zum Teil schon entdeckt.

Da gibt es zum Beispiel den Botenstoff N-Acyl-Homoserin-Lacton (AHL). Er kommt nicht nur bei der Bakterienkommunikation untereinander vor, sondern spielt auch bei der Verständigung von Bakterien mit den Wurzelzellen von Pflanzen eine Rolle, auch von Nahrungspflanzen wie Tomaten und Getreide. Ob sie auch bei Wurzelgemüsen zu finden sind? Essen wir bei Pastinaken und Möhren vielleicht Botenstoffe mit, die unseren Darmbakterien etwas »erzählen«?

Eine Substanzgruppe von Signalbotenstoffen, die ganz sicher in unserem Essen vorkommen, sind die sogenannten Furanone. Sie dienen der Kommunikation über verschiedene Arten von Bakterien hinweg, also als relativ allgemeine Bakterien»sprache«. Furanone werden aber auch von einer Vielzahl weiterer Lebewesen produziert. Unter anderem finden sie sich in Pflanzen. Man hat sie in Erdbeeren, Tomaten, Himbeeren und Pampelmusen entdeckt und auch in fermentierten Lebensmitteln wie Bier, Käse, Sojasoße und Wein, wo sie im Laufe der Fermentation gebildet werden. Auch bei gründlichem Kochen entstehen Aromastoffe, die Furanone sind. Man braucht sich also nicht auf Rohkost zu beschränken, um bakterielle Gespräche zu führen. Unsere Nahrung stellt unweigerlich eine Botschaft an unsere Darmbakterien dar. Was immer wir zu uns nehmen, kann Signalmoleküle enthalten, die das Leben in und auf uns verändert. Wie genau, weiß man noch nicht, gewiss ist jedoch, dass sie großen Einfluss haben. Es ist Teil der Wirkung unserer Ernährung. Traditionell nutzen wir dies bereits, ohne es zu ahnen. Sollte es zu einem Ungleichgewicht in unserem Körper gekommen und wir krank geworden sein, schlucken wir vielleicht eine Vitamin-C-Tablette. Vitamin C ist Ascorbinsäure und ein Furanon, und wer weiß, ob ihre Wirkung nicht in Wahrheit der Kommunikation mit den Bakterien geschuldet ist.

Brisanterweise kommen Furanone auch in anderen Bereichen unseres Lebens vor: Sie werden in Sprays zum Vergraulen von Hunden und Katzen verwendet, als Wirkstoff in Insektenvertreibungsstreifen eingefügt oder als Granulat ins Wasser gegeben, um Mückenlarven abzutöten. Es gibt sogar Tischdecken, die insektenvertreibende Eigenschaften haben, indem sie mit Furanonen imprägniert wurden. Auch diese Furanone senden eine Botschaft an Bakterien aus.

Die Kommunikationsmöglichkeiten und Zusammenarbeit der Mikroorganismen sind so vielfältig wie sie selbst. So können sie ständig Elektronen untereinander austauschen. Man beobachtete, wie von zwei verschiedenen Bakteriengattungen in einem Versuch eine ihre fadenförmigen Zellanhänge so mit elektronentragenden Eiweißen spickte, dass Bakterien einer anderen Gattung sich elektrisch dicht daran lagern konnten. Indem die eine Elektronen auf die andere übertrug, konnten die in der Umgebung vorhandenen Nährstoffe von beiden Gattungen optimal genutzt werden. Dies war nicht von Anfang an so. Die Bakterien verständigten sich darüber im Verlaufe des Versuchs, so dass ihre gemeinsame Fähigkeit, die Nahrung zu nutzen, ständig zunahm. Was unsere elektronischen Geräte in Kommunikation mit Mikroben tun, wissen wir noch nicht. Allerdings ist naheliegend, dass sie auch darauf reagieren.

Aus Bakterien»flora« wird »Mikrobiom«

Bakterien sind lernfähig und finden sich bei ständigem Austausch zu optimalen Lebensgemeinschaften zusammen. Und da dies so ist, können wir von allen Bakterien in unserem Körper als einem Gemeinschaftsorgan sprechen.

Diese Verständigung findet nicht nur untereinander, sondern auch in Beziehung zu unseren Körperzellen statt. Unsere Darmepithel- wie auch andere Zellen stehen in lebhaftem Kontakt mit den Bakterien und nehmen ihre Signale wahr. Menschliche Hormone wie Adrenalin, Insulin oder der Neurotransmitter Norepinephrin (früher Noradrenalin genannt) gelten als Botenstoffe dieser Kommunikation. Einzeller und Einzelzellen unseres Körpers leben also in beständigem Dialog miteinander.

Was bedeutet dies alles für uns? Ziemlich Gewaltiges: Es stellt unser bisher gültiges Menschenbild gänzlich auf den Kopf. Wir hielten uns für eigenständige Wesen, die weitgehend unabhängig von der Umwelt in unserer weltlichen Umgebung leben, und stellen jetzt fest, dass wir in Wirklichkeit lebendiger Teil eines großen Ganzen sind: nämlich innig verwoben mit der universellen mikrobiellen Welt.

Sind wir überhaupt Herr unser selbst? Bestimmt unser Geist über die Bakterienbesiedelung? Oder diese über unseren Geist? Oder bestimmen beide gemeinsam über unser Leben in dem Maße, wie sie gesund zusammenwirken?

Jedenfalls dürfen wir unser bisheriges Urteil über die Mikroben in unserem Leib revidieren und uns als gleichberechtigte Partner betrachten. So wie wir ohne Herz und Nieren nicht leben können, weil sie zu uns gehören, so ist auch das Gemeinschaftsorgan, das alle Einzeller unseres Körpers darstellen, existenziell für uns. Je gesünder es ist, desto gesünder sind wir. Nachdem uns dafür die Augen geöffnet sind, können wir für viele bislang unlösbar scheinende Probleme Heilung finden.

Wie bei allem Neuen im Leben fragte man sich: Wie soll man dieses neuentdeckte Gemeinschaftsorgan in uns nennen? Wir können ja schlecht sagen: »der mikrobielle Strom des Lebens, der durch den Menschen zieht, der in seinen verschiedenen Teilen unterschiedlich lange in seinem Leib verweilt und dort partnerschaftlich mit den Körperzellen zusammenlebt und -wirkt«. Das ist zwar richtig, aber viel zu lang. Auch »Gemeinschaftsorgan« klingt etwas sperrig. Im amerikanischen Sprachgebrauch verwendet man übersetzt den Begriff »Superorganismus«, was übertrieben klingt. Bisher haben wir im Darm von Bakterien»flora« gesprochen. Aber dieser Begriff wird der Wirklichkeit nicht gerecht. Das Wort *flora* stammt aus dem Lateinischen und bezeichnet das Pflanzenwachstum auf einem Fleckchen Erde, also etwas Statisches. Pflanzen bleiben ja immer am selben Ort. Der Begriff »Bakterienflora« stammt aus der Zeit, als man die Vorstellung hatte, Bakterien wüchsen auf der Schleimhaut wie das Gras auf der Erde und das Körperinnere bliebe davon unberührt. Daher hat man auch von »Bakterienrasen« gesprochen. Heute wissen wir: Wir sind ein dynamisches Miteinander, Bakterien dringen durch uns hindurch. Sie bewachsen nicht bloß Grenzflächen. Überall auf und in unserem Körper werden die Oberflächen, die Übergänge zwischen dem Innen und dem Außen von Biofilmen aus Bakterien gestaltet, die von bleibenden, kommenden und gehenden Mikroben gestaltet werden, und zwar als dynamischer Prozess.

Dass sich schließlich der Begriff »Mikrobiom« durchsetzte, versteht sich aus der Entdeckungsgeschichte. Erstmals im Jahre 2001 in Amerika verwendet, meinte er in Anlehnung an das »Genom« die Summe körperzelleigener Gene, ursprünglich nur die Gesamtheit der Bakteriengene im Menschen. Für die Gesamtheit aller Mikroorganismen eines Lebensraumes schlug man den Begriff »die Mikrobiota« vor. Diese Unterscheidung wird auch in der wissenschaftlichen Fachliteratur genutzt. Dass *Mikrobiota* den Sibirischen Zwerg-Lebensbaum bezeichnet, wusste man wahrscheinlich nicht, Russland ist ja von Amerika ziemlich weit weg und die Pflanze dort so selten, dass es wohl niemanden störte. In der populärwissenschaftlichen Aufnahme hat man zwischen der »Gesamtheit bakterieller Gene« und »der Gesamtheit der Bakterienarten« des menschlichen Körpers aber gar nicht erst differenziert. Daher haben wir derzeit genau genommen zwei unterschiedliche Verwendungen der Begriffe. In medizinischen und mikrobiologischen Fachzeitschriften meint »Mikrobiom« die Gene und »Mikrobiota« die verschiedenen Mikrobenarten. Im Volksmund redet man hingegen vom »Mikrobiom« und meint das Ganze. Es steht in unseren Ohren eher für ein Gemeinschaftsorgan als »Mikrobiota«, was so struppig klingt wie der immergrüne Bodendecker, den es bezeichnet. »Mikrobiom« klingt irgendwie rund und schön.

Derweil haben Wissenschaftler anscheinend geradezu Spaß daran, lauter weitere »-om«-Begriffe zu finden. »Globales Mikrobiom« meint alle kernlosen Zellen der Biosphäre Erde. »Pangenom« sind alle Gene in allen Genomen aller kernlosen Zellen der Erde, »Panproteom« sind alle Eiweiße, die von Mikroorganismen auf der Erde gebildet werden, »Mobilom« sind alle Elemente, die Bakterien untereinander austauschen können, samt ihrer Gene. »Metabolom« meint alle Stoffwechselprodukte (Metaboliten) und »Resistom« alle Gene, die zu Resistenzen gegen Antibiotika beitragen. Die Liste lässt sich endlos fortsetzen.

Die Endung »-om« tönt ja auch so wohl und erinnert an die heilige indische Silbe OM, die als Mantra der Verehrung gesungen wird. Es symboliziert die Fülle und Ganzheit Gottes. Im Griechischen bedeutet -ōma so viel wie »Bedingung« oder »die Natur von etwas«. In Begriffen aus der Botanik, zum Beispiel bei »Rhizom« als der Gesamtheit eines unterirdischen Sprosses, kommt die Endung »-om« als Ausdruck vor, der die Gemeinschaft aller Einheiten eines gemeinsamen Ursprungs bezeichnet.

Ein ganzes Wissenschaftssystem befasst sich mit zu den »-oms« gehörenden Fachbereichen, die dazu alle mit der Endung »-omik« versehen werden. Mikrobiomik beschäftigt sich mit dem Mikrobiom, Pangenomik mit dem Pangenom, Metabolomik mit dem Metabolom und so fort. Ob den Forschern bewusst ist, dass sie mit »-omik« immer etwas »Weibliches« ausdrücken?

Der Begriff »Biom« stammt ursprünglich aus der Erdökologie und wurde im Jahre 1916 geprägt. Er meinte damals eine »grundlegende Gemeinschaft in einer Pflanzen-Tier-Formation«. Würden wir daraus den Begriff »Mikrobiom« als Kurzwort für »mikrobiologisches Biom« ableiten, wäre dies eine grundlegende Gemeinschaft der uns unsichtbaren Kleinstlebewesen.

Wenn im Folgenden von »Mikrobiom« die Rede ist, ist damit die Lebensgemeinschaft der Mikroorganismen in unserem Körper oder in einem Ausschnitt davon, zum Beispiel unserem Darm, gemeint und nicht nur ihre Gene. Als »Mikrobiota« wird eine Mikrobenzusammensetzung bezeichnet.

Nachdem man sich über die Existenz des Mikrobioms im Körper klar geworden war, begann man, mit den neuen molekulargenetischen Methoden seine Zusammensetzung, seine Bedeutung, Eigenschaften und Einzelheiten und seine Rolle für Gesundheit und Krankheit zu erforschen. Die Ergebnisse, die dabei zum Vorschein kamen, revolutionieren das Verständnis, das wir für uns selbst haben, schneller, als die meisten Menschen es erfassen können. Ein Gutteil der Medizin, die wir derzeit praktizieren, ist bereits Anachronismus, und die wenigsten haben das bislang bemerkt.

Um zu begreifen, warum wir so lange brauchten, um das Mikrobiom zu entdecken, müssten wir einen Exkurs in die Geistesgeschichte der Menschheit machen: Warum neigt der moderne Mensch dazu, alles eher zu analysieren, zu zerkleinern, zu zerstückeln und zu Einzelnem zu trennen, als Einzelnes in einer Gesamtheit zusammenzuschauen? Das führte hier zu weit. Vielleicht haben wir das Vertrauen in unsere eigene Wahrnehmung verloren, als es üblich wurde, die Natur wissenschaftlich zu untersuchen. Dann ist es tröstlich, dass diese Phase jetzt überwunden wird.

2. Ein Mikrobiom entsteht

Ein neues Organ

Da ist es also, unser neu entdecktes Organ: Es ist unsichtbar, aber wiegt etwa zwei Kilogramm. Wir fühlen es nicht, aber ohne es hätten wir kein Gefühl. Es bewegt sich ständig, doch das bekommen wir nicht mit. Jedenfalls wissen wir noch nicht genau, woran wir es merken sollen. Ist es gesund, fühlen wir uns wohl. Wenn wir uns nicht wohl fühlen, mag dies an seinem Zustand liegen. Den allerdings erkennen wir noch nicht.

Das Mikrobiom gibt uns noch Rätsel auf. Es ist Neuland, auf dem sich Altbekanntes erst langsam zu einem anderen Bild zusammenfügt.

Bis vor wenigen Jahren war man der festen Überzeugung, ein Baby sei im Mutterleib steril und wir erhielten die Bakterienbesiedelung mit der Geburt. Wir erhalten mit der Geburt tatsächlich Bakterien, dies sind jedoch nicht die ersten. Die bekommen wir nämlich im Mutterleib: aus dem mütterlichen Blut. Im Jahre 2005 untersuchte eine Forschergruppe der Universität Madrid das Nabelschnurblut gesunder Babys, die mit Kaiserschnitt auf die Welt gebracht worden waren. Und sie fanden in diesem Blut Bakterien. Sie mussten von der Mutter stammen. Also untersuchten die Forscher das Mekonium, das sogenannte Kindspech, den Stuhl eines Neugeborenen, den es im Darm trägt, wenn es auf die Welt kommt. Auch darin fanden sich Bakterien, und zwar überwiegend gewöhnliche Darm- und Hautbewohner. Das widersprach völlig der bisher herrschenden Meinung, ein Baby hätte so etwas wie einen bakterienfreien Raum im Mutterleib. Um zu überprüfen, woher diese Bakterien stammten, fütterten die Forscher eine Gruppe schwangerer Mäuse mit markierten Mikroben. Und tatsächlich fanden sich genau die Mikroben aus dem Mutterfutter im Mekonium der Mäusebabys wieder. Um ganz sicherzugehen, dass sich keine Bakterien aus der Umwelt daruntermischen konnten, wurden sie per Kaiserschnitt auf die Welt gebracht. In einer Mäusebaby-Kontrollgruppe ließen sie sich nicht nachweisen.

Bei diesen Versuchen halfen den Wissenschaftlern die neuen molekulargenetischen Techniken, mit denen sie vom Vorhandensein der Gene auf das Vorkommen der Baktcrien schlicßcn.

Man kann den Forschern, die im Jahre 1900 in die Lehrbücher schrieben, Babys im Mutterleib lebten steril, und auch dem berühmten Kinderarzt Theodor Escherich, der sie in Neugeborenenstühlen erst ab drei bis 24 Stunden nach der Geburt nachweisen konnte, nicht verdenken, dass sie irrten. Bisher kultivierte man Bakterien auf Nährstoffplatten, um sie nachzuweisen, und da wuchsen, wie man jetzt weiß, nur manche. In der Bakteriologie ist die Erkenntnis der Wahrheit erst in dem Maße möglich, wie wir Menschen uns mit »verlängerten« Sinnen dem Mikrokosmos zu nähern vermögen. Es wäre jedoch damals ehrlicher gewesen, anstatt »Da sind keine« zu sagen: »Wir finden mit unseren Methoden keine.«

Jetzt wissen wir also, dass unser Erbe nicht nur aus den Genen stammt, die wir von Samcn- und Eizcllc unscrcr Eltern übernehmen, sondern auch in bisher unbekanntem Ausmaß von den Genen der Einzeller, die zuvor in unseren leiblichen Eltern lebten. Auch vom Vater sind naturgemäß welche dabei. Da beim Küssen nicht nur Zärtlichkeiten, sondern auch Bakterien ausgetauscht werden, diese geschluckt und in den Darm aufgenommen werden, aus dem Darm ins Blut und mit diesem ebenfalls zum Baby gelangen können, werden auch väterliche Bakterien in ihm sein.

Jedenfalls gibt die Mutter von ihren Bakterien dem Kinde mit, und in welchem Zustand das Mikrobiom der schwangeren Mutter ist, kann folglich erheblich über das Befinden des Babys im Mutterleib entscheiden.

Dass Bakterien über die mütterliche Ernährung ins Blut des Fetus und bis in seine Körperzellen gelangen, sollte eigentlich gar nicht überraschen, weiß man doch bereits seit langem, dass Listerien dies tun. Listerien sind Bakterien, die im Erdboden ebenso vorkommen wie im Staub und im Darm. Sie zählen zur gewöhnlichen Bakterienmischung, die wir mit der Speise zu uns nehmen, kommen auf manchem Obst und einigen Gemüsen vor, auf anderen wie Karotten, Äpfeln und Tomaten nicht, und normalerweise schluckt man sie, ohne dass es irgendwelche Folgen hätte. Anders kann dies allerdings sein, wenn es sich um Lebensmittel handelt, die industriell hergestellt und verpackt wurden, beispielsweise in Kunststoffverpackungen, wie vakuumverschweißtes Fleisch, Wurst, Fisch oder küchenfertige Salate. Darin kann es passieren, dass sich die Listerien übermäßig vermehren. Dies passiert auch, wenn tierische Produkte unhygienisch hergestellt wurden, wie rohes Fleisch, Milch- oder Käseprodukte, und zwar unabhängig davon, ob es Rohmilchprodukte sind oder nicht. Bei vielen Vergiftungsschüben mit Listerien handelte es sich um Massennahrungsmittel, die in Billig-Discountern verkauft wurden. Gedeihen diese Listerien im Lebensmittel und werden sie dann von einem Menschen gegessen, der über ein schwaches Mikrobiom verfügt, wird das Gleichgewicht im Darm gestört. Zu viele Bakterien begegnen zu wenig Stabilität, und es kann zu grippeartigen Fieberschüben, zu Übelkeit, Erbrechen, Durchfällen und mehr kommen. Gesunderweise schützt die Bakterienbesiedelung, die in der Darmschleimhaut lebt, den Körper vor Fremdlingen. Nur dann, wenn sie fehlt oder nicht passt, können Listerien ungehindert in die Epithelzellen des Magen-Darm-Trakts eindringen. Dann halten sie sich dort, eingehüllt in eine kleine Blase aus Zellwasser, eine sogenannte Vakuole, auf, und unter gewissen Umständen, die immer mit einer Schwäche des Menschen einhergehen, verlässt die Listerie ihre Vakuole, vermehrt sich in der Zelle, gelangt in andere Organe und kann über eine schwere Allgemeinerkrankung bis hin zum Tode führen.

Eine solche, Listeriose genannte Erkrankung ist schwierig zu diagnostizieren, weil die ersten Symptome wie Unwohlsein oder Durchfall so unspezifisch sind. Da bis zu 10 Prozent der Menschen Listerien im Darm tragen, muss ihr Vorkommen noch lange keine Krankheit bedeuten. Es erkranken auch nicht alle Menschen, die das gleiche, mit zu vielen Listerien behaftete Lebensmittel verspeist haben, sondern nur manche. Dies wurde bisher damit erklärt, dass von einem Stück angeblich eine ganze Bakterienkolonie verzehrt wurde, von einem anderen Stück zufällig nicht. Das ist allerdings Käse.

Treffen nämlich die geschluckten Bakterien auf ein intaktes Mikrobiom, werden sie einfach integriert und mit dem Stuhl wieder ausgeschieden. Treffen sie hingegen auf eine geschwächte oder gestörte Mikroben-Schleimhaut-Gemeinschaft, gelangen die Listerien in die Zellen. Das macht auch verständlich, warum 20 bis 30 Prozent der schwer an Listeriose erkrankten Menschen trotz einer Gabe von Antibiotika sterben. Zum einen können Antibiotika die Listerien in der Vakuole gar nicht erreichen, zum anderen bedeuten Antibiotika, wie wir noch im Laufe des Buches sehen werden, eine zusätzliche Schwächung des Mikrobioms.

Kommt es zu einer Listerien-Überbesiedlung des Darms in der Schwangerschaft, treten die Bakterien durch die Plazenta bis ins kindliche Blut über und können dort zu Schäden führen. Es kann zu einer Fehl- oder Totgeburt kommen, in fortgeschrittener Schwangerschaft zu einer Frühgeburt oder nach der Geburt zu einer, häufig tödlichen, Blutvergiftung. Es lohnt sich also sehr, sich durch bewusste Pflege des Darmmikrobioms frühzeitig vor solchen Fährnissen zu schützen.

Dass Schwangere ein deutlich höheres Risiko haben, durch den Verzehr von Listeriosen zu erkranken, hängt mit Veränderungen im Darm in der Schwangerschaft zusammen. Unter anderem wird durch das Hormon Progesteron die Gebärmutter ruhiggestellt, damit der Embryo friedlich und geschützt darin heranwachsen kann. Dadurch wird auch die Beweglichkeit von Magen, Gallenblase, Dünn- und Dickdarm herabgesetzt. Gleichzeitig sind die Schleimhäute in der Schwangerschaft von höherer Durchlässigkeit. Es kommt zu weniger Darmbewegungen, der Stuhl verweilt länger, es tritt leicht Verstopfung auf, und damit bleiben auch geschluckte Bakterien länger am selben Ort im Darm und können leichter einwirken. Es ist deshalb in dieser Zeit besonders wichtig, auf eine gesunde Bakterienbesiedelung zu achten, und es ist mehr Achtsamkeit bezüglich des Essens geboten. Was immer eine Mutter mikrobiell erlebt, gibt sie ihrem Nachwuchs mit, und dieser wird für sein ganzes weiteres Leben durch diese erste Ausstattung geprägt. Alkohol und Rauchen, Stress und die Einnahme von Medikamenten haben einen schädigenden Einfluss auf das Darmmikrobiom. Man sollte sie nicht umsonst in der Schwangerschaft meiden.

Anhand von mikrobiologisch analysierten Zahnbelägen schwangerer im Vergleich zu nicht schwangeren Frauen konnte man feststellen, dass Hormonveränderungen das Mikrobiom gestalten. Die Bakterien in Zahnbelägen änderten sich mit der Hormonveränderung, und Steroidhormone haben offensichtlich einen direkten Einfluss auf das Mikrobiom des Mundraums. Diesen werden sie auch auf den Darm haben, woraus sich interessante Fragen ergeben: Vermehren sich bestimmte Mikroorganismen speziell in der Schwangerschaft? Hat das Fehlen bestimmter Bakterien in der Schwangerschaft gesundheitliche Konsequenzen? Gibt es ein besonderes Schwangerschaftsmikrobiom? Lassen sich Schwangerschaftsübelkeit und -völlegefühl vielleicht durch einen Einfluss auf das Mikrobiom beheben? Hier stehen uns noch weite Forschungsfelder offen.

Die Ernährung spielt dabei jedenfalls eine besondere Rolle. Unsere moderne, lebensarme, industriell gefertigte und mit Pestiziden, Farb- und Konservierungsstoffen versehene Billignahrung ist für die Erstausstattung eines Babys im Mutterleib denkbar ungeeignet. Sie bringt ein armseliges Mikrobiom und manchmal wie bei den Listerien eine gefährlich große Zahl der gleichen Bakterien auf einmal mit sich. Dies alles überträgt sich dann auf das Kind und wirkt über die Geburt hinaus fort. Wer weiß, wie viele schlaflose Nächte wegen eines bauchschmerzengeplagten, weil bakteriengestörten Säuglings Eltern sich ersparen könnten, wenn sie bereits vor Beginn einer

Schwangerschaft mit einer gesunden, mikrobiomfreundlichen Ernährung begonnen hätten?

Da hilft es auch nicht, dass die Industrie, die auf die Produktion von Billignahrungsmitteln nicht verzichten wird, solange Menschen diese kaufen, auf die Bekämpfung der Listerien durch Bakteriophagen setzt, deren Gene speziell auf das Töten von Listerien hin ausgerichtet worden sind. Bakteriophagen sind Viren, die in Bakterien eindringen, sich in ihnen vermehren, dadurch die Bakterien zum Platzen bringen, in die nächsten Bakterien eindringen und diese ebenfalls zum Platzen bringen und so fort.

Solche Imprägnierungen gegen Listerien sind bereits in Gebrauch und werden weder in den USA noch in Europa bislang deklariert. Man isst dann statt der Listerien genetisch konstruierte Viren mit, von denen wir nicht wissen, was sie in uns alles anstellen. Angeblich tun sie dem Darm nichts.

Darmbakterien im Fruchtwasser

Da schwimmt nun unser Baby – wie wir es alle einmal waren – in der warmen fruchtwassergefüllten Blase im Mutterleib, und obwohl es in allen Lehrbüchern noch so heißt, schwimmt es dort nicht steril. Bisher glaubte man, Bakterien – so sie denn dort vorkommen – seien ins Fruchtwasser ungesunderweise vom Genitalbereich her aufgestiegen, seien wegen einer »Infektion« über die Plazenta oder versehentlich durch ärztliche Eingriffe wie eine Fruchtwasserpunktion dorthin gelangt. Dies entsprach der Vorstellung, Bakterien seien gefährlich und machten krank. Seit dem 19. Jahrhundert, als der Feldzug gegen Bakterien ausgerufen wurde (siehe Kapitel 9), war es völlig selbstverständlich, zu denken, dass so etwas Unschuldiges und Gesundes wie neues Leben nur in einer bakterienfreien Umgebung geborgen sein könnte. Und dass Bakterien dort Eindringlinge wären, die das Leben bedrohen, bis hin zu seinem Tod.

Tatsächlich gibt es zwischen der Bakterienbesiedelung im Fruchtwasser und dem Risiko einer Frühgeburt Zusammenhänge. Die Frage ist jedoch, wie man jetzt zu erkennen beginnt, nicht, *ob* Bakterien dort vorkommen, sondern, *welche* und in welchem Zusammenwirken sie mit dem übrigen Körper stehen. Es geht in Wahrheit nicht um die Bakterien im Fruchtwasser an sich, sondern es geht um das gesamte Mikrobiom. Anscheinend ist ein gesundes Mikrobiom, und zwar nicht nur im Darm, die Voraussetzung für eine gelingende Schwangerschaft. Das ist auch in Hinblick auf unerfüllten Kinderwunsch interessant. Vielleicht kann sich ein Ei nur dann in der Gebärmutter einnisten, wenn die mikrobiellen Gegebenheiten im Leib dies erlauben.

Untersucht hat man die Fruchtwassermikroben bisher der Einfachheit halber in Bezug zur Bakterienbesiedelung der Mundhöhle. Londoner Wissenschaftler erforschten im Jahre 2002 diesen Zusammenhang und stellten fest, dass sich tatsächlich typische Mundhöhlenbakterien im Fruchtwasser wiederfinden ließen, die nicht in den näher liegenden Geburtswegen vorkamen. Wie gelangen die Bakterien aus dem Mund ins Fruchtwasser? Die Forscher vermuten: durch das Blut.

Dass sie mit den neuen, dank der molekularen Sequenzierung billigen und schnellen Bakterienuntersuchungen ausgerechnet im Mundraum beginnen, ist naheliegend, da man hierbei in eine Körperhöhle eindringen kann, ohne allzu aufdringlich zu wirken. Nirgendwo lässt sich bequemer ein bakterieller Abstrich nehmen als vom Mundraum.

Dies lässt unwillkürlich an den Beginn der Mikrobenforschung vor fast 400 Jahren denken, als durch die Erfindung von Vergrößerungsgläsern Bakterien erstmals gesehen wurden. Damals lebte in Delft der Linsenschleifer Antoni van Leeuwenhoek (1632–1723), der als Erster Bakterien sehen konnte: durch Glastropfen, die so präzise geschliffen waren, dass sie bis zu 270fach vergrößerten. Mit detaillierten Zeichnungen versehen, die Stäbchen, Kokken und Spirellin, wie wir Bakterien auch heute nennen, deutlich erkennen ließen, schilderte er ab 1673 seine Beobachtungen in Briefen an die Royal Society in London. Auch sein bevorzugter Forschungsraum war der Mund. Bis ins hohe Alter untersuchte er bei sich selbst und anderen Zahnbeläge auf unterschiedliche »Thierchen«, wie er die Bakterien nannte, und entdeckte dabei Grundsätzliches, wie dass das Trinken von sehr heißem Kaffee selbige tötete. Mit über achtzig Jahren riss er sich selbst Zähne aus, um nachzuschauen, ob an deren Wurzeln vielleicht noch neue Arten der Thierchen zu finden seien. Eine ähnliche Begeisterung ist in der Forscherwelt zu spüren, seit es besagte neue Sequenzierungstechniken gibt.

In verschiedenen Studien fand man nun bei verschiedenen Frauen in unterschiedlichem Maß Bakterien im Fruchtwasser. Unter welchen Bedingungen welche Bakterien im Fruchtwasser zu finden sind, ist aber noch nicht klar. Es kann mit dem Zustand des Darmmikrobioms und dem Ausmaß der Schleimhautdurchlässigkeit zusammenhängen, die, wie wir noch sehen werden, wiederum von der jeweiligen Mikrobiota abhängt. Der Zustand des

Mikrobioms wäre demnach entscheidend dafür, ob und wie viele Bakterien aus der Nahrung in die Blutbahn übertreten. Ob das erhöhte Risiko für eine Fehlgeburt mit der Art und Zahl der Bakterien im Fruchtwasser zusammenhängt oder direkt ein gestörtes Mikrobiom ursächlich ist, wissen wir noch nicht. Es würde aber einleuchten, dass ein Kind nicht gesund heranwächst, wenn es Bakterien dazu braucht, die bei einem gestörten mütterlichen Mikrobiom fehlen. Bakterien sind schließlich in vielerlei Hinsicht an der Schwangerschaft beteiligt. So gibt es bakterielle Stoffwechselprodukte, die die Prostaglandinsynthese fördern. Prostaglandin ist das Hormon, das die Wehen einleitet. Und das Immunsystems kann auf Bakterien mittels Eiweißen reagieren, die ebenfalls Wehen auslösen und zu einer frühzeitigen Geburt führen können. Die Frage ist: Von wo aus wirken die Bakterien? Aus dem Fruchtwasser? Aus dem Mundraum? Aus dem Mikrobiom des Darms? Ist vielleicht die bakterielle Kommunikation an irgendeiner Stelle gestört? Würde die Zahl von Fehlgeburten durch eine Kontrolle und etwaige Behebung eines bakteriellen Ungleichgewichts sinken?

Der Zustand des Darmmikrobioms kann über Leben oder Tod eines Embryos entscheiden. Vielen Eltern kann großer Kummer erspart werden, wenn dies zukünftig in der Schwangerschaft angemessen berücksichtigt wird.

Das Baby macht also die ersten Bakterienkontakte über das mütterliche Blut und das Fruchtwasser, und da es das Fruchtwasser schluckt, hat es die darin vorhandenen Bakterien in seinem Darm aufgenommen. Dort beginnen sie bereits mit ihrer Tätigkeit, beispielsweise der Zellgestaltung und der Vorbildung des Immunsystems.

Der nächste Schritt der bakteriellen Babyversorgung

geschieht während der Geburt. Wird es auf natürlichem Wege durch Wehen auf die Welt gebracht, schlüpft es durch eine bakterielle Vollimprägnation. Beim Hinausgleiten wird es vollständig von der Schleimschicht überzogen, die sich in der Scheide der Frau gebildet hat. Da der Kopf des Kindes während der Geburt den Enddarm der Mutter ausdrückt, sind auch Darmmikroben dabei. Dieser Schleim ist von einer Fülle von Bakterien durchsetzt, den sogenannten Döderleinischen Stäbchen, benannt nach dem Leipziger Gynäkologen Albert Döderlein (1860–1941). Schon seit seinen Entdeckungen wusste man, dass diese Bakterien für eine gesunde Scheidenflora notwendig sind. Es sind überwiegend Milchsäurebakterien, also *Lactobacilli*, und zwar vorzugsweise solche, die Milchsäure aus der Spaltung des Kohlehydrats Glykogen in die beiden Zucker Glucose und Maltose bilden. Dadurch wird in der Vagina ein saures Milieu von circa pH-Wert 4 gebildet, welches andere Bakterien, beispielsweise solche von der Haut oder aus dem Darm, die einen höheren pH-Wert bevorzugen, nicht wachsen lässt. Zusätzlich bilden diese *Lactobacilli* H_2O_2 aus, Wasserstoffperoxid, das für andere Zellen wachstumshemmend wirkt. Da die Glykogenbildung durch Östrogen gesteuert wird und dieses Hormon bei der Frau nur im gebärfähigen Alter ausgeprägt ist, findet sich dieses saure Milieu bei gebärfähigen Frauen, jedoch nicht bei jungen Mädchen und nach der Menopause.

So weit war der Stand des Wissens mit den bisherigen mikrobiologischen Kultivierungsmethoden gekommen. Sie gaben jedoch wenig repräsentative Ergebnisse her, da die Lactobazillen auf der Nährstoffplatte das gleiche Verhalten an den Tag legten wie in der Scheide, nämlich das Wachstum anderer Bakterien zu hemmen. Durch die neue

Mikrobiomforschung stellte man daher auf einmal fest, dass es durchaus mehr als diese *Lactobacilli* in der Scheide gab und dass diese Besiedelung je nach kultureller Herkunft erheblich schwankt. Frauen in Mexiko besitzen eine andere Mikrobiota als Frauen in Schweden, Schwarzafrikanerinnen andere als hispanische Amerikanerinnen oder Weiße – kurzum: Die Vielfalt ist groß. Das liegt nahe. Wir sind eingebettet in unser bakterielles Umfeld, und so vielseitig die Vielfalt an Erde, Pflanzen, Tieren sowie in den kulturellen Errungenschaften ist, so abwechslungsreich strömen auch ihre Bakterien durch uns hindurch. Man hat viele dieser Studien an schwangeren Frauen vollzogen, wohl, weil sich diese bequem untersuchen ließen, wenn sie ohnehin eine gynäkologische Ambulanz aufsuchten. Diskreterweise untersuchte man allerdings in keiner einzigen dieser Studien gleichzeitig die Bakterien des Ehemanns. Dabei wäre es doch interessant gewesen, wenn man schon so genaue Spezifizierungen einzelner Mikrobenstämme von Frauen vornimmt, nachzuschauen, ob es quasi auch eine mikrobielle Partnerschaft gibt.

Stattdessen hat man Überlegungen angestellt, ob die jeweiligen Vaginalbakterien aus dem Darm der Frauen stammen könnten. In einer 2011 von Forschern der Universität Wien veröffentlichten Studie fanden sich bei 80 Prozent schwangerer Frauen, die auf das Vorkommen bestimmter Milchsäurebakterien untersucht wurden, dieselben Arten sowohl in der Scheide als auch im Darm. Daraus folgerten die Forscher, dass der Darm als Reservoir für diejenigen Bakterien diene, die bei der Frau die Scheide bewohnen. Unsere Darmflora bestimme demnach auch die Scheidenflora mit, was bedeuten würde, dass man sie durch eine Mikrobiomänderung im Darm ändern könne.

Die neuen Forschungsmethoden haben also mehr Vielfalt zum Vorschein gebracht und sogar entdeckt, dass bei einzelnen Frauen gar keine Lactobazillen vorkamen, sie jedoch trotzdem eine gesunde Scheidenflora besaßen. Etwa fünfzig verschiedene Scheidenbakterien hat man bislang insgesamt identifiziert, und wahrscheinlich entdeckt man noch mehr.

Für die Geburt eines Kindes macht das prinzipiell keinen Unterschied: Egal, welche Bakterien in der Scheide vorhanden sind: Es nimmt sie während der Geburt mit. Und – es schluckt auch davon. Es ist, als sei es von Natur aus vorgesehen, dass das Neugeborene auf allen möglichen Wegen von der Mutter mikrobiell präpariert wird.

Die Wiege des Mikrobioms

Kaum ist das Kind auf der Welt, wird es der Fülle der Einzeller ausgesetzt, die sich in der Umgebung des Neugeborenen befinden: die der Geburtshelfer, der Hand des Vaters, des Bauchs der Mutter, der Brust, der Luft, des Bettzeugs, der Wäsche oder des Wassers. Sie alle werden auch in die Verdauungsorgane aufgenommen. Dort ist nun bereits eine bunte Mischung: die mütterlichen Bakterien aus dem Blut, die geschluckten aus dem Fruchtwasser, diejenigen aus Vagina und Darm und jetzt die der Geburtswelt. Wir werden in eine Bakterienheimat hineingeboren. Diese Erstbesiedelung der Schleimhäute, vom Mund bis zum Darm, und auch die der Außenhaut ist eine für das ganze weitere Leben weichenstellende Prägung, die über die Qualität des kommenden Lebens bestimmt.

Bereits nach einer Woche, die ein Menschenkind außerhalb der schützenden Hülle des Mutterleibs verbracht hat, ist sein Darm mit mehreren hundert verschiedenen Mikrobenarten besiedelt. Von Anfang an nimmt ihre Vielfalt langsam, aber beständig zu. Selbst wenn ein Baby über viele Monate lang ausschließlich Muttermilch zu trinken bekommt, woraus man schließen könnte, dass sich bei gleichbleibender Nahrung nichts verändern würde, bildet sich mit zunehmender Vielfalt und Bakteriendichte in wechselnden Zusammensetzungen allmählich das Mikrobiom heran.

Dass wir mit der Geburt nicht nur die Bakterien der Eltern als wichtigen Pool von Genen, sondern auch die genetische Gestalt unserer Umgebung mit»erben«, ist nicht bloß so, um uns darin in irgendeiner Weise heimisch zu fühlen. Es dient dazu, unsere Fähigkeit auszubilden, Fremdes, das wir von außen aufnehmen, angemessen zu verdauen – in erster Linie die Nahrung.

Es ist ja eigentlich ein Wagnis der Natur, dass wir zum Erhalt unser selbst unentwegt etwas von draußen ganz in uns hineinnehmen können, ja müssen, um es so zu verdauen, dass wir es uns zu eigen machen können. Stoffwechsel heißt, dass der »Stoff« die Seite »wechselt«, nämlich von außerhalb unseres Blutraums in diesen hinein. Dafür bedarf es der Vorbereitung. Was immer wir schlucken, bleibt in gewissem Maße ein Fremdkörper, solange es nur vom Mund aufgenommen und nach einer Reise durch den Leib aus dem Darmausgang wieder ausgeschieden wird. Eine versehentlich geschluckte Murmel etwa kann unverändert in der Toilettenschüssel wiedergefunden werden, ohne dass wir sie »verstoffwechselt« hätten. Nahrung jedoch will in uns bis ins Blut hinein aufgenommen werden, will verdaut und verstoffwechselt sein, damit aus einer Möhre ein Stück Nasenspitze werden kann, aus Müsli ein Gehirn, eine Leberzelle oder auch der Darm.

Der ist bei diesem Übergang der wesentliche Ort des Geschehens, und damit der Nahrungsstoffwechsel in ihm reibungslos vonstattengeht, wimmelt es dort nur so von Bakterien. Sie gestalten den Übergang zwischen Außenwelt und Innenraum, zwischen fremd und eigen, zwischen Nahrung und Menschenzelle.

Der Start ins Leben gibt uns also unsere bakterielle Erstbesiedelung mit. Und sofort beginnt die innere Kommunikation. Bakterien und Körperzellen treten in Kontakt miteinander und etablieren in den ersten zwei bis drei Lebenswochen den entscheidenden Beginn eines Miteinanders. Dies ist bildlich wie ein allmähliches Kennenlernen, ein Austauschen, Kommunizieren und Arrangieren. Bakterien beginnen sich zu vermehren, Zellen richten sich danach aus, geben wieder Impulse an die Bakterien, und für diese erste Zeit nach der Geburt besteht die Möglichkeit, diejenigen Bakterien, die ins Mikrobiom integriert werden sollen, von anderen zu unterscheiden.

In den ersten Studien mit den neuen Methoden erschien es den Forschern zunächst, als sei dies ein chaotisches Geschehen, das mit abrupten Wechseln und unverständlichen Änderungen einhergeht und Zufällen unterworfen sei. Mit zunehmendem Verständnis kristallisierte sich jedoch heraus, dass die Etablierung einerseits in dem Wachstum durch Kontakt der Zellen untereinander liegt und andererseits von Veränderungen gestaltet wird, die mit den jeweiligen Lebensumständen zusammenhängen.

Wie dies genau geschieht und wo und warum gerade die einen Bakterien sich ansiedeln und andere nicht, weiß man noch nicht. Die Antwort ist wohl irgendwo hinter dieser Ebene der molekularen Verständigung zu suchen. Es scheint jedenfalls so zu sein, dass die Körperzellen im Kontakt mit den Bakterien je nach Milieu in dieser sensiblen Phase die passende Gemeinschaft etablieren. Dies kann man sich vorstellen wie ein Miteinander-vertraut-Werden von Bakterien und Körper, die durch Kommunikation und Erfahrung in zunehmender Komplexität eine Stabilisierung erlangen, die zukünftig als Mikrobiom lebt.

Jede Veränderung äußerer Umstände, sei es eine Begegnung mit vielen Mikroorganismen auf einmal, sei es Erkrankung, Fieber, die Einwirkung eines Medikaments, insbesondere antibiotisch wirkender, und Sonstiges findet sich in einer baldigen Zu- oder Abnahme von Mikrobenvielfalt und -dichte und Verschiebung ihrer Zusammensetzung wieder. Das kann auch zu plötzlichen geradezu drastischen Veränderungen führen. Besonders augenfällig ist dies bei der ersten Zufütterung von Beikost. Und kaum wird die Nahrung schließlich auf feste Kost umgestellt, stellt sich die Bakteriengemeinschaft ganz auf die neuen Anforderungen für die weitere Zukunft um. Zweieinhalb bis drei Jahre dauert dieser sensible Entwicklungsprozess.

Während sich beim Neugeborenen überall am Körper dieselben Bakterien finden lassen, sind später im Leben in verschiedenen Körperarealen ganz unterschiedliche Mikrobengemeinschaften anzutreffen, entwickelt aus den Körperzellen des Milieus im Miteinander mit den Bakterien. Wie Forscher des Institutes für medizinische Mikrobiologie der Universität Hannover herausfanden, prägen die Darmschleimhautzellen anfangs Rezeptoren für Bakterienbestandteile aus, wozu sie durch die Bakterien selbst stimuliert werden. Derweil ist das Immunsystem in einer Art Ruhezustand, der Reaktionen gegenüber den Bakterien unterdrückt. In dieser empfindsamen Zeit wird der Körper durch mütterliche Immuneiweiße unterstützt, die noch im Blut kreisen. Die Bakterien können sich also in Ruhe als Gemeinschaft auf den Darmepithelzellen zusammenfinden. Dort widmen sie sich den ersten Aufgaben, beispielsweise dem Verzehr von Sauerstoff, so dass ein sauerstoffarmes (anaerobes) Milieu entsteht, in dem die später dauerhaft dort wohnenden überwiegend anaeroben Bakterien sich etablieren können. Sie sorgen für eine Ansäuerung des Milieus, wodurch Enzyme besser wirken können und sich auch die Löslichkeit von Mineralstoffen verbessert. In den ersten Lebenswochen verdauen sie sogar die Muttermilch, weil die Schleimhaut dies bis zu ihrer Konstituierung noch nicht vermag. Die erste Milch, die der Säugling trinkt, trifft ja auf einen Darm, der zuvor bloß von Fruchtwasser durchflutet war.

Dies ist die Wiege des Mikrobioms. Auf komplexe Weise begegnen sich die ersten Bakterien mit unseren Körperzellen und bilden aus, was wir dann die »Schleimhaut« nennen: eine schleimige Schicht, die alle Epithelzellen des Darms und des gesamten Verdauungstrakts vollständig überzieht. In diese Schleimhaut eingebettet ist die Fülle verschiedenster Mikrobenstämme und Arten, die unsere persönliche Signatur ausmachen, unser einzigartiges und unverwechselbares mikrobielles Organ.

Aus der Tiefe der Darmkrypten, also der Falten, geben Zellen Eiweiße ab, die die Zusammensetzung der Bakterien regulieren, so dass einzelne Stämme bleiben und andere verschwinden. Man hat diese Eiweiße »Alpha-Defensine«[7] genannt, als man noch der Ansicht war, der Körper müsse sich gegen Bakterien in erster Linie verteidigen. Defensine sind sehr veränderliche Moleküle, die mit den verschiedensten Bakterien in Kontakt gehen können. Sie steigen aus den Zellen auf und diffundieren in die Schleimschicht, um sich darin anzureichern und zu wirken. Dort geben auch Bakterien ihre Signalbotenstoffe ab. Der Schleim auf den Epithelzellen hat daher für das Funktionieren des Miteinanders eine ganz wesentliche Bedeutung. Es lebt in ihm ein anderes mikrobielles Miteinander, als es sich im durchfließenden Speisebrei, dem ständig neuen Darminhalt findet. Diese Unterscheidung ist wichtig. Stuhlproben, die auf Bakterien hin untersucht werden, treffen zwar eine Aussage über die Besiedelung des Darminneren, nicht aber unbedingt über die bakterielle Schleimhautsituation.

Bakterien wie Körperzellen geben bei der Erstbesiedelung Substanzen ab. Bei Letzteren sind es in den ersten beiden Lebenswochen – so hat man es jedenfalls an Mäusen belegt – andere Eiweiße als später. Es gibt für die Etablierung der ersten Schleimhautbesiedelung in den ersten Lebenswochen eine besondere Situation. Die erstbesiedelnden vaginalen *Lactobacilli* bereiten den »Boden« für einen sich allmählich in Schichten etablierenden Biofilm vor. Ein Biofilm entsteht ja aus Bakterien, die sich in wässriger Lösung auf einer Grenzfläche zusammenlagern und dabei eine geordnete dynamische Struktur einnehmen, indem sie sich beispielsweise wie im Darm in Schleim einbetten. Durch die Fähigkeit zu kommunizieren können sich die Bakterien innerhalb eines Biofilms so organisieren, dass sich ihre unterschiedlichen Stoffwechselleistungen ergänzen. Im Darm beispielsweise sind zu den Epithelzellen, also zur Blutseite hin, mehr sauerstoffliebende (aerobe), zum Darminneren mehr anaerobe Bakterien zu finden. Dass mit dem Beginn eines individuellen Lebens ein hochkomplexer Biofilm als Schleimhaut im Darm entsteht, ist eine interessante Parallele dazu, dass der Beginn des Lebens auf der Erde erdgeschichtlich ebenfalls auf Biofilme zurückzuführen ist. Die ältesten Einzeller, die man kennt, lebten vor fast vier Milliarden Jahren in Biofilmen zusammen. Aus diesen Biofilmen ging in ewig anmutenden Zeiträumen allmählich höheres Leben bis hin zum Menschen hervor. Und aus dem ersten Darm-Biofilm eines Babys entsteht in den ersten Wochen des Lebens sein Mikrobiom.

Stillen mit Mikroben fürs Baby

Was aber geschieht nun, wenn ein Kind nicht auf natürlichem Wege das Licht der Welt erblickt? Wenn es, statt den Geburtskanal zu durchwandern, mittels einer Operation aus dem mütterlichen Leib geschnitten wird? Abgesehen vom Fehlen des eigentlichen Geburtserlebens mit Körper und Seele fehlt ihm die vaginale Erstimprägnierung. An deren Stelle erhält es die Umgebungsbakterien mitsamt all ihrer – im Krankenhaus durch Resistenzaktivität geprägten – bakteriell-genetischen Information. Knapp ein Drittel der Kinder, die in Deutschland zur Welt kommen, werden laut Statistischem Bundesamt per Kaiserschnitt entbunden, und zwischen 1991 und 2010 stieg deren Zahl um etwa 20 Prozent. Was bedeutet das für ihr Mikrobiom? Etwas, was hoffentlich in Zukunft werdende Mütter davon abhält, aus kosmetischen oder ähnlichen Gründen einen Wunschkaiserschnitt durchführen zu lassen. Denn was für den Moment der Geburt bequem erscheint, kann sich für den Rest eines Vater- und Mutterseins als ausgesprochen kräfteraubend erweisen: Der Start ins Leben ist für das Kind ziemlich verquer.

Statt der persönlichen Muttermikroben wird das Neugeborene mit den zufällig vorkommenden Umgebungsbakterien imprägniert und nimmt als Erstes diese unvorhergesehenen Mikroben in seinen Verdauungstrakt auf. Es sind in der Regel keine *Lactobacilli,* die perfekt zu den Darmzellen passen. Ersatzweise erhält es gängige Hautmikroben sowie Krankenhauskeime, und zwar jeweils diejenigen, die gerade dort vorkommen. Man konnte in einer Studie, in der man die Bakterienmischung im Krankenhaus und die der darin per Kaiserschnitt entbundenen Neugeborenen untersuchte, anhand der Erstbesiedelung die Kinder den passenden Krankenhäusern zuordnen. Da darunter bekanntlich jede Menge Mikroorganismen sind, die aufgrund antibiotischer Maßnahmen Resistenzaktivität entwickelt oder ruhende Resistenzplasmide aktiviert haben, sind die Folgen einer solchen mikrobiellen Fehlbesiedelung für das Mikrobiom programmiert. Sie können verheerend sein.

Die physiologische Erstbesiedelung mit dem subtilen Dialog zu den körpereigenen Zellen spielt nämlich eine existenzielle Rolle im Darm für die Ausbildung eines Immunsystems. Die Art der Bakterienbesiedelung entscheidet darüber, *wie* es ausgebildet wird. Ohne Bakterien würde, wie wir im nächsten Kapitel sehen werden, überhaupt kein Immunsystem im Menschen entstehen. Bei Tierversuchen wurde gezeigt, dass sogenannte Gnotobioten, Tiere, die künstlich keimfrei aufgezogen wurden, weder Anatomie noch Physiologie ihres Darms richtig ausbilden. In einer Studie, die im Jahre 2002 im *Scandinavian Journal of Immunology* veröffentlicht wurde, wies man nach, dass die Gabe bestimmter Bakterien an Neugeborene die Immunreaktion spezifisch anregt. Schluckt also ein

Neugeborenes statt der natürlicherweise vorgesehenen Einzeller eine völlig andere Krankenhausmischung, kommt es unweigerlich zu – unter Umständen lebenslänglichen – Konsequenzen. Alle späteren Störungen, die mit dem Mikrobiom zusammenhängen, können aus einer missglückten Erstbesiedelung folgen.

Das gilt selbstverständlich gleichermaßen, wenn die Vaginalflora der Mutter ihrer Natürlichkeit beraubt wurde. Das saure Milieu dort entwickelt sich ganz von selbst durch die ansässigen Bakterien, und diese können offensichtlich jederzeit aus dem Darm dorthin wandern, wenn Bedarf besteht. Vaginalspülungen und das Waschen der Scheide mit Seife, die ja bekanntlich alkalisch ist, können das mikrobielle Miteinander nachhaltig stören. Das Einnehmen der Pille verändert den Hormonspiegel und führt ebenfalls zu Mikrobenmangel oder geänderter Besiedelung in der Vagina. Auch das dauerhafte Tragen von Tampons, um den natürlichen Ausfluss zwischen der Menstruation zu bremsen, schädigt die Bakterienflora, weil dies der Scheidenschleimhaut ständig Wasser entzieht und das angemessene bakterielle Wachstum hemmt. Paare, die einen Kinderwunsch hegen, können ihrem Nachwuchs sehr viel Gutes tun, wenn sie im Genitalbereich von vornherein für eine natürliche und vielfältige gesunde Bakterienflora sorgen.

Natürlich spielt bei der Erstbesiedelung des Darms auch die Ernährung eine Rolle. Das gilt im gesamten Verlauf des Lebens, und es gilt in besonderer Weise früh nach der Geburt. Für die Entwicklung des Mikrobioms ist es ein gewaltiger Unterschied, ob das Kind Muttermilch oder als Erstes im Leben Flaschenmilch gefüttert bekommt. Bei gestillten Kindern kommt es später im Leben nachgewiesenermaßen seltener zu Übergewicht, Diabetes und allergischen Erkrankungen als bei Flaschenkindern.

Dass es zwischen gestillten und flaschenmilchgefütterten Kindern Unterschiede in der Darmmikrobiota gibt, ist schon länger bekannt. Bereits um 1900, als die Kindersterblichkeit im ersten Lebensjahr zwischen 20 und 30 Prozent betrug und Stillen keine große Rolle spielte, beobachtete man, dass Flaschenkinder eine siebenfach höhere Sterberate als Brustkinder hatten und dass diese auch weniger Durchfälle und Krankheiten erlitten als Erstere. Und man entdeckte, dass deren Darmbakterien anders waren. Heute weiß man, warum. Während bei Säuglingen, die Muttermilch erhalten, Lactobazillen und Bifidobakterien überwiegen, die im Stuhl des Babys auch den typischen angenehmen Geruch ausmachen, kommt es bei Fütterung mit Flaschenmilch gleich zu einer Zusammensetzung der Bakterien wie bei Erwachsenen. *E. coli* überwiegen, es tauchen andere Enterobakterienstämme auf und auch regelmäßig in hohen Keimzahlen Clostridien. Von Clostridien wird noch die Rede sein, denn manche unter ihnen werden mit dem Auftreten von Autismus im Zusammenhang gebracht. Es scheint so zu sein, dass durch die Wahl der Babynahrung sogar eine Weiche für die spätere psychische Verfassung des Kindes – und des späteren Erwachsenen gestellt wird.

Eine Zeit lang hielt man Bakterien in der Muttermilch für zufällig und vermutete, sie stammten von der mütterlichen Haut. Oder sie seien aus der kindlichen Mundhöhle in die mütterliche Brust zurückgewandert – auch wenn man sich nicht erklären konnte, wie sie dorthin gekommen sein sollen.

Die neue Entdeckung ist: Bakterien sind tatsächlich in

der Muttermilch selbst. Und zwar nicht irgendwoher, sondern – und das verblüfft selbst die Forscher – gezielt aus dem Darm. Und nicht einmal das geschieht zufällig, sondern sie werden aktiv vom Darm über das Blut in die Milchdrüsen transportiert.

Immunzellen, die im Darmgewebe sitzen und die man »dendritische Zellen«[8] nennt, weil sie wie kleine Ärmchen Ausläufer besitzen, sammeln die Bakterien in der mütterlichen Darmschleimhaut auf und transportieren sie mit Hilfe anderer Zellen, den Monozyten, durch die Lymphbahnen in die Brustdrüse, von wo sie mit der Milch an den Säugling weitergegeben werden. Er trinkt mit der Muttermilch die Darmbakterien der Mutter mit. Bei daraufhin untersuchten Müttern fand man dieselben Bifidusbakterien in Stuhl, Blut und Milch und passend dazu dieselben auch im kindlichen Stuhl. Mehrere hundert verschiedene Bakterienarten hat man inzwischen in Muttermilch ausfindig gemacht, wobei es so scheint, als gebe es zwar einige Bakterienarten, die bei allen Frauen vorkommen, ein sogenanntes »Kern-Mikrobiom«, die jeweilige Mischung ist jedoch genauso individuell und vielseitig wie diejenige ihres Darms.

Verblüfft waren spanische und finnische Forscher, als sie feststellten, dass nicht nur die Geburtsweise die Bakterienzusammensetzung in der Milch prägt, sondern Mütter, die mit Wunschkaiserschnitt entbinden, veränderte Arten in ihrer Milch gegenüber denjenigen haben, die natürlich entbinden, und denjenigen mit medizinisch notwendigem Kaiserschnitt, die nämlich eine natürliche Milchbesiedelung bewahren. Man vermutet als Grund dafür hormonelle Einflüsse. Auch bei deutlich übergewichtigen Frauen hat man eine andere Mikrobiota in der Milch gefunden als in Normalgewichtigen. Diese individuelle Besiedelung ist relativ stabil, auch wenn sie sich im Laufe der Stillzeit wandelt. Von Rhesusaffen weiß man obendrein, dass sie für weibliche oder männliche Jungen geschlechtsspezifische Milch abgeben.

Dies dürfte die Behandlung von Brustentzündungen revolutionieren. Bislang war man davon ausgegangen, dass das Vorkommen von Bakterien in der Brust unnatürlich und Ausdruck einer Entzündung sei. Die Symptome einer Brustentzündung wurden folglich durch Bekämpfen der Bakterien, in der Regel durch Antibiotika therapiert. Es hieß, die Bakterien seien durch kleine Risse in der Haut von außen in die Brust eingedrungen. Die Brust wurde demzufolge desinfiziert, die Umgebung gleich mit, und schlimmstenfalls wurde den Frauen sogar zum Abstillen geraten. Man tat dabei besten Willens das Gegenteil dessen, was heilt. Jetzt weiß man: Bakterien gehören gesunderweise dorthin, es kommt freilich darauf an, um welche es sich handelt. Die Ursache dafür liegt nicht in der Brust, sondern im Darm. Woraus sich die therapeutische Konsequenz ergibt, die Mikrobiota des Darms aufzufrischen, durch entsprechende Ernährung, durch heilsame Maßnahmen und durch die Aufnahme von Probiotika.

Bedenkt man, dass statistisch gesehen Frauen, die im Leben mindestens sechs Monate lang gestillt haben, ein geringeres Risiko haben, später an Diabetes oder Brustkrebs zu erkranken, ist die Frage berechtigt, ob dies womöglich mit der gesunden Belebung der Brust durch den lebendigen Durchfluss der Bakterien zusammenhängt.

Bemerkenswert ist auch, dass Frauen während der Schwangerschaft auffällig gerne fermentierte Lebensmittel verzehren. Saure Gurken, eingelegte Gemüse, milchsauer vergorene Kost. Vielleicht liegt nicht nur eine schräge Laune, sondern ein gesunder Instinkt dahinter, der die Nahrung wählt, welche Lactobazillen im Darm anregt, und das Mikrobiom darin unterstützt, sich auf die bakterielle Versorgung des Babys und der Mutter während und nach der Schwangerschaft einzustellen.

Das Weiterwandern von Bakterien aus dem Darm über die Lymphe ins Gewebe scheint, wenngleich es nicht auf die Schwangerschaft begrenzt ist, für diese Zeit erstmalig nachgewiesen zu sein. Während der Schwangerschaft und Stillzeit, so sieht man es derzeit, gibt es wohl ein Zeitfenster, innerhalb dessen dieser »Translokation« genannte Bakterientransport besonders ausgeprägt ist. Aber wer weiß? Aus der mikrobiologischen Therapie (siehe Kapitel 10) hat man bereits seit ihren Anfängen im 20. Jahrhundert die Erfahrung, dass das Schlucken ausgewählter Bakterien an entfernten Entzündungsorten wie Venen oder Niere zu raschen Heilungsprozessen führt.

Bei einer Brustentzündung Antibiotika zu geben erscheint aus dieser Perspektive paradox, denn der bakteriell getragene Strom des Lebens von Mutter zu Kind wird, anstatt geheilt zu werden, auf drastische Weise unterdrückt. Natürlich hat die Reduzierung der Bakterienzahl eine Änderung der Symptome zur Folge. Zugleich aber wird das Darmmikrobiom der Mutter massiv gestört. Die daraufhin veränderte Weitergabe der Bakterien ins Gewebe und ans Kind wurde bisher nicht untersucht. Aber Bakterienverschiebungen und antibiotische Wirkstoffe führen in dem sensiblen Prozess der Entstehung des Miteinanders aus mütterlichem zu kindlichem Mikrobiom gleich am Anfang des Lebens zu einer radikalen Unterbrechung. Hier können die neuen Forschungsergebnisse in Zukunft weitere Hilfe leisten.

Zunächst einmal ist man auf die Idee gekommen, Bakterien aus der Muttermilch zu isolieren und aus ihnen probiotische Präparate zu produzieren. Schließlich muss ja, was für den Babydarm gesund ist, auch für einen Erwachsenendarm heilsam sein.

Muttermilch ist so komplex, dass sie bis heute nicht wirklich verstanden wird. In den vergangenen Jahren begann man zu begreifen, dass sie gar nicht nur der direkten Ernährung des Kindes dient, sondern Aufgaben erfüllt, die weit über einen Nährstoffcharakter hinausgehen. Sie hilft beispielsweise dabei, das Mikrobiom des Säuglings einzurichten. Die wichtigste Rolle dabei scheinen die humanen Milch-Oligosaccharide zu spielen, abgekürzt HMO. »Human« heißt, dass sie in menschlicher Milch vorkommen, in Kuhmilch jedoch nicht. Oligosaccharide[9] sind Mehrfachzucker. Sie gehören zu den Kohlehydraten und machen nach Milchzucker (Lactose) und Fetten den drittgrößten Mengenanteil in der Muttermilch aus.

Wenn man von »Zucker« spricht, kann dies ganz Verschiedenes bedeuten. Und weil dies in späteren Kapiteln noch eine Rolle spielt, sei es hier kurz erklärt: Es gibt Einfachzucker, die Monosaccharide, die im Kern aus einer Kette von sechs Kohlenstoffatomen sowie aus Sauerstoff und Wasserstoff bestehen. Glucose ist der bekannteste Einfachzucker, daneben sind Mannose und die »Schleimzucker« genannte Galactose[10] häufig. Auch Fructose ist ein Einfachzucker. Sie unterscheiden sich durch unterschiedliche Anordnungen der Wasserstoff- und Sauerstoffatome jeweils in Form und Funktion. Diese Einfachzuckermoleküle können nun wie Päckchen miteinander oder mit anderen Molekülen verknüpft werden. Zwei verbundene Zuckerpäckchen nennt man Disaccharid[11], dazu gehören beispielsweise der Rohrzucker (Saccharo-se), der aus Glucose plus Fructose besteht, oder der Milchzucker (Lactose) aus Galactose und Glucose. Werden mehrere, etwa drei bis fünfzehn Einfachzucker aneinandergehängt, spricht man von Mehrfachzuckern oder Oligosacchariden, und Verbindungen, die aus einer Vielzahl von Zuckermolekülen bestehen, heißen Polysaccharide[12]. Dazu gehören beispielsweise Zellulose und Stärke, die uns noch als Ballaststoffe begegnen werden. Alle Zucker sind Kohlehydrate.

Muttermilch züchtet Darmmilieu

In unserem Stoffwechsel spielen Zucker unterschiedliche Rollen, unter anderem weil sie auf verschiedene Weise verdaut werden. Und zwar nicht nur durch körpereigene Enzyme im Wege der Verdauung, sondern auch von den Bakterien in unserem Darm. Und was man erst durch die neueste Mikrobiomforschung zeigen konnte: Sie sind als wesentliche Bestandteile der Muttermilch beteiligt an der Bildung des kindlichen Mikrobioms. Humane Oligosaccharide erhält ein Säugling natürlicherweise nur mit der Muttermilch und nicht bei Flaschenkost. Da diese Oligosaccharide aus fünf verschiedenen Einfachzuckern zu bis zu fünfzehn Zuckermolekülen verknüpft sein können, ergeben sich zahlreiche Kombinationsmöglichkeiten und unterschiedliche räumliche Anordnungen: längere oder kürzere, verzweigte oder unverzweigte, zahllose ganz verschiedene Formen. Mehr als 200 verschiedene Muttermilch-Oligosaccharide hat man charakterisieren können, ohne dass man bisher weiß, warum sie wie entstehen. Sie sind von Mutter zu Mutter in unterschiedlicher Zahl,

Menge und Zusammensetzung anzutreffen und verändern sich im Verlaufe der Stillzeit. Und das Erstaunliche, das man jetzt nachweisen konnte, ist: Weder in Mund, Magen noch Dünndarm können Enzyme oder Säuren diese Oligosaccharide in Einfachzucker zerlegen, die ins Blut aufgenommen werden könnten, allenfalls kleine Stückchen werden gelegentlich abgetrennt. Vielmehr wandern sie durch diese Organe unverdaut hindurch, reichern sich im Stuhl an und entfalten ihre Wirkung schließlich im Dickdarm. Warum? Um die dortigen Bakterien zu ernähren. Die Zusammensetzung der Muttermilch züchtet tatsächlich bestimmte Bakterienstämme heran. Einzelne Bakterienstämme werden gefördert, andere gehemmt, und so entscheidet die Muttermilch darüber, wie sich die Darm-Mikrobiota des Säuglings zusammensetzt. Einen kleinen Prozentsatz der HMO findet man im Urin der Säuglinge wieder, sie müssen aus dem Darm auf bislang unbekanntem Wege in die Niere gelangt sein. Da manche dieser Moleküle zu Bestandteilen verknüpft werden können, die dem Aufbau von Nervensubstanz dienen, traut man ihnen neuerdings auf dem Weg dorthin Aufgaben bei der Gehirnentwicklung zu.

Wer von den zahlreichen vor, während und nach der Geburt aufgenommenen Bakterien am meisten von der Muttermilch profitiert, konnte man durch die neuen Sequenzierungsmethoden inzwischen auch bestimmen: Es sind Bifidobakterien. Diese kommen auf der Erde fast nur in Verdauungsorganen der Säugetiere vor, offenbar in einer über lange Zeit entwickelten Kooperation. Beim Erwachsenen verdauen sie Oligosaccharide aus pflanzlicher Kost. Es gibt bestimmte Bifidoarten wie *Bifidobacterium Infantis,* die nur im Säuglingsstuhl zu finden sind, angepasst an die Muttermilch. Diese Bifidobakterien trennen die HMO in einzelne Zucker, die sie für ihren Stoffwechsel verwenden können. Wenn *Bifidobacterium infantis* die humanen Oligosaccharide zur Verfügung hatten, fanden Forscher bei ihnen die Fähigkeit, sich verstärkt an Darmepithelzellen zu binden und dadurch deren Produktion von entzündungshemmenden Zytokinen[13] zu fördern. Auch die Produktion von Eiweißen, die für eine gesunde Verbindung der Epithelzellen untereinander zuständig sind, wurde durch den Kontakt der muttermilchgefütterten Bifidobakterien verstärkt. Diese Verbindungen, Kittleisten genannt, sind der Ort des Geschehens, wenn es um Lebensmittelunverträglichkeiten geht.

Oligosaccharide aus der Muttermilch bestimmen also die Zusammensetzung der Bakterien im Säuglingsdarm sowie deren Verhältnis zu den Körperzellen. Und sie können noch mehr: Ihre Formen ähneln den kurzen Zuckerketten, die wie kleine Anker aus Darmzelloberflächen ragen. Bakterien, die sich dort nicht anheften sollen, weil sie dem Organismus nicht dienen, werden durch die Ähnlichkeit der HMO mit den Zellankern von den Oligosacchariden abgefangen und mit dem Stuhl aus dem Körper transportiert, ohne dass sie sich im Darm niederlassen. Kein Wunder, dass ungestillte Kinder in erheblich größerem Maße zu Darmentzündungen und Durchfällen, zu Blähungen und anderen Erkrankungen neigen als die mit individuell designten mütterlichen Milchzuckerketten ausgestatteten Stillkinder.

Die Wirkung der Muttermilch insgesamt auf die Erstgestaltung des Miteinanders von Bakterien und Körperzelle ist trotz aller neuen Erkenntnisse erst bruchstückhaft verstanden. Man weiß, dass sie noch etliche weitere »Zutaten« hat, Zucker mit Fett beispielsweise oder Zucker mit Eiweißen verknüpft. Auch sie wirken unter anderem regulierend, indem sie das Anhaften von Mikroorganismen, Viren oder Toxinen an die Körperzellen unterbinden. Auch der beim Saugen geschluckte Schleim aus dem Speichel spielt dabei eine Rolle.

Bakterien, Schleimhautsekrete, abgeschilferte Epithelzellen und die unverdaulichen Bestandteile aus der Milch bilden im Dickdarm ein Milieu aus, in dem sich das Mikrobiom zu entfalten beginnt. Gemeinsam arrangieren sie sich in einer Ordnung, die der Gesamtheit dient. Natürlich ist es geradezu tragisch, wenn dieser Start mit Ersatzmilch beginnt. Mit all den neuen Erkenntnissen zur Muttermilch bemühen sich die Milchpulverhersteller bereits, ihre Produkte probiotisch aufzupeppen. Sie machen dabei allerdings auch nicht vor gentechnologisch hergestellten Oligosacchariden halt. Die HMO sind in ihrer Komplexität und dem individuellen Zuschnitt der Mutter für das Kind sowie dem Wechsel im Laufe der ersten Lebenswochen bislang nicht synthetisierbar, auch nicht aus Muttermilch zu extrahieren oder anzureichern. Man kann sie nicht imitieren. Trotzdem haben Bio-Ingenieure damit begonnen, so zu tun, als ob. Sie haben Bakterien, so heißt es in der Information der Biotechnologie-Plattform des deutschen Bundesministeriums für Bildung und Forschung, »gentechnisch so umgerüstet, dass sie fortan als Zucker-Zellfabriken arbeiten können«[14]. Diese »zu Zellfabriken umgewandelten Mikroben produzieren hierbei Fucosyllactose«, ein Oligosaccharid, das der Flaschenmilch zugefügt wird. Was diese vom Menschen zu Zwangsarbeitern reduzierten manipulierten Bakterien außer dem Molekül selbst dem Produkt noch beigeben, wird nicht thematisiert. Als man Ratten versuchsweise das ebenfalls als Imitat synthetisierte Fructo-Oligosaccharid mit der Ersatzmilch fütterte, steigerte sich deren

Durchlässigkeit der Darm-Epithelzellschicht, und es traten mehr Salmonellen aus dem Darm ins Körperinnere über als zuvor. Man muss also mit dem Zufüttern synthetisierter Ersatzstoffe ausgesprochen vorsichtig sein. Trotzdem sind Wissenschaftler weiterhin bestrebt, Ersatzmilch herzustellen, darunter speziell auf Risikofaktoren zugeschnittene. Weil fehlende Muttermilch beim Säugling vermehrt zu Diabetes, Allergien, entzündlichen Erkrankungen, schlechter Entwicklung und mehr führen kann, meint man nun, ersatzweise mit Hilfe neuer Technologien Mittel zu finden, um gezielt die Verdauungsorgane des Säuglings zu beeinflussen. Darüber, mehr Mütter zum Stillen zu bewegen, ist in den Forschungsberichten nirgends zu lesen. Dabei könnten Hebammen, wenn man sie und ihren Berufszweig unterstützt, vielen Müttern zum Segen der Kinder mit ihrer Erfahrung dabei helfen. Das mütterlich Nährende ist auch im übertragenen Sinne eine durch nichts in der Welt zu ersetzende Qualität, deren Erleben für den Rest des Lebens prägend ist.

Ist nun idealerweise mit Hilfe der Muttermilch die erste Mikrobiota in der Darmschleimhaut sesshaft geworden, entwickelt sie im Verlaufe der ersten Wochen mit zeitweise wechselnden Zusammensetzungen und Stoffwechselaktivität ihre zunehmende Komplexität. Der strukturierte Biofilm entsteht, dessen Zusammensetzung bereits bald auf das Abstillen vorbereitet ist, sich dann an die Breikost und später an feste Nahrung anpasst und gesunderweise lebenslang bestehen bleibt. Kaum wurde die süße Zeit an der Mutterbrust beendet, erlangt auch das Darmmikrobiom des Kindes größere Eigenständigkeit. Abstillen ist mehr als nur Nahrungswechsel. Die Vielfalt an Stämmen nimmt zu, und deren Gestaltung erfolgt nun ohne direkte mütterliche Einflussnahme. Damit wird das Kind für seine Verdauung selbst verantwortlich.

Auch dabei gibt es noch Geheimnisse zu erforschen. So entdeckten Forscher der Cornell-Universität Ithaca und der Universität von Colorado bei einer Langzeituntersuchung von Babystuhl, dass sich, noch während das Kind gestillt wurde, also ausschließlich Muttermilch trank, die mikrobielle Fähigkeit entwickelte, pflanzliche Polysaccharide zu verdauen. Es wurde bakteriell bereits auf die demnächst folgende pflanzliche Kost vorbereitet, als ahnten die Mikroben, was kommen wird. Auch die Fähigkeit, Fremdsubstanzen bakteriell zu zersetzen, die Vitaminsynthese durch Darmbakterien und anderes mehr wurde bereits ausgebildet.

Man kann sich leicht vorstellen, welche Folgen frühe Veränderungen und Störungen in dieser Entwicklung haben, wie sie für das Kind nicht nur Kaiserschnittgeburt, Krankenhausbakterien und Flaschenmilch, sondern auch Operation und synthetische Medikamente darstellen. Jeder Eingriff, jeder Umgebungswechsel, jedes Erschrecken spiegeln sich nachweislich an den Mikroben im Innenleben wider. Dies zu wissen hilft, um in Zukunft bei therapeutischen Entscheidungen das Mikrobiom berücksichtigen, heilsam begleiten und späteren Folgen vorbeugen zu können.

Derweil entfalteten die Darmbakterien aber noch ganz andere Aktivitäten: Sie formten die Zellen des Darmes aus und begannen mit der Einrichtung eines Immunsystems.

3. Wir sind nicht immun!

Asthmafrei dank Matratzenmikroben

Schon als Forscher im 19. Jahrhundert Mikroorganismen mikroskopierten, stellten sie Überlegungen an, wie man »keimfreie« Tiere aufziehen könne, um an ihnen zu forschen. »Gnotobioten«[15] nennt man solche in Isolierung herangezogenen Lebewesen, die entweder keine oder nur gezielt zugeführte Bakterien tragen. Der Begriff benennt einen Zustand, von dem man glaubt, die Einzelheiten zu kennen, und in dem man definierte Beobachtungen machen zu können hofft. Es ist ein menschengemachter, weitestgehend kontrollierter Zustand, einer, in dem nichts Unerwartetes und Unberechenbares bleiben soll, abgetrennt von der Umwelt, die ja voller Dynamik und Unwägbarkeiten wäre. Vor gut hundert Jahren gelang dies schließlich einem Forscher in Berlin. Keimfreie Mäuse und Ratten werden seither per Kaiserschnitt zur Welt und in sterile, »Isolator« genannte Versuchskästen gebracht, so dass die Tiere keinerlei Kontakte mit mikrobiellen Lebensformen von außerhalb bekommen können – jedenfalls, soweit man weiß.

Bereits von den ersten Versuchen an stellte man fest, dass keimfreie oder keimarme Tiere sich von bakterienbesiedelten unterscheiden: Die Darmwand ist verdünnt, der Blinddarm deutlich vergrößert, die Darmzellen sind verändert, und die Herzleistung ist verringert. Der Darminhalt ist flüssiger, in den Zellen finden sich degenerative Partikel – und was für ihr Leben besonders bedeutsam ist:

Sie bilden kein funktionierendes Immunsystem aus. Im Lymphgewebe des Darms werden keine oder nur wenige Lymphbahnen gebildet. Vorhandene Lymphknötchen sind kleiner, das lymphatische Milzgewebe ebenfalls, die Zahl der Lymphzellen ist erheblich verringert, deren Effektivität auch, die Immuneiweiße im Blutserum sind erniedrigt sowie ihre Zusammensetzung gegenüber dem Gesunden verschoben. Wesentliche Bestandteile des Lymphsystems wie die sogenannten Peyerschen Plaques fehlen. Das ist eine Ansammlung kleiner Lymphknötchen voller Lymphzellen, die etwa 1 Zentimeter groß und gesunderweise überall im Darmgewebe zu finden sind, besonders im Krummdarm (Ileum) und am Wurmfortsatz des Blinddarms.

Kurzum: Sowohl die Strukturen als auch das komplexe Wirken des Immungeschehens fehlen. Die Folgen sind klar: Ohne einen gesunden Dialog des Körpers mit der Umwelt kann ein Tier fast nicht und schon gar nicht gesund leben. Auch geschützt im keimfreien Isolierkäfig ist seine Lebenserwartung kürzer als die seiner Artgenossen. Würden sie aus dem Käfig entlassen, stürben keimfreie Tiere draußen sofort am Kontakt mit den Mikroorganismen der Umgebung, während keimarme schwer erkrankt dahinvegetierten.

Vor diesem Hintergrund kann uns das Leben in der westlich zivilisierten Welt beinahe erscheinen wie ein gewaltiges Feldexperiment zur Wirkung von bakterienfreien oder bakterienarmen Räumen – auf uns, um uns und in unserem Darm. Denn auch in unserer Umgebung wird ständig für Keimbeseitigung gesorgt. Seit über hundert Jahren praktizieren wir Desinfektion und Antibiose, erfinden immer neue bakterientötenden Methoden, beseitigen Bakterien als angebliche Feinde und befinden uns unversehens in einem Freiluftgehege[16] mit keimarmen immunreduzierten Menschen wieder. Die Folge ist naturgegeben und mittlerweile jedem ersichtlich: Erkrankungen aufgrund einer Immunstörung nehmen massiv zu: Asthma, Heuschnupfen und Neurodermitis, Hautausschläge, Unverträglichkeiten und Allergien gegen Nahrungsmittel oder Insektengifte nehmen ebenso zu wie Diabetes, Rheuma oder multiple Sklerose. Sie alle und noch mehr sind Ausdruck einer Über- oder Fehlreaktion des Immunsystems auf eigentlich völlig natürliche Reize. Auch Immunschwächen nehmen zu, und alle naselang liegen Menschen mit einem Schnupfen oder einem grippalen Infekt im Bett. Im schlimmeren Fall bekommt man Aids. Im Bundesgesundheitsblatt Nr. 5/6–2013 wurden die aktuellen Zahlen für Deutschland veröffentlicht: 48,6 Prozent der 18- bis 79-jährigen Menschen reagieren übersensibel auf mindestens eine Substanz, die zum natürlichen Lebensumfeld gehört. Das ist fast die Hälfte der Bevölkerung. 33,6 Prozent reagieren gegen eingeatmete Reize allergisch, 25,5 Prozent gegen Nahrungsmittel und 22 Prozent gegen Insektengift. 11,2 Prozent wiesen bloß ein einziges Allergen auf, alle anderen mehrere. Dabei wurden nur mittels Bluttests von Antikörpern ermittelte ärztliche Diagnosen erfasst. Nicht mitgezählt wurden die vielen Lebensmittelunverträglichkeiten, die Menschen plagen, ohne dass ihnen ein ärztlicher Laborbefund zugrunde liegt. Wir sind ein Volk, das die Folgen der Antibiose zu tragen hat.

8,6 Prozent der deutschen Bevölkerung leiden laut einer Erhebung des Bundesgesundheitsamtes im Jahre 2013 an ärztlich diagnostiziertem Asthma. Zehn Jahre davor waren es »nur« 5,7 Prozent. Bei Kindern liegt der Satz mit 10 bis 15 Prozent der unter 15-Jährigen noch höher.

Asthma bronchiale ist die häufigste chronische Erkrankung im Kindesalter.

Warum Kinder am Asthma erkranken, war lange Zeit ungeklärt, inzwischen ist man den Ursachen auf der Spur: In einer großangelegten internationalen Studie namens »Gabriel«, die 164 Wissenschaftler aus neunzehn EU-Ländern zum Thema Asthma durchführten und an der auch Forscher des Helmholtz-Instituts und der Ludwig-Maximilians-Universität München beteiligt waren, kam heraus, dass Kinder, die auf einem Bauernhof aufwachsen, ein bedeutend geringeres Risiko haben, an Asthma zu erkranken, als Gleichaltrige, die im selben Dorf, aber nicht auf einem Bauernhof aufwuchsen. Auch das Risiko, an Heuschnupfen zu erkranken, ist erheblich niedriger. Der Grund war leicht ausfindig gemacht: Ausschlaggebend war die höhere Vielfalt an Mikroorganismen. Sie ist dafür verantwortlich, dass Kinder auf Bauernhöfen viel seltener erkranken. Bei Untersuchungen in Kinderzimmern stellte man fest, dass selbst in deren Matratzen die Bakterienvielfalt größer ist als in städtischen Gebieten. Man fand dort auch mehr Spuren von typischen Tiermikroben als in Kindermatratzen in der Stadt. Was für manchen auf Anhieb unappetitlich klingen mag, ist für die Kinder ein Segen, denn sie werden dadurch mit einer Fülle und Vielfalt an Bakterien versorgt, die ihr Immunsystem ständig in gesunder Lebendigkeit erhalten.

Um dies im Detail zu überprüfen, machten sich Forscher des Wissenschaftszentrums Weihenstephan mit Staubsauger und Bürste auf den Weg zu 26 Bauernhöfen in Südbayern. Mit der Bürste entnahmen sie Proben aus Kuh- und Schweineställen, mit dem Staubsauger fuhren sie je drei Minuten lang über Kindermatratzen, um die so gewonnene Beute anschließend im Labor mit den neuen

Sequenzierungsmethoden auf Bakterien hin zu untersuchen – und sie fanden in den Matratzen sogar mehr der gesuchten Bakterien als im Stall. Pikanterweise handelte es sich dabei um Listerien, die in dem schlechten Ruf stehen, eine Listeriose auslösen zu können (siehe Kapitel 1), was nach deutschem Recht eine meldepflichtige Erkrankung ist. Diese fanden sich nun in 28 Prozent der Tierställe und dazu in fast 60 Prozent der Kinderbetten. Da es keine Meldepflicht für Matratzenbesiedelung von Kinderbetten gibt, stellen diese Ergebnisse bezüglich der Erfassung bakterieller »Verseuchung« eine Irritation dar. Unser bisheriges Denken stellt sich auf den Kopf und wird genau genommen völlig ad absurdum geführt. Matratzen sind zwar gemeinhin nicht zum Verzehr gedacht, aber wir sind ihnen gleichwohl innig nahe, und sollte eine solche Matratze gebraucht zum Verkauf anstehen, müsste logischerweise eine ähnliche Klage möglich sein, wie sie gegen einen Lebensmittel-Discounter erfolgt war, der im Jahre 2013 in einem Musterprozess wegen Überschreitens der Listerienzahl in Lebensmitteln zu 1,5 Millionen Euro Strafe verurteilt wurde. Die Forscher lassen folglich in der Deutung ihrer Ergebnisse alle Optionen offen.

Therapeutisch gesehen, könnte man genauso gut den Spieß umdrehen und auf die Idee kommen, gebrauchte Bauern-Kinderbettmatratzen mit ihrer ganzen Mikrobenvielfalt vom Lande an die mikrobenarme Stadtbevölkerung zu spenden. Als preisgünstige Asthmaprophylaxe, wirksam in der Nacht. Asthmafrei im Schlaf …

Die akademische Forschung ist jedoch nicht ganz so praktisch veranlagt. Angeregt durch die deutlichen Ergebnisse und mit Hilfe der modernen mikrobiologischen Möglichkeiten sollen nun in einer vom Europäischen

Forschungsrat ERC (European Research Council) finanzierten Studie namens HERA[17] alle Proben der »Gabriel«-Studie in München mit Hochdurchsatzsequenziermethoden anhand der Gene auf ihre einzelnen Mikroorganismen ausgewertet und auf mögliche immunologisch wirksame Bestandteile hin untersucht werden. Dabei will man einzelne spezifische Mikroben identifizieren, die vor Asthma schützen, um sie dann anschließend asthmagefährdeten Kindern als Asthmaprophylaxe zuzuführen. »Langfristig sollen dann die entscheidenden Bestandteile der Erreger isoliert und für die Entwicklung neuartiger und effektiver Substanzen genutzt werden, um die fehlgeleitete Immunreaktion bei Asthma und Allergien zu verhindern«, heißt es dazu in einer Mitteilung der Universität München. Womit sich die Menschheit im Kreise dreht: In dem Versuch, die mikrobielle Welt zu beherrschen, werden Bakterien bekämpft. Ein Mangel an bakterieller Vielfalt und Fülle macht krank, diese Krankheiten werden erforscht, man stellt fest, dass die Ursachen mit fehlender Bakterienvielfalt zusammenhängen. Wo diese Vielfalt fehlt, möchte man sie nun nicht etwa wiederherstellen. Vielmehr analysiert man die Vielfalt, um daraus einzelne Bestandteile zu entdecken, diese zu isolieren, womöglich daraus gentechnologisch etwas Neuartiges zusammenzubasteln und dies für viel Geld als Therapie für Kinder in einer Umgebung mit fehlender Vielfalt einzusetzen. So lässt sich keine Heilung finden.

Eine andere Forschergruppe hat aus Staub von Kuhställen Zuckermoleküle extrahiert und deren immunologische Wirkung an Mäusen getestet, die vorher künstlich mit Asthma gezüchtet worden waren. Das Immunsystem der Mäuse wurde durch die Zuckermoleküle positiv verändert, und man träumt schon von hygienisch verarbeiteten Stallstaubmolekülen als Asthmamedikament. Als dürften wir Menschen um keinen Preis zugeben, dass es eine mikrobielle natürliche Ordnung ohne unser Zutun gibt. Als müssten wir alles kontrollieren und beherrschen – und ohne diese Dominanz dürfe gesundes Leben nicht sein. Wie wäre es stattdessen mit »Zurück zur Natur«? Hin zu einer wieder menschlichen bäuerlichen Landwirtschaft, in der auch kleine Höfe in den Dörfern eine gesicherte Existenz haben können und nicht nur halbindustrialisierte Großbetriebe. Dass das geht, zeigen Orte in Deutschland wie Neumarkt in der Oberpfalz, wo die Kooperation der Abnehmer mit den Bauern zu fairen Preisen ihrer Produkte und langfristiger Sicherung bäuerlicher Existenzen führt. Es wird kein Zufall sein, dass ausgerechnet Neumarkt auf dem zweiten Platz einer im Jahr 2014 vom Nachrichtenmagazin *Focus* durchgeführten Umfrage zu den Lebensbedingungen in allen 402 Städten und Landkreisen Deutschlands rangierte.

Ab in den Kuhstall? Jeder Schule einen Therapiebauernhof? Das könnte noch manchen pädagogischen Nebeneffekt haben. Dann wüssten die Kinder nicht nur, dass Kühe braun, bunt, schwarz-weiß, aber nicht lila sind, dass Schweine nicht nur Steaks, sondern schnuffelige Rüsseltiere sind und dass Hühner frei im Boden scharren wollen und gefüttert werden müssen, bevor sie Eier legen können. Die Kinder hätten obendrein eine gesündere Mikrobenversorgung. Und in Anbetracht von derzeit über acht Millionen asthmakranken und medikamentenbedürftigen Menschen würde den Krankenkassen dabei eine erhebliche Menge Kosten eingespart. Der HERA-Studie wurden aus europäischen Fördermitteln Gelder in Höhe von 2,1 Millionen Euro zugesprochen.

Dass die Entwicklung von Asthma und anderen Erkrankungen des allergischen Formenkreises irgendwie mit der Lebensweise der Menschen zusammenhängen muss, ist eigentlich schon lange ersichtlich. Nur so ist es zu erklären, dass die Zunahme dieser Erkrankungen in den westlichen Industrienationen in den vergangenen Jahrzehnten so drastisch zugenommen hat, während sie in armen Ländern gleich blieb und in sogenannten Schwellen- und Entwicklungsländern erst jetzt zuzunehmen beginnt. Auch in West- und Ostdeutschland war die Häufigkeit der Asthmaerkrankung vor der friedlichen Revolution unterschiedlich, mit geringeren Zahlen im Osten, die sich seit 1996 angeglichen haben. In allen statistischen Erhebungen wird außerdem deutlich, dass ein höherer »sozioökonomischer Status«, das heißt mehr Abstand von Boden und Tieren, vom Dreck und von Menschenmengen, ein signifikantes Auftreten von immunsystembezogenen Krankheiten mit sich bringt. Menschen in Großstädten sind viel stärker von immunologischen Störungen betroffen. In Berlin wiesen 64,7 Prozent von 2013 befragten Frauen im Alter von dreißig bis vierzig Jahren im Laufe ihres Lebens eine ärztliche Allergiediagnose auf. Das sind fast zwei Drittel, die ja zudem im gebärfähigen Alter sind und eine mikrobiologische und immunologische Störung jederzeit an ihre Kinder weitergeben können.

Wir kreieren durch unsere Lebensgestaltung in der Welt die Immunsituation in unserem Körper mit, und durch sie entscheidet sich wiederum das individuelle Verhältnis zur jeweiligen Umgebung, also ob ich auf meine Umwelt angemessen reagiere oder nicht. Zahlreiche Studien zeigen, dass eine größere Nähe zur Erde mit Boden, Pflanzen und Tieren, wie sie ursprünglich auf dem Planeten vorgesehen ist – sei es in Natur oder Kultur –, auch eine bessere Lebensfähigkeit des Menschen auf dieser Erde mit sich bringt: weniger Erkrankungen, weniger Beeinträchtigung der Lebensqualität. Laut einer repräsentativen Studie des Bundesgesundheitsministeriums durch das Robert-Koch-Institut Berlin im Jahre 2013 bedeutet das Vorhandensein einer chronischen Erkrankung für die Betroffenen eine erhebliche und signifikant große Verschlechterung der Lebensqualität, und zwar in gleicher Weise bei Männern wie bei Frauen. Wobei mit Lebensqualität hier nicht zwingend Haus, Einkaufsmöglichkeiten, Computer und Auto gemeint sind, sondern Lebensfreude und innere Zufriedenheit.

Um der Frage nachzugehen, welchen Zusammenhang es zwischen der Lebensweise und der Bakterienbesiedelung des Darms gibt, untersuchten Forscher Kinder in einem Dorf in Burkina Faso in Westafrika, wo Menschen in einer Weise leben, wie man es in Europa wohl zur Zeit des Beginns von Ackerbau im Neolithikum vor etwa 10 000 Jahren tat: Alle Nahrung, überwiegend Getreide und Gemüse, Kräuter und gelegentlich Fleisch, stammt aus eigenem Anbau rund um das Dorf, angebaut und geerntet von den Frauen. Es wird nach Bedarf zubereitet und frisch verzehrt. Man entnahm den Kindern dort Proben und verglich sie mit denen einer passenden Gruppe von Kindern in der italienischen Stadt Florenz mit moderner Ernährung und Lebensweise. Interessanterweise zählten 94,2 Prozent der in beiden Gruppen zu findenden Bakterien zu den vier größten Bakteriengruppen, die man im menschlichen Darm findet, die also generell mit dem Menschen verbunden sind und auf die wir noch zu sprechen kommen: Actinobakterien, *Bacteroides, Firmicutes* und Proteobakterien. Unterschiedlich waren jedoch, und zwar in erheblichem Maße, deren Verhältnisse untereinander sowie ihre Mannigfaltigkeit und Fülle. Einem Reichtum an Mikroben und an biologischer Vielfalt im Darm der Kinder aus Burkina Faso stand eine Armut in europäischen Kinderdärmen gegenüber, und die Forscher machten darauf aufmerksam, dass damit in Europa eine verminderte Flexibilität gegenüber wechselnden Einflüssen im Darm einhergeht, ebenso wie ein Verlust an Schutz vor allen Erkrankungen, die mit dem Mikrobiom zusammenhängen. Was – wenn sich die mikrobiologischen Entdeckungen so fortsetzen wie in den letzten Jahren – wohl alle gängigen Erkrankungen umfasst. Es gibt also erhebliche Unterschiede in der Bakterienbesiedelung des Darms bei unterschiedlicher Lebensweise, und in diesem Punkt müssen wir die Benennung von »reichen« und »armen« Ländern neu definieren. Was unsere Darmbakterien angeht, gehören wir in den westlich zivilisierten Ländern leider zur verarmten und unterentwickelten Bevölkerung.

Dass es einen Zusammenhang zwischen Lebensweise und immunologischen Erkrankungen gibt, wurde schon recht lange beobachtet, man zog nur lange Zeit keine passenden Schlussfolgerungen daraus. Diese sind jetzt unübersehbar geworden. Bereits der britische Chirurg Denis Burkitt (1911–1993) beschrieb 1960, als er in Uganda tätig war, sein Erstaunen darüber, dass in der dortigen Bevölkerung zahlreiche Darmerkrankungen, die er aus Großbritannien kannte, nicht vorkamen. Er sah damals einen Zusammenhang zur Menge an verzehrten Ballaststoffen. Heute wissen wir, dass Ballaststoffe der Ernährung der Bakterien dienen. In Europa nahm der englische

Arzt Charles Blackley (1820–1900) als einer der Ersten staunend zur Kenntnis, dass Städter, die in scheinbar »sauberer« Umgebung lebten, häufiger erkrankten als Bauern. Er erkannte Blütenpollen als Auslöser für Heuschnupfen und gab damit dieser altbekannten, aber erst im Jahre 1819 als eigenständig beschriebenen Erkrankung erstmals eine Ursache. Dabei konnte man sich noch nicht erklären, warum Bauern, die doch in viel größerem Umfang Blütenpollen ausgesetzt waren als Stadtmenschen, viel weniger an Heuschnupfen litten als diese. In der medizinischen Diskussion in der zweiten Hälfte des 19. Jahrhunderts hielt man folglich Heuschnupfen gerne für eine nervöse Krankheit. Städter und gebildete Menschen seien aufgrund ihrer »Kopftätigkeit« eher anfällig dafür, ebenso wie für »nervösen Durchfall« und andere Neurosen, als Menschen, die mit ihren Muskeln arbeiteten.

Heuschnupfen wurde damals nebst anderen zu den »Zivilisationskrankheiten« gezählt, ein Begriff, der bereits im 18. Jahrhundert verwendet wurde und ausdrücken soll, dass eine Krankheit der Art und Weise moderner Zivilisation geschuldet ist. Der Begriff ist häufig geworden, obwohl bislang niemand definiert, was genau darunter eigentlich zu zählen ist. In gängigen Listen finden sich im Allgemeinen einfach die häufigsten Erkrankungen aufgereiht, die es bei uns gibt.

Bedauerlicherweise erhält das Wort »Zivilisation« dadurch einen geradezu geringschätzigen Beigeschmack. *Civis,* das lateinische Wort, von dem der Begriff abstammt, ist übersetzt »der Bürger«, und *civilis* heißt »bürgerlich, gemeinnützig«. Gemeint war mit »zivil« eine weder militärische noch dienstliche, sondern im weitesten Sinne gemeinsame gesellschaftliche Errungenschaft. Wenn solche Errungenschaften in Krankheiten enden, bedeutet dies für die Psychologie der Menschen im Volk auf subtile Weise eine unbewusste Ablehnung gegen gemeinschaftliche Errungenschaften generell. Dass nicht sämtliche Errungenschaften der Vergangenheit uns zum Segen gereichen und diejenigen der Medizin in Bezug auf Bakterien alles andere als ruhmreich sind, wird immer klarer. Dennoch sollten wir uns für eine positive Zukunftsperspektive die »Zivili«sation im Sinne einer gemeinsamen Bestrebung zur Erneuerungen als erstrebenswert bewahren. Zivilisiert zu leben ist ein ehrenvolles Ziel, und unsere Zivilisation zu erneuern ausgesprochen notwendig und wünschenswert. Wir sollten bloß besser hinschauen und die Gegebenheiten unseres Planeten mitsamt der Bakterien mehr beachten. Wir können uns des mikrobiellen Ursprungs nicht so einfach entziehen, ohne krank zu werden. Zivilisationskrankheiten zeigen, dass wir an der Art und Weise unserer Zivilisation etwas ändern dürfen, zum Beispiel den bakterientötenden Lebensstil. Wir müssen dabei nicht gleich unser Zivilisiertsein über den Haufen werfen.

Die Erkenntnis, dass die im 19. Jahrhundert erfundene und im 20. Jahrhundert entwickelte Form antibiotischer Hygiene für die eklatante Zunahme von Erkrankungen wie Heuschnupfen, Asthma & Co. verantwortlich sein müsse, führte im Jahre 1989 zur Aufstellung der »Hygiene-Hypothese«, später auch »Hygiene-Theorie« genannt. Danach entwickelte man allergische Erkrankungen und Anfälligkeiten, je weniger Kontakte man als Kind von klein auf mit Infektionen hatte. Weil es in kleineren Familien weniger innigen Kontakt zu Geschwistern gab, weil jedes Kind ein eigenes Zimmer besitze und ohne Geschwister schlafe, weil die Haushalte sauberer geführt und sich häufiger gewaschen wurde, hätte die Zahl dieser Infekte abgenommen. Diese Hypothese wurde zunächst skeptisch aufgenommen, denn ein Heuschnupfen galt ja als eine Infektion, und wie konnte man verstehen, dass eine Infektion vor einer Infektion schützen kann? Dies änderte sich erst mit mehr Kenntnis des Immungeschehens.

Wir brauchen uns nicht zu verteidigen

»Immunsystem«, unter diesem geheimnisvollen Begriff verstehen die meisten Menschen heute immer noch das, was in den vergangenen zwei Jahrhunderten darunter gefasst wurde: ein körpereigenes Abwehrsystem. Eine Art »Guerillatruppe« des Körpers, die unsere Integrität vor »aggressiven Eindringlingen« schützt, als da wären: Bakterien, Viren, Parasiten und dergleichen mehr. Dies wird sich ändern.

Das gesamte Vokabular des Immunsystems beruht auf dem Konstrukt von Angriff und Verteidigung. Hier der menschliche Körper – man hat das Immunsystem zunächst fast nur am Menschen und an Säugetieren studiert –, dort die feindliche Umgebung, die sein Leben bedroht und vor der er sich schützen muss. Trennung, Kampf, Angst vor Bedrohung – und Zusammenbruch und Krankheit, wenn die Verteidigung nicht mehr funktioniert. Alle diese Elemente der Kriegführung liegen dem alten Konzept des Immunsystems zugrunde. In keinem anderen Fachbereich der Biologie und Medizin findet man so viel verbales Kampfgetöse wie hier. Da gibt es »Killerzellen« und »Abwehrstrategien«, »Fresszellen« und »Frühwarnsysteme«, die »Verteidigungslinien« sind in mehreren Ebenen aufgestellt, und die Wörter, die mit »Anti« beginnen, dem lateinischen Wort für »gegen«, sind ohne Zahl: Antikörper,

Antitoxin und Antigen, Anti-Idiotypen und Antiglobulin, Antiserum … die geballte Gegnerschaft. Eindringlinge werden bekämpft, Menschen geschützt, und dabei dienen »Helferzellen« oder »Defensine«, um das Immunsystem zu »alarmieren«. Es klingen einem unwillkürlich Militärmarsch und Stiefelschritte in den Ohren, wie sie ja im 19. Jahrhundert zum Alltag des Kaiserreichs gehörten. Heute ist kaum mehr vorstellbar, wie sehr Kampf in der Zeitströmung vor den beiden Weltkriegen als triumphierend und verherrlicht gelebt wurde.

Als erstmalig der Begriff »immunisieren« verwendet wurde, wollte man damit wohl ausdrücken, dass man eine Krankheit verhindern konnte. Im Laufe der Zeit erkannten Wissenschaftler differenzierte Details, und weiterreichende Erkenntnisse kamen dazu. Alt aber blieb der gedachte Hintergrund. Das lateinische Wort *immunis* bedeutet »frei von Leistungen, Absprachen oder Verrichtungen«. Es wurde für »dienstfrei« und »steuerfrei« verwendet so wie heute noch im Zusammenhang mit Freiheiten wie der »Immunität« von Parlamentsangehörigen und Diplomaten. Ein »Immunsystem« suggeriert, wir seien »frei von« etwas, ganz explizit von Bakterien. Man dachte den menschlichen Körper als fast steril, als eine Ansammlung von Körperzellen, und um diese Freiheit zu bewahren, mussten die Bakterien, die in der Umgebung in reichlicher Zahl vorhanden waren, beim Eintreffen auf den Körper gründlich eliminiert werden. Da das auf dieser Annahme fußende Bild von Mensch und Welt in der Forschung allgemein angenommen wurde, interpretierte man sämtliche Forschungsergebnisse selbstverständlich vor diesem Hintergrund. Das Vokabular für neu entdeckte Schritte innerhalb des Immunsystems wurde dem Kampf entsprechend gewählt und auf diese Weise das

Konzept immer weiter gefestigt. Manche Ungereimtheiten hoffte man später zu klären.

Diese Klärung kommt jetzt, wenn auch vollkommen anders als gedacht: Durch die Erkenntnis, dass das Immunsystem durch die Bakterien überhaupt erst entsteht, sich nur mit Bakterien lebenslang weiterentwickelt, und mit dem Wissen, dass Bakterien und Immuneigenschaften von Generation zu Generation weitergegeben werden, steht man staunend vor der Erkenntnis: Es gibt überhaupt kein System von Angriff und Verteidigung, und das Kriegsgetöse war völlig unangebracht, denn das Immunsystem ist ein auf unglaublich komplexe Weise mit Mikroorganismen vernetztes Zellorgan des Dialogs. Es ist eine Netzwerkstruktur, und wir könnten es Vermittlungs- oder Kommunikationssystem nennen. Genau dieser Dialog zwischen Mensch und Umgebung ist in der industrialisierten Welt in zunehmendem Maße gefährdet und bei der Mehrzahl von Menschen gestört. Das beeinträchtigt die so mühsam erreichte scheinbar höhere Lebensqualität erheblich und macht uns zu Prinzen und Prinzessinnen in einem goldenen oder besser »plastikenen« Käfig einer schönen, neuen Welt.

Die gute Botschaft lautet: Darinnen brauchen wir nicht stecken zu bleiben. Denn nun, wo man weiß, dass Bakterien uns den Kontakt zur Außenwelt vermitteln, ihn ständig aufrechterhalten und dass Mangel oder Ungleichgewicht an Bakterien immunologische Störungen und Krankheiten mit sich bringen, liegt die Lösung auf der Hand: Sie liegt in einer bewussten Pflege des Mikrobioms, der Unterstützung der Bakterien für verbesserte Kommunikation auf der Zellebene: zwischen Einzelzellen des Menschen und Einzellern, zwischen Körperorganen und Mikrobiom.

In zahlreichen Studien konnte man zeigen, dass eine bewusste Bakterienunterstützung das Immunsystem stärkt (um Missverständnisse zu vermeiden, werde ich diesen Begriff trotz seiner Mängel weiter verwenden) und die frühzeitige Zusatzversorgung mit Mikroorganismen zu Beginn des Lebens, wenn ein Risiko zur Immunstörung besteht, dieses bedeutend senken kann. Viele Einzelheiten zur Entwicklung des Immunsystems beim Baby sind allerdings noch ungeklärt.

Das Immunsystem besteht aus verschiedensten Zellen mit unterschiedlichen Eigenschaften. Seine Ausbildung beginnt im Mutterleib und entwickelt sich voll nach der Geburt. Bisher dachte man, es gäbe ein »angeborenes« und ein »erworbenes« Immunsystem. Das angeborene erbe man von der Mutter, den Rest erwerbe man durch den Kontakt mit der Umwelt. Dieses Bild müssen wir neuerdings korrigieren. Das angeborene Immunsystem nannte man bisher auch das unspezifische, weil es generell und vielseitig tätig ist. Zu ihm zählen zum Beispiel die weißen Blutkörperchen namens »Fresszellen«, die Makrophagen, die Fremdstoffe schlucken und verdauen können. Man ging davon aus, dass sie nur ganz allgemein auf fremde Reize reagieren. Jetzt aber entdeckten Forscher, dass sich die Makrophagen auch spezifisch verhalten, das heißt, sie können Reize genau unterscheiden, flexibel darauf reagieren und sie im Einzelnen wiedererkennen. Das traute man bislang nur dem »spezifischen«, also »erworbenen« Teil des Immunsystems zu. Dieser besteht aus Lymphzellen, darunter die T-Zellen, benannt nach der Thymusdrüse, und den B-Zellen, die im Knochenmark entstehen und in denen Antikörper gebildet werden, die löslichen Immuneiweiße. Zum spezifischen Immunsystem gehören auch die »dendritischen Zellen«, von denen bereits die Rede war. Das unspezifische und das spezifische Immunsystem sind über direkte Kontakte und viele Signalbotenstoffe vernetzt, darunter sind Interleukine, das Komplementsystem und auch die Antikörper. Indem Immunzellen Reize aufnehmen und darauf reagieren und Signale an andere Zellen abgeben können, bringen sie diese zu mehr oder weniger allgemeiner oder spezieller Aktivität und können in diesem Zusammenspiel bestimmte Wirkungen hervorbringen, beispielsweise eine Entzündung.

All diese Zellen, so glaubte man bisher, »lernten« erst ab der Geburt, was zum Körper gehört und was nicht, damit sie nach einer Prägungsphase mit größerer Toleranz am Beginn des Lebens später alles, was »fremd« ist, den Körper also vermeintlich bedroht, rechtzeitig erkennen und beseitigen könnten.

Doch das beginnt nach neuer Forschung nicht erst mit der Geburt, sondern bereits davor. Das Kind beginnt schon im Mutterleib mit der Vorbereitung dafür, dass es bald in aktiver Kommunikation selbst der Welt gegenübertritt. Ab der Mitte einer Schwangerschaft, so fand man heraus, bildet der Fetus spezifische T- und B-Zellfunktionen aus, unterstützt vom mütterlichen Immunsystem. Die ersten Prägungen entwickeln sich gegenüber Nahrungsmitteln, sorgen für eine Toleranz der Nahrung gegenüber, so dass das Neugeborene sie essen kann, ohne dass das Immunsystem sie als Fremdstoff falsch versteht – gesunderweise jedenfalls. Im Speichel des Kindes finden sich bereits bei der Geburt Immuneiweiße der Sorte »A«. Diese werden ausgebildet, wenn die Darmschleimhaut mit Bakterien in Kontakt ist und dadurch B-Zellen informiert wurden. Ob diese nun B-Zellen der Mutter oder des Kindes sind – in jedem Fall sind Darmbakterien dabei beteiligt. Störungen dieser Prägung haben Störungen des Immunsystems zur Folge, darunter Nahrungsmittelunverträglichkeiten, Asthma, Heuschnupfen, Neurodermitis und dergleichen mehr.

Auf den Oberflächen von Immunzellen befinden sich Rezeptoren, die ein Signal in den Körper weitergeben, wenn sie mit Oberflächenstrukturen von Bakterien in Berührung gekommen sind. Aber nur, wenn sie in erstem Kontakt mit Bakterien diese Rezeptoren überhaupt ausgebildet haben, wird dieser Signalweg entwickelt. Lebenslang halten Immunzellen tatsächlich beständig Kontakt mit Bakterien, und zwar in der Darmschleimhaut, um ihre Tätigkeit dauerhaft gesund aufrechterhalten zu können. Auf dieses Signal hin kann alles Mögliche passieren, notwendig ist jedoch zunächst, dass es überhaupt vorhanden ist. Bildlich gesprochen, ist es wie das Einrichten einer Klingel an einer Tür. Sie muss eingebaut sein, damit sich später überhaupt jemand bemerkbar machen kann, wenn er ins Haus möchte.

Bakterien bilden das Immunsystem

Dies zeigt erneut die Bedeutung der Darmbakterien: Der bakterielle Strom des Lebens, von Mutter zu Kind von Generation zu Generation weitergegeben, bildet für den Rest des Lebens das Kommunikationssystem zwischen Körper und Bakterien aus. Auch diese beginnt vorgeburtlich, setzt sich nach der Geburt zunächst noch mit mütterlicher Hilfe fort und geht fließend in die Selbständigkeit über.

Dazu trägt auch die Muttermilch bei mit direkt und

indirekt auf die Bildung des kindlichen Immunsystems wirkenden Zellen und Substanzen. Sie gibt dafür nicht nur Bakterien (siehe oben), sondern mehrere Monate lang Immuneiweiße weiter. Unter weiteren Substanzen entdeckte man kürzlich große Mengen an Neurotrophinen. Neurotrophine, übersetzt »Nervennährstoffe«, sind Botenstoffe, die für eine Verknüpfung zwischen Nerven zuständig und unter anderem an der Ausbildung der Gedächtnisleistung im Gehirn beteiligt sind. Darüber hinaus spielen sie eine wesentliche Rolle zur Ausbildung des Thymus, der die T-Zellen hervorbringt, und sind auch an der Regulation des übrigen Immunsystems beteiligt.

Wird das Immunsystem zu Beginn des Lebens gar nicht erst richtig eingerichtet, weil das Potenzial zwar vorhanden ist, aber Vielfalt und Fülle der Bakterien fehlen, die die vorhandenen Strukturen beleben, in Aktivität versetzen und üben lassen, dann kann später im Leben dieses hochkomplexe Ineinanderwirken nicht gesund funktionieren.

Zum Beispiel wird das Verhältnis sogenannter T1-Zellen und T2-Zellen durch T-Regulator-Zellen harmonisiert, die für genau das richtige Maß an T-Zell-Aktivität sorgen, damit das gesunde Gleichgewicht des Körpers zwischen äußeren Einflüssen und dem Inneren aufrechterhalten bleibt. Das tun sie in Kontakt mit zahlreichen anderen Lymphzellen und deren Signalstoffen. Wenn aus irgendwelchen Gründen die Aktivität der T2-Zellen unverhältnismäßig groß wird, kommt es zu einer allergischen Reaktion. Interessanterweise werden die T-Regulator-Zellen durch Bakterien zu ihrer Tätigkeit »motiviert«. Wir brauchen also den Kontakt mit Bakterien für ein Immungleichgewicht. Fehlen gleich zu Beginn des Lebens

Bakterien oder gibt es Bakterien im Körper, die dies nicht in gleicher Weise vermögen, wird die Zellregulation nicht richtig ausgebildet. Dann ist das System dauerhaft anfällig und reagiert bereits auf geringe Veränderungen mit einem Alarm. Gibt man daher Kindern, bei denen Störungen des Immunsystems zu erwarten sind, weil ihre Eltern Asthma, Heuschnupfen oder Neurodermitis haben, frühzeitig nach der Geburt probiotische Bakterien, kann man nachweislich die Entwicklung vieler allergischer Erkrankungen verhindern.

Das Immunsystem wird im Laufe der ersten beiden Lebensjahre normalerweise so stabilisiert, dass Fremdes von Eigenem unterschieden und das Gleichgewicht des Organismus zwischen außen und innen aufrechterhalten werden kann. Je stabiler, aktiver und gründlicher dieses dynamische System mit allen Kommunikationswegen der Zellen untereinander ausgestattet wurde, desto elastischer reagiert es auf äußere Reize oder Veränderungen im Inneren und gleicht all diese beständig aus. Vom Darm her wird diese Eigenständigkeit für den ganzen Körper lebenslang bewahrt. Das Mikrobiom bildet somit die Steuerinstanz für die Empfänglichkeit und Reaktionsfähigkeit des Immunsystems.

Wie alles ist auch diese Entwicklung des Immunsystems beim Neugeborenen ein langsames Einrichten und Kennenlernen, ein Erfahrungensammeln und Dialoge-Üben auf der Ebene der Zellen: beispielsweise zwischen Bakterienzelle und Lymphzelle im Darm. Man hat dafür auf fast allen Zellen Strukturen ausfindig gemacht, die dem gegenseitigen Erkennen dienen. Es sind sogenannte Antigene, Zuckerketten auf der Zelloberfläche von Bakterien. Sie treffen auf Rezeptoren auf der Oberfläche von

Lymph- oder Epithelzellen, die man zum Teil »Antikörper« nennt. Auf einer B-Zelle sitzen beispielsweise als Antikörper Immuneiweißmoleküle, die – um eine Größenvorstellung zu haben – so groß sind wie ein 1,80 Meter großer Mensch auf der Fläche einer Stadt wie Freiburg im Breisgau,[18] wenn man sie zur Kugel böge.

Überall im Körper, ganz besonders aber in den Schleimhäuten finden unentwegt diese Begegnungen statt. Mal ist eine Bakterie willkommen und wird aufgenommen, mal wird sie gerade nicht benötigt, gilt daher als unerwünscht, und andere Zellen werden aufgefordert, sie zu vertilgen. Oder sie wird in eine Fresszelle aufgenommen und woandershin transportiert wie die Darmbakterien für die Versorgung des Fetus über das Blut und in der Muttermilch. Dies alles hat den Sinn, die Integrität einer Individualität in einer sich ständig ändernden Umwelt aufrechtzuerhalten. Dass wir in gleicher Weise in der Wüste oder auf dem Gletscher spazieren gehen, tief im Roten Meer tauchen oder aus der Höhe Fallschirmspringen können und in jedem dieser Lebensräume als Selbst bestehen bleiben, ist dieser Fähigkeit der Kommunikation in und auf der Zellebene zu verdanken.

Welche Zelle wann und warum auf eine Bakterie wie reagiert, ist im Einzelnen weder überprüfbar noch vorhersehbar. Genau diese Unterscheidungsfähigkeit wird jedoch zu Beginn des Lebens in direktem Kontakt zwischen Einzelzellen und Bakterienzellen festgelegt. Voraussetzung dafür aber ist eine möglichst große Vielfalt und Fülle und eine angemessene Mischung von Mikroorganismen im Darm. Neben Bakterien gehören, wie man neuerdings festgestellt hat, übrigens auch Viren, Bakteriophagen und sogar Parasiten dazu.

Im Jahre 2003 führte die Erkenntnis, dass nicht die Infektionen bei Kindern, sondern die damit verbundenen Mikrobenkontakte einen Schutz vor späteren Krankheiten darstellen, zur Aufstellung der »Old-Friend«-Hypothese. Sie besagt, dass Mikroorganismen sich im Laufe der Evolution zusammen mit Säugetieren entwickelt haben und einige von ihnen so innig mit uns Menschen zusammenleben, dass sie längst auf den Lebensraum Mensch spezialisiert sind. Mikroben und Menschen gehören als »alte Freunde« zusammen und gehen miteinander lebend durch die Zeit. Einer dieser sehr alten Freunde ist *Helicobacter pylori,* auf den wir noch zurückkommen werden.

Diese Gemeinschaft wird über die Generationen in der Menschheit weitergegeben, und dies ging so lange gut, bis der *Homo sapiens* durch die Entwicklung bakterientötender Maßnahmen dieses Zusammenleben aufkündigte – ohne zu ahnen, in welchem Umfang er damit in das Lebensgefüge eingriff. Denn dieses Miteinander hat im Laufe der Jahrhunderttausende Ausmaß und Umfang angenommen, die in Wirklichkeit unaufkündbar sind. Es ist Grundlage unseres Auf-der-Erde-Seins. Wir sind nicht »frei von«, nicht immun, sondern wir sind »gemeinsam mit« den Bakterien.

Erweitert wurde die »Old-Friend«-Hypothese im Jahre 2010 durch die neu entdeckte Vielfalt im Darm. Nicht nur spezielle Einzelmikroben sind »alte Freunde«, sondern die ständig anwesende Vielfalt an lauter verschiedenen Mikroorganismen, das Mikrobiom. Es steht im Mittelpunkt des Miteinanders, und wo dieses fehlt, spielt auch das Immunsystem verrückt. Das Ausrotten der Bakterienvielfalt in unserem Darm hat unser gesamtes In-der-Welt-Stehen durcheinandergebracht!

Das äußert sich in Krankheiten. Richtet sich die überschießende Reaktion des Immunsystems gegen körperfremde Substanzen, nennt man die Auswirkung »Allergie« und das auslösende Objekt »Allergen«. Man kann eine Allergie gegenüber nahezu allem haben. Richtet sie sich gegen Körperzellen, spricht man von einer »Autoimmunerkrankung«.

Es kann auch Erkrankungen geben, die eine Mischform zwischen Allergie und einer Autoimmunaktivität darstellen. So führt beispielsweise bei der Zöliakie eine übermäßige Reaktion gegen Klebereiweiße aus Getreiden zu einer Kreuzreaktion mit den Darmepithelzellen mit nachfolgender Entzündung des Gewebes. Reagiert das Immunsystem zu wenig, kommt es zu Defizitkrankheiten. Die bekanntesten sind die 1950 erstmals beschriebenen T-Zell-Mangelkrankheit SCID[19] und die 1981 erstmalig definierte Immunschwäche Aids[20].

Bislang waren die Therapien all dieser Erkrankungen unzulänglich, beschränkten sich auf eine Linderung der Symptome und bedeuteten für die Patienten oft lebenslanges Leiden. Während in der Vergangenheit wegen der Vermutung, immunologisch bedingte Krankheiten verstärkten sich im Rahmen von Entzündung, auch mit Antibiotika therapiert wurde, wird man in Zukunft durch eine Mikrobiombehandlung heilen können. Da man jetzt weiß, dass Darmbakterien der Schlüssel zum Immunsystem sind, öffnet sich für viele Kranke ein Weg mit neuer Hoffnung.

4. Bedrängnis im Bauch

Die neuen Seuchen

Eine quälende Volksseuche der Gegenwart ist die Nahrungsmittelunverträglichkeit mit all ihren Spielarten. Neben den oben erwähnten 25,5 Prozent der mit ärztlichen Serumtests erfassten Bevölkerung, die das Bundesgesundheitsministerium 2013 in Deutschland ermittelte, leiden Scharen von nicht erfassten Menschen am Essen. Blähungen und Durchfall, Hautausschläge und Übelkeit, Husten und tränende Augen … Es juckt und brennt und beißt, das Herz rast, der Hals schnürt sich zu … In schlimmen Fällen kann es zu lebensbedrohlichen Situationen kommen. Und oft hören die Leidenden, das sei die Psyche und habe mit dem Essen gar nichts zu tun.

Fructose-, Lactose- und Glutenunverträglichkeit und Intoleranzen gegenüber Früchten wie Erdbeeren oder Kiwi sowie Soja und Nüssen gehören zu den häufigsten Unverträglichkeiten bei uns, es kann im Prinzip jedoch auch alles andere sein. Hülsenfrüchte, Zwiebeln und Kohlsorten werden von vielen Menschen nicht gut vertragen, und selbst Kaffee, Gurkensalat und hartgekochte Eier gehören dazu. Das Leben der Betroffenen ist von ständigen Ängsten geprägt, versehentlich etwas »Verkehrtes« zu essen, und ist durch Probleme bei der Nahrungsmittelbeschaffung ständig eingeschränkt. Kein Essen zu Hause lässt sich einfach mal zubereiten, jede Einladung zum Essen wird zum kulinarischen Drahtseilakt. Gute Freunde sind so nett, für die Geburtstagstafel einen glutenfreien Kuchen extra zu backen, damit man nicht vor leerem Teller mitten in der Gesellschaft sitzt, in anderen Fällen zieht man verschämt seine glutenfreien Reiswaffeln aus der Tasche, die man zwecks Stillung des nagenden Magens sicherheitshalber ständig bei sich trägt. Zum Martyrium wird dann das feierliche Essen bei einem Geschäftsevent oder die Verpflegung, die eine geschlossene Reisegesellschaft erhält. Nicht jeder mag sich durch das »Outen« einer Unverträglichkeit den unweigerlichen Fragen ausgesetzt wissen. Zumal dem Thema stets auch etwas von einer seelischen Überempfindlichkeit anhaftet.

Bislang hatte die klassische Medizin ihre liebe Not mit der Behandlung solcher Erscheinungen. Patienten, die mit den verschiedensten Symptomen und Beschwerden immer wiederkommen, gelten in einer ärztlichen Praxis leicht als lästig. Dem Arzt fehlte bislang eine Vorfreude auf wirkliche Erfolgserlebnisse, die Patienten ihrerseits wechselten frustriert immer wieder ihre Behandler. Die einzig wirksame »Therapie« war das Weglassen der auslösenden Lebensmittel und vielleicht eine langwierige, teure und nicht immer erfolgversprechende Hyposensibilisierung. Darüber hinaus ließen sich allenfalls die jeweiligen Symptome behandeln: mit Medikamenten zum Abschwellen der Schleimhäute, zum Stoppen des Durchfalls, zum Lindern der Entzündungen, manchmal sogar mit Antibiotika. Das brachte den Betroffenen vielleicht gewisse Erleichterung, jedoch keine Lösung des zugrunde liegenden Problems. Zumal sich bei vielen, kaum dass eine auslösende Nahrung erfolgreich weggelassen wird, über kurz oder lang eine weitere Nahrung als unverträglich entpuppt, bis irgendwann nur noch ein Schmalspurspeiseplan übrig bleibt. Die klassische Karriere eines

Betroffenen setzt sich beim Heilpraktiker oder Ernährungsberater fort oder beim Schamanen und kostet in der Regel sehr viel Geld.

Bei einer Lactoseintoleranz fehlt es im Organismus an Aktivität des Enzyms Lactose, das den Milchzucker in Molkereiprodukten wie Milch, Quark und Sahne spaltet. Bakterielle Fermentation von Milchprodukten zu Käse, insbesondere lang gereiften und Hartkäse, spaltet den Milchzucker bereits im Reifungsprozess. 15 Prozent der Menschen in Deutschland sind lactoseintolerant. Fructosemalabsorption entsteht, wenn der Fruchtzucker im Darm nicht richtig verdaut und resorbiert werden kann. Davon ist laut Deutscher Gesellschaft für Ernährung jeder dritte Erwachsene in Deutschland betroffen. Bei der Glutenunverträglichkeit oder Zöliakie löst der Klebereiweißanteil Gluten aus Getreide eine unerwünschte Reaktion des Darmimmunsystems aus.

Schon immer hat man gewusst, dass der Kontakt des betreffenden Nahrungsmittels mit den Zellen des Körpers die Unverträglichkeitsreaktion auslöst. Man nahm jedoch dabei nicht wirklich ernst, in welchem Umfang das Lebendige in Gestalt der Bakterien eine Rolle spielt. Ausdrücke wie »Darmreinigung« oder »Darmsanierung«, wie sie in dem Metier üblich sind, sprechen nicht gerade von einer liebevollen Korrektur eines lebendigen innerlichen Miteinanders, sondern klingen eher nach Beseitigen des Inhalts wie bei der Befreiung einer Rohrverstopfung mittels Dampfstahlreiniger. Meistens war sie mit der Vorstellung verbunden, das Durcheinander im Darm einmal richtig aufzuräumen, sauberzumachen und bestenfalls dem »gereinigten« Darm Bakterien wiederzugeben, wie ein Bauer auf frisch beackertem Feld neues

Saatgut ausbringt. Klar war zwar: Es gibt ein Miteinander. Doch Genaueres wusste man nicht.

Dies reicht nun die Mikrobiomforschung nach. Und was die Wissenschaftler sicher nicht ahnten: Sie macht dadurch die bewährten Naturheilverfahren salonfähig. Diese hatten schon immer ein grundsätzlich anderes Verständnis von Mensch, Leben und Welt und sahen Gesundheit als ein Gleichgewicht innerhalb fließender Systeme. Dies umfasste, dass unsere Nahrung nicht nur stofflich zu verstehen ist, sondern als ein im Lebendigen stattfindender nährender dynamischer Prozess. Genau das wird nun durch die neue mikrobiologische Forschung bestätigt. Wenn wir so klug sind, die neuen Erkenntnisse mit den traditionellen Erfahrungsschätzen der Naturheilkunde zu verbinden, birgt diese Synthese Potenzial zu wirklicher Heilung für viele Kranke.

Es geht um den Dialog zwischen Nahrung und Körper, und der Schlüssel dazu liegt in der optimalen Versorgung unseres Mikrobioms. Wird bei egal welcher Art von Unverträglichkeit die Integrität des Darms wiederhergestellt und anschließend die Fehlprogrammierung des Immunsystems wieder in ein Gleichgewicht gebracht, kann auch eine bereits lange Zeit bestehende Unverträglichkeit aufgelöst und das betreffende Lebensmittel problemlos wieder genossen werden. Das ist nicht Theorie oder Zukunftsmusik, das ist bereits jetzt medizinische Erfahrung.

Was ist dafür zu tun? Erstens müssen wir verstehen, wie die Darmschleimhaut im Gesunden aufgebaut ist und wie die Speise mit Hilfe der Bakterien aufgenommen, verdaut und zur Blutnahrung wird. Dann gilt es anzuerkennen, dass wir mit der Art unserer Nahrung, ihrer Qualität und unserer Weise, sie zu essen, großen Einfluss auf unser Mikrobiom ausüben. Wir formen es ständig.

Nicht umsonst gehört bisher schon zu jeder Unverträglichkeitsbehandlung eine bewusste Ernährung und meistens eine Ernährungsänderung. Zukünftig zählt unverzichtbar ein bewusstes Mit-Ernähren unserer Bakterien dazu. Zusätzlich hilft es, zu verstehen, wodurch und wie eine Darmschleimhaut irritiert oder gar geschädigt werden kann und wie daraus eine Unverträglichkeit folgt. Da die Bakterien Teil der Immunstimulation sind, fehlt dann nur noch ein kleiner Schritt, um zur Gesundheit zurückzukehren. Dabei sind zwangsläufig individuelle Lebensumstände zu berücksichtigen wie ein wohldimensionierter Lebensstil, seelisches Gleichgewicht, Beziehungsfrieden und Lebenssinn. Da all dies ein gesundes Mikrobiom unterstützt, ein gesundes Mikrobiom seinerseits dabei hilft, kann ein geheiltes Mikrobiom die Lebensführung und eine gesunde Lebensführung die Mikrobiomgesundheit verbessern. Man kann also auf zwei Wegen gleichzeitig einer besseren Gesundheit entgegengehen, sobald man erst einmal die Richtung kennt.

Das Schleimhautmikroben-Duo

Wenden Sie sich doch gerade einmal Ihrer Darmschleimhaut zu. Wie das geht? Gar nicht – woran man ablesen kann, dass uns der Darm relativ unbewusst ist. Haut und Muskeln spüren wir leicht, die Schleimhäute von Nase und Augen auch, und mit der Zunge können wir die Innenhaut der Mundhöhle erkunden. Wir spüren noch den Bissen, der die Speiseröhre hinuntergleitet, vielleicht noch einen vollen Magen, doch danach beginnt das große Unbekannte. Indem wir unsere Speise verdauen, versinkt sie ins Unbewusste. Allein Beschwerden wie Krämpfe,

Druck oder Schmerzen machen uns auf die Verdauungsorgane aufmerksam. Das sind Signale, etwas zu ändern.

Mit dem Beginn des Lebens, wenn alle Oberflächen in uns mit Mikroorganismen besiedelt werden und Bakterien und Körper sich kennenlernen, erlangt das Mikrobiom durch Kontakte und Erfahrung in zunehmender Komplexität eine Stabilisierung. Dies setzt einen flexiblen und dynamischen Lebensraum voraus. Die beständige Kommunikation und Regulation aller Beteiligten miteinander wird erst möglich durch die Einbettung des Darmepithels in die Schleimhaut.

Eine Schleimhaut heißt so, wenn eine Hautzellenschicht von Schleim überzogen und feucht gehalten wird, was völlig anderen Mikroorganismen einen Lebensraum bietet als trockene Außenhaut. Diese ist dicker, weil sie anderen Anforderungen wie Temperaturschwankungen, Druck, Zug, Reibung und weiteren mechanischen Strapazen standhalten können muss, und besteht dazu aus einem mehrfach übereinandergeschichteten und zur Verhornung fähigen Plattenepithel. Sie ist nur an wenigen Stellen oder manchmal etwas feucht. Auch dort leben in unserem Hautmikrobiom Hunderte verschiedene Bakterien. Die Hautzellen der Schleimhäute hingegen bestehen nur aus einer Zellschicht. Wir Menschen sind in Bezug auf die Begegnung unserer Oberfläche mit der Außenwelt innerlich viel dünnhäutiger als äußerlich. Diese dünne Haut, Epithelzellschicht genannt, wird von Beginn des Lebens an mit Schleim überzogen, in dem die Bakterien leben. »Darmschleimhaut« meint dabei immer das gesamte Miteinander: die Epithelzellen, die dicht aneinanderliegen, untereinander durch Kittleisten verbunden, darüber die Schicht aus Bakterien und Schleim, der übergeht in den darüber vorbeiströmenden Speisebrei.

Der Schleim ist gesunderweise eine geschlossene Decke, in der die Bakterien sich nach den jeweiligen Umständen ansiedeln und als Biofilm dafür sorgen, dass der Stoffaustausch zwischen Darminnerem und der jenseits der Epithelzellen fließenden Lymphe, Blut und Nerven geordnet ablaufen kann. Ist dies nicht der Fall, ist eine Nahrungsunverträglichkeit unvermeidlich. Zur Blutseite setzen sich unter den Darmepithelzellen eine dünne Bindegewebs- und darunter eine feine Muskelschicht fort, darunter befinden sich Blutgefäße, Nervenfasern und -knötchen, Lymphgewebe und Lymphzellen. Vom Darminneren zum übrigen Körper besteht also ein in mehreren Lagen geschichtetes feinstrukturiertes dynamisches Gewebe. Nach »außen«, was das Darminnere darstellt, besteht dieses wie gesagt aus Schleim. Bisherige Lehrbücher schrieben ihm bereits eine mechanische Schutzfunktion zu, als Abschirmung von Säuren oder zum »besseren Gleiten« des Speisebreis, als ein biochemisches oder mechanisches Substrat. Durch die neue Mikrobenforschung entsteht jedoch eine ganz andere, viel lebendigere Bedeutung: Der Schleim wird als wesentlicher Aspekt für den Mikrobiomerhalt und als Existenzgrundlage für das gesunde Miteinander von Bakterien und Körperzellen entdeckt. Sein Fehlen ist für viele der mit einem geschwächten Mikrobiom zusammenhängenden Erkrankungen ursächlich.

Schleim besteht aus einer zähen durchsichtigen Masse mit einem strukturgebenden Molekül namens Muzin. Es hat seinen Namen vom lateinischen *mucus* für »Schleim« und ist namengebend für »Mucosa«, die Fachbezeichnung für Darmschleimhaut. Muzin ist eine Verknüpfung von Zucker und Eiweiß, ein sogenanntes Glycoprotein, und zwar dergestalt, dass eine lange Zuckerkette an dieses angeknüpft ist. Es kann sehr viele Wassermoleküle an sich binden, so wie ein Häufchen Zucker, das in einem feuchten Raum liegt, Wasser anzieht. Dies sorgt für die ständige Feuchtigkeit des Schleims. Produziert wird Muzin in besonderen Drüsenzellen innerhalb der Epithelzellschicht, den Becherzellen, die sich in fast allen Schleimhäuten der Verdauungsorgane befinden, und in zunehmender Dichte zum Darmausgang hin. Und was man nicht ahnte: An der Schleimbildung ist ein neuentdecktes Mikrobenduo maßgeblich beteiligt: *Akkermansia muciniphilia,* dessen Name übersetzt »Freundin des Muzins« heißt, und *Faecalibacterium prausnitzii.* Sie sind als Vertreter eines großen Teams zu verstehen, doch gerade ihr Zusammenwirken hat man aufgedeckt: *Akkermansia muciniphilia* wurde im Jahre 2004 von einer Forschergruppe an der niederländischen Universität Wageningen erstmals beschrieben. Man war bereits früher der Frage nachgegangen, ob sich die Bakterien wohl von Darmschleim ernährten. Immerhin enthielt er ja Kohlehydrate und Eiweiße, die zu kleinen mikrobenverdaulichen Bestandteilen zerlegt werden konnten. Auf Kulturplatten hatte man nachgewiesen, dass einzelne Bakterienstämme Muzin zerlegen konnten. Untersuchte man die Bakterien als Einzelstämme, konnte man ein geringes Ausmaß an Muzinabbau feststellen. Entnahm man jedoch eine mikrobielle Mischkultur aus dem Darm, wurde Muzin zu bis zu 90 Prozent abgebaut.

Voraussetzung einer Muzinverwertung war also ein bakterielles Miteinander. Einige der beteiligten Bakterien hatte man mit den herkömmlichen Methoden nicht kultivieren können, doch mit den neuen Sequenziermethoden entdeckte man sie, und als Star darunter entpuppte sich *Akkermansia.* Gerne zu Aggregaten in der zum Darminneren weisenden Oberschicht der Schleimhaut zusammengelagert, beschäftigt sie sich dort genüsslich mit dem Abbau von Muzin. Mit der alten Vorstellung des Schleims als mechanischer Schutzschicht auf der Oberfläche der Zellen klingt dies eher bedrohlich, und man könnte befürchten, die Bakterien reduzierten die Schleimmenge – doch genau das Gegenteil ist der Fall. Während sie Muzin verdaut, löst *Akkermansia* Signale aus, die in den Becherzellen der Schleimhaut Synthese und Abgabe von Muzin anregen. Sie sorgt dadurch für einen ständig üppigen Nachfluss von Muzin aus den Drüsen in die Schleimschicht und somit für eine dauerhafte dichte und lückenlose Deckung der Zelloberflächen mit Schleim. Ohne *Akkermansia* würde dieser ständige Nachstrom von Muzin aus den Becherzellen in das Darminnere fehlen. Doch damit nicht genug. Durch die Zersetzung des Muzins dank der Aktivität von *Akkermansia* werden kleinere Moleküle frei, Oligosaccharide und Propionsäure beispielsweise, und in seine Umgebung abgegeben. Dort wartet *Faecalibacterium prausnitzii* nur darauf, mit ihnen gefüttert zu werden. Natürlich, wie für Bakterien üblich, ganz uneigennützig, denn *Faecalibacterium* ist dasjenige Bakterium im Darm, das in bedeutender Menge Buttersäure abgibt. »Buttersäure« klingt nicht nur nahrhaft, sie ist es auch, sie ist nämlich der Hauptenergielieferant für unsere Darmepithelzellen. Diese, so weiß man bereits lange, werden nur in geringen Mengen von der Blutseite her ernährt. Sie erhalten ihre Energie zum ganz überwiegenden Teil, zu über 70 Prozent, aus den von Bakterien gebildeten kurzkettigen Fettsäuren im Darm. Allerdings nur bei einem funktionierenden Mikrobiom. Fehlt dieses, fehlt auch Buttersäure, und das gesunde Miteinander in der Nährstoffversorgung ist gestört – sowohl für die Mikroben wie auch für die Menschenzelle.

Das Miteinander von *Akkermansia* und *Faecalibacterium* hat man »muconutritiven Regelkreis« genannt und bereits ein mikrobiologisches Diagnoseverfahren dafür entwickelt, als Erstes im Jahre 2013 im Institut für Mikroökologie in Herborn. Aus der Analyse der Bakteriendichte der Bakterienpartner und ihrem Verhältnis untereinander lassen sich bei Darmbeschwerden der Zustand der Schleimhaut und das Risiko einer Darmerkrankung ablesen. Private Krankenkassen übernehmen schon die Kosten dafür.

Mikroorganismen sind also für die Aktivität der Muzinausscheidung und die Dicke unserer Schleimschicht im Darm existenziell notwendig. Sobald sie dort fehlen, bekommen wir ein gesundheitliches Problem. Neben Allergien und Nahrungsmittelunverträglichkeiten spielen die Muzin umsetzenden Bakterien, wie man inzwischen nachgewiesen hat, bei chronischen entzündlichen Darmerkrankungen, Übergewicht und bei Diabetes eine Rolle, und man hat bei Alzheimer-Kranken keine Faekalibakterien im Darm mehr gefunden.

Um einen geordneten Stoffwechsel, also den Wechsel des Nahrungs»stoffes« von der Darminnenseite durch das Gewebe zur Blutseite, zu gewähren, muss die Schleimhaut ständig frisch erhalten bleiben. In ihr findet die letzte Vorbereitung statt, bevor ein Stück Nahrung Eingang in eine der »Saumzellen« oder Enterozyten[21] der Epithelzellen und durch diese hindurch in den Blutraum des Körpers findet. Dies ist der Ort der Feinverdauung, wo bakterielle Enzyme für eine Vollendung der Verdauungsaktivitäten sorgen. Darüber hinaus dient die Schleimschicht als Lebensraum für den sesshaften Anteil unseres Darmmikrobioms, hemmt eine direkte unerwünschte Substanzaufnahme in die Enterozyten, verhindert den

ungeschützten Kontakt des Speisebreis mit deren Zelloberfläche und schützt obendrein durch die flächen-
deckende Besiedelung vor einer Überschwemmung mit
dort nicht hingehörigen Mikroben. All dies ist in unserem
Darm nicht mehr gewährleistet, sobald der mikrobenbe-
siedelte Schleim irgendwo auf der Haut fehlt. Und das ist
der Einstieg für viele darmverbundene Krankheiten.

Gutes Kauen pflegt den Darm

Wie können wir uns vor dem Verlust unseres lebensnotwendigen Schleims auf der Innenhaut schützen? Wir
brauchen ein intaktes Mikrobiom, gute Nahrung, tägliche
Bakterienversorgung und Nahrung für die Bakterien.
Und wir brauchen Esskultur – ganz einfach beispielsweise das gesunde Kauen!

Bereits mit gründlichem Kauen kann man die Versorgung der Bakterien fördern. Speichel, der im Mund aus
den Speicheldrüsen sezerniert wird, ist bei der Nahrungsaufnahme die erste Versorgung mit reichlichen Mengen
schleimfördernder Substanzen, auch für die Bakterien im
weiteren Verdauungstrakt. Mit gründlichem Kauen geben die Speicheldrüsen pro Tag etwa ein bis eineinhalb
Liter Speichel ab, und dieser enthält nebst verschiedenen
stärkespaltenden Enzymen unter anderem auch Muzin.
Wie gründlich die Nahrung natürlicherweise mit dem
Speichel vermengt werden sollte, kann man beobachten,
wenn man einem Säugling beim geruhsamen Nuckeln an
der mütterlichen Brust zuschaut. Eins zu eins werden dabei Speichel und Milch vermischt, weil das Kind sich die
Nahrung langsam geradezu erarbeiten muss und dies den
Speichelfluss anregt. Ganz anders ist dies übrigens beim

Trinken von Flaschenersatzmilch. Das Loch im Nuckel der Flasche ist meistens zu groß. Besser wäre es so dünn, dass das Baby daraus genauso wenig Flüssigkeit zieht wie aus einer Mutterbrust. Durch gründliche Saugbewegungen werden Speichelfluss und Muzinbildung angeregt, und das Schleimstoffe verdauende Bakterienteam wird vom Lebensstart ab reichlich zur Dichte und Aktivität angeleitet. Dass es beim Abstillen und bei der Umstellung auf Flaschenmilch häufig zu Durchfall beim Säugling kommt, ist auch auf eine zu geringe Speichel- und Muzinzufuhr bei zu großem und schnellem Zufluss aus der Flasche und einer daraus resultierenden Störung der Mikrobenaktivität im Darm zurückzuführen.

Auch die Mikrobiota in der Mundhöhle wird durch die Speichelmenge aktiviert. Fehlt die Vermengung der Nahrung mit ausreichendem Speichelfluss, vermehren sich dort möglicherweise den Zahnschmelz beschädigende Mikrobengesellschaften, wie man es von der »Fläschchenkaries«, englisch *nursing-bottle syndrome,* her kennt: Sie entsteht, wenn Kleinkinder nachts, während die Speichelabgabe vermindert ist, zuckerhaltige Tees oder Getränke verabreicht bekommen und der Speichelfluss zur angemessenen Verdauung der darin enthaltenen Kohlehydrate fehlt.

Sobald ein Mensch Zähne hat, sind diese natürlich auch zum Kauen gedacht. Vielleicht macht das in Zukunft wieder mehr Spaß, wenn man daran denkt, dass man dabei sein Mikrobiom gut versorgt. Schaut man Menschen unbemerkt beim Essen zu, im Restaurant, in der Kantine, auf der Straße oder im Zug, gewinnt man schier den Eindruck, es gebe dabei etwas zwangsläufig Notwendiges so schnell wie möglich hinter sich zu bringen. Vielleicht liegt es daran, dass dieses Essen oft aus ungesunden Rohstoffen oder so lieblos hergestellt wurde, dass es kaum noch als »Lebens«mittel zu betrachten ist und demzufolge auch nicht schmeckt. Jedenfalls kann man beobachten, dass die Bissen in einer Geschwindigkeit im Rachen verschwinden, dass zum Kauen gar keine Zeit bleiben kann. Man schluckt den Brocken, und mit dem Getränk in der anderen Hand wird noch nachgespült. Wer soll die Zerkleinerungsarbeit dieser Speisebrocken übernehmen? Der Magen ist ein mit weicher Schleimhaut ausgestalteter Muskel und hat innen Falten und Rinnen. Aber er enthält keine Zähne. Alles, was im Mund zu wenig gekaut und nicht eingespeichelt wurde, entzieht sich zunächst der eigentlich angemessenen Verdauung. Dies hat Folgen für den ganzen weiteren Verdauungsprozess, der ja nicht mehr mechanisch, sondern überwiegend enzymatisch abläuft.

Wenn die Nahrung den Mund Richtung Speiseröhre verlässt, sollte sie breiig sein und beim Verlassen des Magens cremig. Nur dann wird sie wirklich gut aufgeschlossen. Alles, was man in der Toilettenschüssel nach seinem Durchgang durch den Leib wiedererkennt, hat diese Konsistenz sicher nicht gehabt. Für kleine Saaten, Körner oder Keime, die sich schwer völlig zerkauen lassen, ist zur Erleichterung daher eine mechanische Verquetschung praktisch. In einem Mörser frisch zerdrückt oder bequem durch eine Kornquetsche gedreht, können auch Sesam, Leinsaat, Sonnenblumen- oder Kürbiskerne sowie Gewürze wie Kümmel, Nelken, Anis oder Koriander frisch vor dem Essen im Voraus aufgeschlossen werden. Für alte zahnschwache Menschen empfiehlt sich ein Pürieren.

Mit gutem Kauen pflegen wir also unseren Magen und Darm und damit alle dort lebenden Bakterien. Wir sorgen für die Aufrechterhaltung unserer Darmschleimschicht, die uns vor zu großer Durchlässigkeit des Darmepithelgewebes und vor Krankheiten aller Art bewahrt. Gründliches Kauen hält auch Entgiftungsprozesse im Fluss. Manche körperfremden Stoffe wie Alkohol oder Morphin werden speziell über den Speichel ausgeschieden und können dann über den Darm aus dem Körper geleitet werden. Interessanterweise hat man im Jahre 2010 im Speichel auch ein körpereigenes Endorphin, das Opiorphin, entdeckt, das schmerzstillende und antidepressive Wirkungen hat und das noch stärker wirkt als Morphin, ohne dessen Nebenwirkungen zu haben, zu denen eine Darmlähmung zählt. Vielleicht wird das lange und gründliche Kauen demnächst als Ergänzung oder Grundlage einer Psychotherapie bei Depressionen entdeckt. Dass es nach Darmoperationen hilft, hatten bereits vor einigen Jahren kalifornische Ärzte des Santa Barbara Cottage Hospital festgestellt. Sie hatten Patienten nach dem Eingriff angewiesen, dreimal täglich jeweils eine Stunde lang ein zuckerfreies Kaugummi zu kauen, und festgestellt, dass dies die Darmmuskeln bereits nach etwa 63 Stunden wieder in Bewegung setzte, während dies bei der nichtkauenden Kontrollgruppe erst nach über achtzig Stunden der Fall war. Ob dies auf die Schleimfütterung unseres Muzinliebhaber-Duos oder auf die Opiorphin-Ausscheidung zurückzuführen war, wissen wir nicht, weil beides erst danach wissenschaftlich entdeckt wurde. Es bekräftigt jedoch die Bedeutsamkeit des Kauens.

Diese wiederum wurde natürlich nicht erst vor kurzem erkannt. Bereits vor hundert Jahren machte der Kunsthändler und spätere Ernährungsmissionar Horace Fletcher (1849–1919) mit dem »Fletchern« auf das Kauen aufmerksam. Im Bücherregel meiner Großmutter stand sein damals weitverbreitetes Buch *Die Eßsucht und ihre Bekämpfung*, in dem empfohlen wurde, jeden Bissen mindestens dreiunddreißigmal zu kauen, bis er flüssig war. Horace Fletcher war mit sechzig Jahren so übergewichtig geworden, dass die Krankenkasse sich weigerte, ihn aufzunehmen. Dann begann er, alles gründlicher zu kauen, und nahm dabei erfolgreich ab. Allerdings schüttete er als Kind der damaligen Zeit selbiges gleich mit dem Bade aus und empfahl, auf nicht völlig durch Kauen verflüssigbare Speise, also auf ballaststoffreiche Lebensmittel, zu verzichten. An eine Mikrobenversorgung dachte er damals natürlich noch nicht. Manche Ratschläge von seinerzeit sind jedoch heute durchaus noch aktuell, etwa die folgenden:

- Man soll kleine Bissen nehmen und so lange kauen, bis sie breiig oder flüssig geworden sind,
- sich ganz auf das Kauen konzentrieren und dabei bewusst die Entwicklung des Geschmacks wahrnehmen (das Zählen der Kaubewegungen kann dabei helfen, die Konzentration auf das Kauen zu erhöhen).
- Dies gilt auch für Flüssigkeiten.
- Den breiigen Bissen soll man völlig bewusst hinunterschlucken,
- erst dann einen neuen Bissen zu sich nehmen und
- beim Kauen nicht den nächsten Bissen bereits auf der Gabel tragen, sondern sich dabei Genuss und Entspannung gönnen.

Ohne »Fletchern« genannt zu werden, war diese Art des Essens, und zwar in Schweigen, jahrhundertelang Teil der Klosterkultur. Als »Schmauen« oder »Kau-Jogging« wurde es im Jahre 1990 durch den Fernseh-Schauspieler Jürgen Schilling medienwirksam und bühnenreif aufbereitet. Jetzt kann man gründliches Kauen in Intensivseminaren erlernen und sich zum »Schmauen Schlank Coach«

ausbilden lassen. Es gibt Ausbildungsseminare für Hoch-
motivierte und eine Empfehlung der Stiftung Warentest
für Kauen als »genussvolle Schlankheitsformel«. Eine
»TV-Gesundheits-Game-Show« zum Kauen wird vorbereitet. Wie weit ist unsere Gesellschaft gekommen,
dass wir uns normales Essen von einem Schauspieler auf
der Bühne und auf dem Bildschirm beibringen lassen
müssen?

Ballaststoffe sind Bakterienfutter

Für das Einwirken von Enzymen und den Wirkstoffen
der Drüsensäfte in Mund, Magen und Darm ist es nicht
hilfreich, während des Essens zu trinken, mit Ausnahmen
von Lebensmitteln wie beispielsweise Milch, Presssäften
oder Wein. Es verdünnt die Speichelsäfte, verändert den
pH-Wert des Verdauungsprozesses und führt zu deren
geringerer Wirksamkeit. Schon dies alleine kann Verdau-
ungsmängel zur Folge haben.

Unsere Schleimhäute werden also durch Drüsenaktivi-
tät aufrechterhalten, aus denen Schleim abgegeben wird.
Das Ausmaß der Schleimproduktion wird durch einen
Teil des Mikrobioms angeregt, die in Teamarbeit gleichzeitig dafür sorgen, dass die Darmschleimhautzellen auch
mit der nötigen Energie dafür versorgt werden. Wer aber
versorgt diese Bakterien mit ihrer Energie? Woher erhält
unser Darmmikrobiom seine für das komplexe Ineinanderwirken, für Vermehrung und Verdauungsaktivitäten
und für die Aufrechterhaltung seiner in den ersten Lebensjahren erlangten Ordnung notwendige Versorgung?
Essen sie von unserem Essen mit? Sind sie Nahrungskon-
kurrenz?

Das Gegenteil ist der Fall. Was unsere Speisesäfte in Speichel, Magen und Dünndarm nicht verdauen, was sie also nicht als direkte Nahrung für die Enterozyten aufschließen können, wird von den Bakterien unseres Mikrobioms verwertet, und zwar zugunsten des Darms und somit des gesamten Organismus.

Von Natur aus versorgt Essen uns mit beidem zugleich: mit Eiweißen, Fette und Kohlehydraten, die man »leicht verdaulich« nennt, weil diese »Stoffe« auf dem nächstbesten Weg aus dem Darm ins Blut »wechseln«. Sie werden durch Speisesäfte direkt gespalten und in kleine Moleküle zerlegt, die im Dünndarm durch die Enterozyten hindurch ins Blut und direkt durch die Pfortader zur Leber und anderen inneren Organen fließen. Und dann gibt es den Rest. Er wird, weil er eben nicht leicht und gleich dort verdaulich ist, in den Dickdarm weitergetragen und hatte in den Zeiten materialistischer und rein auf Funktion reduzierter Lesart im menschlichen Körper angeblich keinen Nutzen und keinen Sinn. Man hat diese Nahrungsanteile wie eine Art Füllstoff angesehen, wie etwas, was man notgedrungen mitessen muss, wenn man seine leicht lösbaren Nährstoffe zu sich nehmen möchte, und hat es wie die Füllmenge zur Stabilisierung auf einem unbeladenen Frachtschiff »Ballaststoffe« genannt. Damit war ein Begriff gewählt, der eher Ausdruck menschlicher Begrenztheit ist, als dass er den wahren Sachverhalt bezeichnet. Man war vor hundert Jahren ernsthaft der Ansicht, alle nicht direkt kalorienhaltigen Nahrungsbestandteile seien als Verunreinigung anzusehen, weshalb man sie besser abtrennt und beispielsweise als Viehnahrung verfüttert. Man dachte tatsächlich, dass, was als Nahrung wächst, so naturgegeben nicht zum Menschen passt. So entstand die Vorstellung, wir würden allerlei Überflüssiges schlucken, weshalb man sich problemlos von Weißmehlprodukten, Fetten und Eiweißen ernähren könne. Inzwischen wissen wir: Was an Nahrung in den Dickdarm weiterwandert, wird dort von Bakterien zu Verbindungen weiterverdaut, die noch viel umfangreichere Aufgaben erfüllen als die von simpler Ernährung.

Allerdings dauerte es lediglich kurze Zeit, bis erste Ärzte zu Beginn des 20. Jahrhunderts die Zusammenhänge zwischen ballaststoffarmer Ernährung und dem Auftreten sogenannter »Zivilisationskrankheiten« erkannten. Blinddarmentzündungen, Darmdivertikulose, chronische Verstopfung und in deren Folge Krampfadern, Leistenbrüche und Hämorrhoiden wurden ebenso in Verbindung mit fehlenden Ballaststoffen in der Nahrung gebracht wie Diabetes, koronare Herzkrankheiten, Darmkrebs und Gallensteine. Dass dies mit Bakterien im Körper zusammenhängt, wusste man noch nicht.

Vielmehr klingt »ballaststoffreiche Nahrung« seither fast schon so wie »Spielverderber«. Das Wort hat uns bezüglich unseres Körperverständnisses sehr in die Irre geleitet. Wir hätten es gerne leicht im Leben, leicht zu kaufen, leicht zu essen, leicht verdaulich, schmecken soll es und natürlich auch gesund dabei sein. Wir würden lieber Ballast abwerfen, als uns noch zusätzlich mit irgendwelchen Stoffen belasten. Wie würde es klingen, hätten wir anstelle von »Ballaststoff« etwas wie »Tiefennahrung«, »Dickdarmnahrung« »Bakterienfutter« oder Ähnliches gesagt? Man hat es aus dem damaligen materialistischen Menschenbild heraus nicht besser gewusst.

Dass wir uns unter »ballaststoffreicher Ernährung« nun auch noch einen Löffel Weizenkleie in Joghurt oder Pudding vorstellen, ist der an sich sinnvollen Initiative des britischen Marinearztes Thomas Latimer Cleave

(1906–1983) zu verdanken. Er hatte im Krankenhaus gelernt, dass faserarme Nahrung zu mehr Blinddarmentzündungen führt. Als er später als Schiffsarzt sah, wie die Matrosen an Bord an Verstopfung litten, wies er im Jahre 1941 an, dass Säcke von Weizenkleie an Bord zur Verpflegung gehören und die Besatzung täglich davon zu verzehren habe. Der Erfolg gab ihm recht, die Weizenkleie als »Ballaststoff« wurde berühmt, aber man vergaß darüber, dass es an Land leichter ist, an »ballaststoffreiche« Nahrung zu gelangen – an frisches Gemüse, Obst, frisch gemahlenes Vollkornmehl, Nüsse, Beeren und Kräuter –, als an Bord eines Marineschiffes in Kriegsmission auf hoher See. Seither ist in jedem guten Reformhaus Weizenkleie als »Ballaststoff« erhältlich. Sie gibt, in Joghurt gerührt, einem Menschen, der an Verstopfung leidet, das zweifelhafte Erlebnis eines Geschmacks, der irgendwo in der Nähe des Sandsacks rangiert, welcher ihm einstmals den Namen gegeben hat – was nicht heißen soll, dass sie nicht hilft. Genussvoller geht es allerdings, wenn man sich von vornherein mit einer gesunden Mischkost aus Lebensmitteln ernährt, die natürlicherweise in sich ein ausgewogenes Maß sowohl an leicht als auch an erst bakteriell im Dickdarm verdaulichen Anteilen haben. Je näher an ihrer Entstehung in der Natur oder Kultur und je weniger eine Nahrung industriell weiterverarbeitet wurde, desto eher ist dies der Fall. Ernährt man sich mit einer weitgehend naturnahen ausgewogenen Mischkost, ist man mit Ballaststoffen automatisch versorgt. Wir dürfen uns, wenn wir gesund sein, bleiben oder wieder werden wollen, nicht nur mit leicht verdaulichen Dingen begnügen.

Unter »Ballaststoffen« fasst man eine Vielfalt verschiedener Verbindungen zusammen, die nach ihrer Herkunft, nach ihren biologischen oder chemischen Wirkungen, nach ihrer Zusammensetzung oder nach ihrer Wasserbindungsfähigkeit unterschieden werden. Sie stammen entweder von Pflanzenfasern, von Pflanzenschleimstoffen oder aus pflanzlichen Nährstoffspeichern, also Samen und Körnern. Es gibt keine natürlich gewachsene Pflanze, die nicht auch »Ballaststoffe« mit sich trägt. Die meisten »Ballaststoffe« sind Kohlehydrate. Auch Stärke ist ein Kohlehydrat, ein Polysaccharid, wird aber meist nicht zu den Ballaststoffen gezählt, weil sie durch Enzyme teilweise gespalten und im Dünndarm resorbiert wird. Als Ballaststoff gilt die nicht resorbierte, sogenannte »resistente Stärke«. Deren Menge in einem Lebensmittel hängt stark von dessen Verarbeitung in der Küche ab. So ist die Stärke in rohen Kartoffeln unverdaulich, in frisch gekochten Kartoffeln wird sie leicht verdaut, und beim Abkühlen, beispielsweise zum Kartoffelsalat, nimmt die Verdaulichkeit wieder ab, und etwa 12 Prozent der Kartoffelstärke gehen dann unverdaut in den Dickdarm weiter. Der Ballaststoffgehalt einer Mahlzeit kann also je nach Zubereitung schwanken. Die wichtigsten, weil häufigsten Ballaststoffe sind neben dieser resistenten Stärke Zellulose, Hemizellulose und Pektin. Zellulose kommt in Getreide, Obst und allen Gemüsen vor, Hemizellulose in Getreide, Kleie und Hülsenfrüchten und Pektin in den Schalen von Obst, besonders von Äpfeln und Quitten, sowie in verschiedenen Gemüsen. Alle drei binden viel Wasser, Hemizellulose auch Ionen, und Pektin kann mit Wasser, positiv geladenen Ionen und organischen Substanzen wie

Gallensäuren Gele ausbilden, was man sich bei Durchfallerkrankungen mit geriebenen Äpfeln als Therapie zunutze macht. Darüber hinaus hat Inulin eine Bedeutung, das beispielsweise in Wurzelknollen wie Topinambur und in Chicorée sowie in Artischocken enthalten ist. Lignin, dessen berühmtestes Vorkommen die Fäden bei grünen Bohnen sind, das auch in Obstkeimen, Getreide und anderen Gemüsen vorkommt, hat ebenfalls die positive Fähigkeit, Gallensäuren zu binden. Mit Pilzen und Krustentieren nimmt man auch Chitin als Ballaststoff zu sich, das der Zellulose ähnlich ist.

Von all diesen Ballaststoffen hat man schon lange positive Wirkungen auf die Darmlebendigkeit gekannt. So weiß man, dass die Dauer der Stuhlpassage, die sogenannte Transitzeit, direkt von Stuhlvolumen und Stuhlgewicht und dieses von der Ballaststoffmenge abhängig ist. Je mehr Ballaststoffe im Dickdarm ankommen, desto mehr Stuhl entsteht und desto kürzer ist dessen Verweildauer im Darm. Hat man also mit Verstopfung ein Problem, können mehr Ballaststoffe mit der Nahrung die Stuhlpassage beschleunigen.

In einer Studie erhöhten täglich 20 Gramm Ballaststoffe das Stuhlgewicht um je 127 Prozent bei Kleie, 69 Prozent bei Kohl, 59 Prozent bei Karotten, 40 Prozent bei Äpfeln und nur 20 Prozent bei Guar. Letzteres ist ein Ballaststoff und Verdickungsmittel aus der in Indien und den USA angebauten Guarbohne, dessen Kernmehl ähnlich dem des Johannisbrotbaums als verdauungsförderndes Mittel gehandelt wird. Vollkorngetreideprodukte sind für eine ballaststoffreiche Ernährung folglich am effektivsten.

Dass Ballaststoffe das Stuhlgewicht erhöhen, könnte den Verdacht aufbringen, dass es sich doch um Ballast im

Bauch handele, den man mit sich herumschleppen muss. Paradoxerweise bringt jedoch ein höheres Stuhlgewicht eine deutliche Druckentlastung mit sich. Je voluminöser der Darminhalt ist, desto größer ist sein Durchmesser im Darminneren, und dies vermindert rein physikalisch die bei gleichbleibender Muskelspannung bestehende Druckwirkung auf die Darminnenwand. Man hat dies mit Messungen bei Patienten mit Divertikulose bestätigt.

Bei einer Divertikulose, unter der ein Viertel der über fünfzigjährigen und die Hälfte der sechzig- bis achtzigjährigen Menschen in Deutschland leiden, bilden sich sackförmige Ausstülpungen an der Darmaußenwand. Entzünden sie sich, kommt es zu einer Divertikulitis mit Schmerzen und Unwohlsein. Ursächlich ist ein zu hoher Darmmuskeldruck, der entsteht, wenn der Darminhalt so hart, trocken und knotig ist, dass viel Muskelkraft aufgewendet werden muss, um ihn überhaupt vorwärts zu bewegen. Es bilden sich Muskelstränge, und zwischen ihnen hindurch quetscht sich das dünne Darmepithelgewebe dem Druck nachgebend heraus wie herausquellender Lehm zwischen den Fingern einer sich fest um einen Lehmklumpen schließenden Faust.[22] Würde man die Faust nur locker um den Lehmballen legen, drängte nichts davon heraus. Das lässt sich durch mehr Stuhlvolumen erreichen.

»Ballaststoffe« bringen also in mehrerlei Hinsicht Entlastung mit sich: weniger Druck auf die Darmwand im Bauch, weniger Verstopfung und weniger Druck beim Gang auf die Toilette. So lässt sich der Zusammenhang mit Leistenbrüchen, Krampfadern und Hämorrhoiden verstehen, für die jeweils hoher Druck im Bauch ursächlich ist.

So weit jedenfalls die frühere rein mechanistische Betrachtung. Man deutete die Zunahme des Stuhlgewichts durch die vermehrte Wasserbindungsfähigkeit, und selbst die Tatsache, dass ein Drittel des ausgeschiedenen Stuhls aus Bakterien besteht, hat den damaligen Forschern keinen Hinweis darauf gegeben, wie bedeutsam sie sind. Das hat sich geändert, seit man weiß: Ballaststoffe sind unser existenziell notwendiges Bakterienfutter im Darm. Wir dürfen unseren Darm und unsere Nahrung gedanklich verlebendigen. Ohne sie kann das Mikrobiom nicht seine im Körper vorgesehenen Aufgaben erfüllen. Und nach der Menge verschiedener Ballaststoffanteile in der Kost bestimmt sich die Zusammensetzung unserer Darmbakterien.

In der bereits in Kapitel 3 erwähnten, den Einfluss unterschiedlicher Nahrung auf die Mikrobiota im Darm untersuchenden Studie an Kindern in Italien und Burkina Faso wurde festgestellt, dass zwar von allen vier größten Darmbakterienabteilungen jeweils Vertreter vorhanden waren, dass dabei jedoch *Actinobacteria* und *Bacteroidetes* in den afrikanischen und *Firmicutes* und *Proteobacteria* in den europäischen Kinderdärmen erheblich überwogen. Die Forscher führten dies auf den höheren Ballaststoffanteil afrikanischer Nahrung zurück. Dieser ermöglichte zugleich, aus Ernährung mit geringerem Kaloriengehalt als in Europa dank der Bakterien eine ausreichende Lebensenergie zu gewinnen. Im Klartext: mehr Energie aus weniger Essen. Bei einer gesunden Bakterienfülle und -zusammensetzung lässt sich aus Ballaststoffen kalorische Energie für den Körper ziehen, während sie zugleich vor dem Auftreten kraftraubender allergischer Erkrankungen schützt.

Dieses Ergebnis birgt Potenzial für spannende Gedanken: dass nämlich der Hunger in der Welt und der Nahrungsmittelbedarf nicht an Kalorien allein zu berechnen ist, sondern dass auch die Verdauungsbakterien in die Überlegungen einzubeziehen sind. Nicht nur die Menge dessen, was wir essen, bestimmt unsere Energieversorgung, sondern vielmehr, auf welche Weise unser Mikrobiom die Verwertung dieser Menge zu vollbringen imstande ist. So gesehen ist es fraglich, welchen »Fortschritt« westlich zivilisierte Kultur den urtümlicher lebenden Menschen sogenannter »unterentwickelter« Länder zu bringen sich anmaßt. Von ihnen können wir lernen, wie unser Mikrobiom wieder zu seiner Gesundheit in Vielfalt und Fülle entwickelbar ist. Die Ernährung, so zeigen uns solche Studien, ist dabei wichtiger als ethische, sanitäre, hygienische, geographische und klimatische Gegebenheiten.

Bakterielle Enzyme bauen die Ballaststoffe im Darm zu kurzkettigen Fettsäuren ab, hauptsächlich zu Essig-, Propion- und Buttersäure, und zwar im Verhältnis der ankommenden »Ballaststoffe« und abhängig von der Bakterienmischung. Man spricht von bakterieller Fermentation. In ihrer Folge sinkt der pH-Wert ins leicht Saure, was wiederum die Mikrobenzusammensetzung beeinflusst, wovon die bakterielle Enzymaktivität abhängt. Kurzkettige Fettsäuren wirken im Stoffwechsel des menschlichen Organismus so universell, dass man noch längst nicht alle Wirkungen erfasst hat. Neuerdings entdeckte man, dass sie an der Regulation von Genen beteiligt sind und dadurch Zelleigenschaften in Entzündung oder Stoffwechselstörungen mitprägen, auch in Blutzellen. Sie regen auch die Nervenbildung an, wie man in Tierversuchen beobachtet hat.

Buttersäure, von der wir bereits im Zusammenhang mit Faekalibakterien gehört hatten, ist die Hauptenergiequelle für unsere Darmepithelzellen. Fehlt sie ihnen, machen sie bildlich gesehen schlapp. Die Durchblutung der Darmschleimhaut nimmt ab und mit ihr Aktivität und Peristaltik[23]. Die Darmschleimhautgesundheit leidet. Die Darmzellen selbst nehmen weniger Ionen und Wasser in den Körper auf, was eine Rolle bei chronischem Durchfall spielt. Sie erneuern sich seltener, was zu Störungen in der Epithelstabilität und zu chronischen Darmerkrankungen führen kann. Ihre Vermehrung kann entgleisen, was unter Umständen unkontrolliertes Wachstum und Krebs hervorruft. Werden die Becherzellen nicht ausreichend mit Buttersäure versorgt, sezernieren sie weniger Schleim. Durch Schleimmangel treten Lücken im Gewebe auf, die zum Durchtreten von Stoffen aus dem Darminneren in Bereiche führen, wo sie gesunderweise nicht hingehören und worauf das Immunsystem reagiert, was sich als Unverträglichkeiten äußert. Diese wiederum werden durch kurzkettige Fettsäuren gemildert, da sie auch immunregulierende Eigenschaften haben.

Durch die Ansäuerung dank der Fettsäuren können obendrein Ammoniumionen im Darminneren gebunden und mit dem Stuhl ausgeschieden werden. Das ist bei Menschen mit einer schwachen Niere wichtig. Ein hoher Ballaststoffanteil in der Nahrung bedeutet, dass sich Bakterien im Darm vermehren und für diese Vermehrung Eiweiße benötigen. Den Stickstoff dafür entnehmen sie dem Ammoniak, das im Dickdarm aus bakteriell zersetztem Harnstoff entstanden ist. Da mit einer größeren Stuhlmenge mehr Bakterien ausgeschieden werden, wird mit ihnen mehr Stickstoff aus dem Körper hinaustransportiert. Auf diesem Wege können durch »Ballaststoffe« und Bakterien bei fortgeschrittenen Leberschäden und Nierenüberlastung Stickstoffe, die nicht mehr über die Niere mit dem Harn aus dem Körper gelangen, als Entlastung bewusst über den Darm ausgeleitet werden.

Die Wirkungen der kurzkettigen Fettsäuren sind nicht auf den Darm beschränkt. Insbesondere Essig- und Propionsäure werden in die Leber aufgenommen und gelangen von dort in den ganzen Körper. Interessanterweise hat man in Blutplasma gemäß der Ernährung dieselben Verhältnisse der Konzentration von kurzkettigen Fettsäuren gefunden wie im Darm. Sie haben Wirkungen auf Herz, Gefäße und Kreislauf, auf die Insulinempfänglichkeit von Zellen und auf das Körpergewicht. In Laboruntersuchungen konnte man auch nervenschützende Effekte und Beeinflussung von Stammzellen zeigen.

Wir können ihre Bedeutung nicht hoch genug einschätzen.

Fest steht, dass für eine Verträglichkeit der Nahrung ein Ballaststoffanteil und die Integrität der Darmschleimhäute notwendig sind. Verbindende Brücke zwischen beiden Elementen ist die Bakterienbesiedelung, unser Mikrobiom. Besteht die Darmschleimhaut aus einer gut ernährten Epithelschicht, die dicht von bakterienbelebtem Schleim belegt ist, ist der ausnahmsweise Verzehr ungesunder Nahrung nicht weiter schlimm. Ist die Integrität in der Darmschleimhaut gestört, man isst jedoch bakterien- und »ballaststoff«reiche, chemiefreie und gründlich gekaute oder vorverdaute, weil fermentierte Nahrung, wirkt sich die Störung nicht so gravierend aus.

Leidet man an einer Unverträglichkeit, gibt es zwei Wege zur Genesung gleichzeitig, die man gehen kann: Über bakterienfreundliche Nahrung und über eine bakterielle Schleimhautwiederherstellung (siehe Kapitel 10). Ohne die Berücksichtigung des Mikrobioms geht es dabei allerdings nicht.

Leaky gut – der löchrige Darm

Hält man ein frisch gewebtes Frotteehandtuch gegen das Licht, so sieht man: Frottee. Wiederholt man dies nach seiner Benutzung zehn Jahre später, scheint überall durchs Gewebe das Licht hindurch. Gießt man Wasser auf ein neues Frotteetuch, bleibt es darauf stehen und wird langsam aufgesogen. Bei einem alten jedoch fließt das Wasser einfach hindurch. So ähnlich kann man sich eine Schädigung der Darmepithelschicht vorstellen. Auch bei ihr wird die Durchlässigkeit zu groß. *Leaky gut*[24] hat sich als Begriff dafür eingebürgert. Fachsprachlich heißt es »Verlust der Mucosabarriere«, »erhöhte Permeabilität« oder »Folge erosiver Damläsionen«. Diesem ist immer eine Schädigung der die Epithelzellen bedeckenden Schleimschicht vorausgegangen, die, wie wir gesehen haben, von der Qualität des Mikrobioms abhängt.

Die Epithelzellen im Darm liegen direkt aneinander, mit einem feinen flüssigen Film zwischen sich. Damit sie ein Gewebe bilden können, sind sie untereinander mit Kittleisten verbunden, das sind Eiweiße, die sie in gewissen Abständen im Zwischenzellraum ineinander verzahnen. Würde man zwei Zellen von der Seite sehen, könnte man vier verschiedene Kittleisten auf unterschiedlichen Höhen erkennen. Oben die »engen Verbindungen« *(tight junctions),* darunter zwei (Fachbegriff: Desmosomen), die dem mechanischen Zusammenhalt dienen, und eine unten an der Basis (Fachbegriff: Nexus), über die die Epithelzellen untereinander kommunizieren. Gleichzeitig halten die Kittleisten für die Epithelzelle als Grenze in ihrer Wand zwischen der Ober- und der Unterseite eine Polarität aufrecht. Nur dadurch kann ein gerichteter Stofftransport aus dem Darm ins Blut durch die Zelle stattfinden.

Am wichtigsten für die Regulation der Epitheldurchlässigkeit sind die oberen Kittleisten. Sie dichten den Zellzwischenraum dann vollständig ab, wenn die von beiden Seiten aus den Zellen ragenden Eiweiße eng ineinander verschränkt sind. Es ist, wie wenn man Finger zweier offener Hände ineinander verschränkt. In diesem Zustand lassen sie weder Flüssigkeit noch Moleküle hindurch. Geschlossene Kittleisten, bedeckt von geschlossener Schleimschicht, bedeuten eine dichte Abgrenzung des Körperinneren von dem Inhalt des Darms. Um sich wechselnden Bedingungen anpassen zu können, können die Darmepithelzellen jedoch die Durchlässigkeit der Kittleisten variieren. Insbesondere, um einen großen Flüssigkeitsdurchfluss zu ermöglichen, wie er gebraucht wird, wenn giftige Stoffe oder Fremdorganismen den Darm erreicht haben und schleunigst wieder hinausgespült werden müssen, wird ihre Verzahnung gelockert, und binnen kürzester Zeit treten große Mengen Gewebewasser hinaus. Dies erscheint dann als Durchfall. Anschließend wird der Durchstrom durch Schließen der Kittleisten wieder zurückreguliert. Die »engen Verbindungen« müssen also zu großer Dynamik fähig sein und auf bestimmte Signale hin ihre »Türen« öffnen und schließen können. Ebendiese Signale werden von Körperzellen und von den Bakterien im Darm abgegeben. Der Zustand des Mikrobioms bestimmt dabei die Epitheldurchlässigkeit mit.

Bei Bedarf treten durchaus auch Zellen oder Zellteile hindurch. Dendritische Zellen haben die Möglichkeit, ihre »Ärmchen« so dicht durch die Kittleisten-Eiweiße zu schieben, dass ihnen dabei von der Darminnenseite nichts Unerwünschtes entgegenfließen kann. Bei Bedarf öffnen die Zellen ihre Tore auch für Elektrolyte oder lassen sogar Bakterien ins Innere hindurch.

Gesund ist also ein geschlossener Kittleistenverband, der bei Bedarf durch eine signalvermittelte Dynamik seine »Türen« öffnen und schließen lässt und dabei die untersten Kittleisten, die der Zellkommunikation dienen, nicht stört. Die Kommunikation dazu erfordert, dass die darüber liegende bakteriendurchwachsene Schleimschicht intakt ist.

Eine gesunderweise höhere Durchlässigkeit findet man während der Schwangerschaft. Auch bei Tieren, die Winterschlaf halten, fand man in dieser Zeit eine höhere Epitheldurchlässigkeit. Sie hat den Sinn, während der Zeit des Fastens ohne Nahrungsaufnahme die nützlichen Stoffwechselprodukte der Bakterien aus dem Darm in den Körper zu leiten. Ungesund ist hingegen, wenn die Kittleisten ohne Sinn zu durchlässig werden. Und das ist bei Unverträglichkeiten, Reizdarm und chronisch entzündlichen Darmkrankheiten immer der Fall.

Auslöser dafür ist jeweils zunächst eine Störung und Schwächung des Darmmikrobioms. Sei es, dass die Bakterien mangels Ballaststoffen in der Nahrung unterernährt sind, sei es, dass Gifte in den Körper gelangten wie Pestizide, künstliche Aroma-, Farb- oder Konservierungsstoffe, Rückstände aus Plastikverpackungen, Schwermetalle, antibiotische Partikel, mikrobielle Toxine aus Fäulnisbakterien oder Schimmelpilzen oder chemisch-synthetische Medikamente. Sie alle und auch physikalische Einflüsse wie Bestrahlungen verringern Menge und Dichte des Schleims und bewirken damit eine Anfälligkeit.

Wie wir gesehen haben, ist der stete gesunde Nachschub an Schleim von einem Miteinander bestimmter Mikroben mit den Becherzellen des Darmepithels abhängig. Dadurch hat jede Störung des Miteinanders eine Schwächung der Schleimbildung zur Folge. Zugleich wird der

Lebensraum der im Schleim lebenden Bakterien verkleinert, so dass die Epithelzellen mit weniger Buttersäure versorgt werden, folglich weniger Energie erhalten und in geringerem Maße Eiweiße für die Kittleistenbildung zur Verfügung stellen. Der Verschluss zwischen den Zellen wird also ebenfalls anfälliger. Ist das Mikrobiom erst einmal gestört und die Schleimschicht geschwächt, werden Faktoren wirksam, die sonst für die Gesundheit belanglos wären, und es setzt sich eine Kaskade in Gang, an deren Ende Krankheiten und viele weitere Probleme stehen. Die unter dem Schleim liegenden Bürstensäume auf der Epithelzelloberfläche sind nämlich auf einmal ungeschützt dem direkten Kontakt mit einem Speisebrei ausgesetzt, dem die bakterielle Feinverdauung fehlt. Ihre Oberfläche ist dafür jedoch nicht vorgesehen. Je nach Ernährung kommen alle möglichen Dinge dort an, denen die Anpassung an die Körperzellen durch die Mikroben in der Schleimschicht fehlt. Die Zelle reagiert gereizt, ihre Stoffwechselaktivität ändert sich, das Immunsystem ist alarmiert, und die Kittleisten können sich lockern. Der eigentlich dichte Zusammenschluss zwischen den Zellen öffnet sich, Speisemoleküle, Fremdstoffe oder Bakterien treten hindurch und aktivieren die Immunzellen unter dem Epithel. Es kommt zur Ausschüttung von Signalmolekülen, Enzymen und Antikörpern, die den Körper vor dem Eindringen unverarbeiteter Substanzen schützen und die Integrität wiederherstellen sollen. Blutzellen werden angelockt, und somit ist eine Entzündung in Gang gekommen. Diese wiederum setzt weitere Botenstoffe frei. Der Körper tut alles, um die gesunde Situation wiederherzustellen. Doch ohne die Bakterien und die ihnen Lebensraum bietende Schleimschicht gelingt dies nicht.

Wird das notwendige Mikrobiom nicht regeneriert, bedeutet von da ab jedes Essen ein mit unterschiedlich großen Beschwerden verbundenes Leid. Erst wenn unter vorübergehendem Weglassen derjenigen Nahrungsmittel, die das Immunsystem als Eindringlinge bewertet und als fremd gedeutet hat, und unter Vollversorgung mit allem, wessen eine Zellernährung bedarf einschließlich einer Bakterienmischung und Ballaststoffen, behutsam die Schleimhaut-Mikrobiom-Gesundheit wiederhergestellt wurde, kann ein betroffener Mensch auf eine echte Heilung hoffen. Es ist nachgewiesen, dass einzelne Bakterienarten imstande sind, bei Kontakt mit Darmzellen diese zur verstärkten Ausbildung der Proteine zu bewegen, die am Aufbau der *tight junctions* beteiligt sind und die dadurch gezielt helfen, die zu durchlässigen Kittleisten wieder zu schließen.

Weizen, ein unschuldiges Getreide

Wie tragisch für die Ernährung eine einmal verschwundene Schleimhautschicht ist, lässt sich am Beispiel der Weizenunverträglichkeit erklären. Man kann sich ja zu Recht fragen, warum ein Lebensmittel, das nachweislich seit über 5000 Jahren eine, wenn nicht sogar *die* Grundlage der Ernährung ist und die für die Bakterien so bedeutenden Ballaststoffe bietet, auf einmal von so zahlreichen Menschen nicht mehr vertragen wird.

Ein Eiweißmolekül, das die Kittleisten öffnet, ist das »Zonulin«[25]. Bei intakter Schleimhaut wird es in gesunder Weise durch das Mikrobiom reguliert. Wie viel Zonulin es gibt und wie viel auf die Kittleisten wirkt, ist durch einen den Umständen angemessenen Bedarf bestimmt. Seit kurzem kann man den Zonulinspiegel im Blutserum bestimmen lassen. Nachdem man festgestellt hatte, dass die Zonulinmenge bei entzündlichen Darmerkrankungen, Autoimmunkrankheiten und auch Nervenkrankheiten wie Schizophrenie, multipler Sklerose und Nervenentzündungen erhöht ist, suchte man nach der Ursache für eine Anregung der Zonulinausschüttung aus den Darmzellen. Und fand zweierlei: Bakterien und Gliadin. Und vielleicht der Einfachheit halber hat man die Bakterien erst mal beiseitegelassen, das Gliadin als Hauptverursacher erklärt und zum Schuldigen für die Entstehung eines *leaky gut* erhoben.

Gliadin kommt in Getreide vor. So gehören zum Gluten Gliadine und Glutenine. Glutenine werden überwiegend bereits beim Erhitzen, also Backen, zersetzt. Gliadine sind für die Klebereigenschaften in Brot- und Kuchenteig verantwortlich, sorgen also dafür, dass es kaum krümelt. Alte Getreide, zum Beispiel reiner Dinkel, haben nur wenig Gliadinanteil, was man daran erkennen kann, dass Dinkelbrot beim Schneiden krümelt. Moderne Weizensorten hingegen wurden auf einen hohen Gliadinanteil hingezüchtet. Wie alle Eiweiße sind sie aus Aminosäureketten zusammengefügt, die sich aneinandergehängt zu bestimmten räumlichen Strukturen anordnen. Diese räumliche Ordnung passt auf bestimmte Rezeptoren an Zellen. Die Charakteristika des Glutens sind von der Anbauart des Getreides abhängig.

Nahrungseiweiße werden im Magen durch das in der Magenschleimhaut gebildete Pepsin in kleine Ketten zersetzt und im Dünndarm durch Bauchspeicheldrüsensäfte weiter gespalten. Bislang hielt man dies für die einzige Eiweißverdauung. Jetzt weiß man jedoch, dass die Bakterien daran beteiligt sind, indem sie die endgültige Verdauung in einzelne Aminosäuren bewirken, die schließlich in die Enterozyten aufgenommen werden. Die enzymatische Verdauung der Eiweiße findet durch das Mikrobiom im Dünndarm statt, und gesunderweise wird dieses Miteinander in der Darmschleimhaut reguliert. Doch nicht nur das. Um wirken zu können, bedarf das Pepsin der Magensäure. Die Magensäureproduktion ist nun unter anderem von der Bakterienbesiedelung im Dünndarm abhängig, und bei gestörtem Mikrobiom kommt es häufig zu einer Untersäuerung im Magen. In einem zu wenig sauren Magen werden aber Eiweiße unvollständig gespalten, weil die eiweißspaltenden Enzyme nicht ausreichend einwirken können. Auch die an der Verdauung offensichtlich beteiligte Magenmikrobiota spielt eine Rolle. Gelangen unverdaute Eiweißbestandteile in den Dünndarm, führen sie zu einer Vermehrung von eiweißverdauenden Bakterien, die dort nicht in der Menge hingehören, darunter die Clostridien. Durch sie können die Eiweißreste in andere Verbindungen gespalten werden als normalerweise, oder Eiweißstücke, die im Gesunden in kleinen Mengen vorkommen und wichtige Aufgaben in Regelkreisläufen erfüllen, treten auf einmal im Übermaß auf. Darunter eben auch das Zonulin.

Es gibt jetzt allen Ernstes bereits Ärzte, die ausdrücklich davor warnen, Getreideprodukte zu sich zu nehmen, weil angeblich »glutenhaltige Getreide langfristig den Darm löchrig machen«[26], und Bücher wie *Weizenwampe – warum Weizen dick und krank macht. Dumm wie Brot* bläst ins gleiche Horn. Es wird suggeriert, Zivilisationskrankheiten ließen sich durch Verzicht auf Weizen heilen. Dem ist nicht so. Weizen sei ein Killerkorn, das schleichend unser Gehirn zerstöre, heißt es. Wäre dies wahr, hätten unsere Vorfahren sich wahrscheinlich nicht

5000 Jahre lang um seine Kultivierung bemüht und uns sicherlich gar nicht mehr hervorgebracht. Das ist kurzsichtig und Popularität heischende Propaganda.

Was unseren Darm »löchrig macht«, sind Störungen im Mikrobiom. Was nicht heißt, dass man nicht in besonderem Maße auf die Qualität des Getreides, das man verzehrt, achten sollte. Es kommt nicht so sehr darauf an, *ob*, sondern *welche* Getreideeiweiße man zu sich nimmt. Wir können nie gesünder sein als der Boden, in dem unsere Nahrung gewachsen ist. Nicht der Weizen an sich ist »schuld« an unserer Misere, sondern der ganze gestörte Kreislauf von Bodenbearbeitung und Pflanzenanbau bis zur industriellen Verarbeitung getreidehaltiger Produkte. Wenn wir billiges Essen aus chemisch bewirtschafteten Böden kaufen, kann das Getreide nichts dafür. Sowohl Gliadine als auch Glutenine sind geknäuelte Proteine, die sich unter unterschiedlichen äußeren Bedingungen zu verschiedenen räumlichen Anordnungen entfalten. Wir wissen, dass die Ordnungsstruktur von Proteinen Teil ihrer Wirksamkeit ist. Gliadine können aus fünfzig verschiedenen Untereinheiten zusammengesetzt sein, und wie dies geschieht, entscheidet sich während des Wachstums des Korns. Eine bestimmte Art des Aufwachsens des Getreides bringt bestimmte Gliadinstrukturen mit sich. Auch aus der Tatsache, dass Menschen, die eine Unverträglichkeit gegenüber konventionellen Weizenprodukten haben, Backprodukte aus biologisch angebautem Weizen vertragen, lässt sich ablesen, dass es Unterschiede gibt. Es können durchaus die Strukturunterschiede des Gliadins in Kontakt mit veränderter Bakterienbesiedelung sein, die beim Verzehr von Weizen einen Anstieg der Zonulinanregung im Darm zur Folge haben. Selbst die Geschwindigkeit, mit der Korn in der Mühle gemahlen wird, hat einen Einfluss auf die späteren Backeigenschaften und die Brotqualität. Jedenfalls ist dies alles genauer und mit neuen Fragestellungen wissenschaftlich zu überprüfen, bevor man grundsätzlich empfiehlt, auf den Verzehr jeglicher Getreide in der Ernährung zu verzichten.

Die gesündere Lösung des Problems ist in jedem Fall eine Korrektur des Mikrobioms. Die Erfahrung der mikrobiologischen Medizin zeigt, dass der Einsatz von Bakterien die Kittleisten wieder schließen, die Schleimhaut wieder rekonstruieren und der Betroffene nach einer Löschung der Fehlprogrammierung des Immunsystems auch wieder sämtliche Nahrung essen und gut vertragen kann.

Ist das fein abgestimmte Miteinander von Mikrobiom, Epithel-, Immun- und Blutzellen durch die Kittleistenstörung erst einmal grundlegend gestört und treten Stoffe aus der Nahrung und Verdauungssäfte ungehindert aus den Darminneren durch das Gewebe in den Blutraum und die Lymphe über, erstrecken sich die gesundheitlichen Probleme rasch auf potenziell alle anderen Organe. Größere Moleküle aus dem Speisebrei, aus eigenen Zellresten, dazu Gifte, Umweltfremdstoffe, Schwermetalle sowie Parasiten gelangen in den Körper und lösen eine Immunreaktion aus. Die damit einhergehende Entzündung führt zu Schwellungen, zur Ausschüttung von Schmerzreizen und zu einer Steigerung der Durchblutung, um mehr Blutzellen an den Ort des Geschehens zu bringen. Damit geht eine weitere Steigerung der Gewebedurchlässigkeit einher, die, sobald die Einflüsse von »außen« größer sind, als das Immunsystem abfangen kann, vermehrt Gifte ins Blut übertreten lässt. Dann hat die Leber den Salat. Alles, was ohne die lebendige Filterwirkung einer dichten Darmschleimhaut in den Körper gelangt, landet entweder direkt im Gewebe, wo es später Bindegewebserkrankungen wie Muskel- oder Gelenkrheuma oder Fibromyalgie auslösen kann. Oder es gerät in die Lymphe und wird versuchsweise über die Haut eliminiert, wo es beim Entgiftungsversuch des dortigen Immunsystems zu juckenden Ausschlägen führen kann. Oder es gelangt eben über das Pfortaderblut in die Leber, deren Entgiftungsschritte mit der großen Menge an anflutendem Material schließlich auch überfordert ist. Dies geschieht bei geringem *leaky gut* schleichend. Wie weit ein Organismus das alles aushält, ist eine Frage der Konstitution. Auf eine kurzfristige Schleimhautdurchlässigkeit hin kann sich der Körper bei nachfolgender Gesundung wieder entgiften. Dauert sie länger, hat er dazu nicht genug Zeit, denn ständig kommen Fremdstoffe dazu. Nach einer Weile gerät die Selbstregulation aus dem Lot, und je nach Schwachpunkt im Menschen offenbart sich das in einer ernsteren oder chronischen Krankheit.

Der Schmerz der Leber ist die Müdigkeit. Eine überforderte Leber tut nicht weh. Auch die im Labor bestimmbaren Leberwerte zeigen lange Zeit keine Änderung, während die Leber bereits überfrachtet wird. Und wenn dies zutrifft, ist Dringlichkeit angesagt, weil dann bereits Zellschäden vorhanden und der Leberstoffwechsel gefährdet sind. Spätestens dann ist mit egal welcher sonstigen Therapie immer eine innere Körperreinigung angeraten. Hat man im Leben mit zu viel Müdigkeit bis hin zum Fatiguesyndrom[27] (FS) oder zum chronischen Müdigkeitssyndrom (CFS) zu tun, lohnt es sich, der Frage nachzugehen, ob eine langdauernde Störung des Mikrobioms und ein *leaky gut* dahinterstecken könnten.

Auch Bakterien und Toxine, die nicht ins Körperinnere gehören, treten durch geöffnete Kittleisten ein. Idealerweise bietet das sorgsam eingespielte Miteinander der Mikroben in der Darmschleimhaut durch seine dynamische Präsenz auf den Zellen einen Schutz vor Fremdbakterien, die ja ständig durch den Mund in den Körper gelangen. Ist dieser Schutz aufgelöst, gibt es für diese Bakterien keine Hemmschwelle mehr, und sie gelangen über die Lymphe ins Blut. Dort können sie zwar ebenso wie in der Darmgewebsschicht von den Immunzellen abgefangen werden, dennoch ist die Bakterienbesiedelung des Körpers schnell gestört. Was dies im Körper bedeutet, hängt von Menge und Art der eingedrungenen Bakterien und der Leistungsfähigkeit der Immunzellen ab. Isst man dann einen Pudding, der von Salmonellen strotzt, wird man daran wohl krank werden, auch wenn man mit offenen Kittleisten Lebensmittel mit zu viel Listerien zu sich nimmt. Ob man an einer bakteriellen Lebensmittelvergiftung erkrankt, hängt immer vom Gleichgewicht zwischen aufgenommener Bakterienzahl, Zustand des eigenen Mikrobioms und Darmschleimhautintegrität ab. Daher sind Menschen bei Lebensmittelvergiftungen in ganz unterschiedlichem Ausmaß betroffen.

Ist die Darmschleimhaut gestört, gerät noch ein weiterer Regelkreis ins Ungleichgewicht, der auf Organe des gesamten Körpers Auswirkungen hat: die ständige Anregung der Immunzellen zur Abgabe des auf allen Schleimhäuten des Körpers ausgeschütteten Immuneiweiß A. Dieser Antikörper heißt »sekretorisches Immunglobulin«, abgekürzt sIgA, weil er aus Zellen abgegeben wird. Es ist der häufigste Antikörper im menschlichen Körper, und seine Menge wird durch die Anwesenheit von Bakterien in der Darmschleimhaut ständig reguliert. In den Dünndarmfalten der Epithelschicht sitzen zwischen den für die Nährstoffaufnahme zuständigen Enterozyten mit dem Bürstensaum und den schleimbildenden Becherzellen sogenannte M-Zellen[28]. Ihre Aufgabe ist der dauernde Austausch des Körpers mit den Bakterien zur Information des Immunsystems. Sie nehmen permanent Bakterienbestandteile aus dem Darm auf, auch andere Partikel wie Blütenpollen, Farbstoffe, Viren und mehr, und präsentieren diese den angrenzenden Zellen. Damit setzt sich ein Kreislauf in Gang: B-Lymphzellen verwandeln sich in Lymphoblasten, das sind aktivierte Zellen, die zu den weißen Blutkörperchen gehören. Diese gehen auf Wanderschaft. Sie ziehen durchs Gewebe in die Lymphe, durch Lymphgefäße ins Blut und gelangen so zu kleinen Blutgefäßen in allen Schleimhäuten des Körpers. Dort werden sie von speziellen Strukturen in Empfang genommen und bewirken, dass Immunzellen namens Plasmazellen die sIgA produzieren. SIgA werden in den Schleim der Schleimhaut abgegeben und bilden dort einen Schutzfilm aus, der von außen ankommende Partikel wie Pollen, Viren, Bakterien oder Fremdstoffe so behandelt, dass die Gesundheit des Körpers aufrechterhalten und durch nichts Unerwünschtes beeinträchtigt wird. So hat das Darmmikrobiom direkt Einfluss auf alle unsere Schleimhäute. Über den Kontakt der Bakterien im Darm und auf dem Wege der Lymphzellen über das Blut werden die Schleimhäute von Augen, Nase, Mund und Rachen, Lunge, Brustdrüse, Genitalien und Blase unentwegt mit sIgA versorgt, die nach den Informationen dessen angefertigt wurden, was das Mikrobiom den M-Zellen im Dünndarm präsentiert hat.

Auf diese Weise können alle Schleimhäute auf Fremdeinflüsse gemeinsam reagieren, was man wissenschaftlich MALT[29] genannt hat. Die dazugehörigen Lymphgewebe im Darm heißen GALT[30]. Ihnen wird inzwischen die zentrale Rolle im Immunsystem des Körpers zugesprochen.

Die auf Wanderschaft gegangenen Lymphoblasten kehren fast alle wieder in den Darm zurück, in Lymphzellgewebe, die unter der Darmepithelschicht liegen, die sogenannten Peyer-Platten. Dorthin wandern auch andere Lymphzellen ein, beispielsweise aus der Milz. 70 bis 80 Prozent des gesamten Immunsystems des Körpers findet man im Darm, und von dort aus werden übergeordnete Immunreaktionen des Körpers reguliert. Kein Wunder, dass beim ungesunden Übertreten von unverdauten Partikeln aus dem Darm ins Gewebe sofort eine ausgeprägte Immunreaktion erfolgt. Es rumort im Leib, kommt zu Krämpfen und Schmerzen, und schlimmstenfalls muss man schnellstmöglich die Toilette aufsuchen.

Das Besondere an den sIgA ist, dass sie einen dauerhaften Film von Antikörpern in und auf die Darmschleimhaut legen. Sie lagern sich zu mehreren an das, was sie als unerwünscht erkennen, an, so dass Klumpen aus Fremdstoff und IgA-Antikörper entstehen, die ohne Entzündungsreaktion aus dem Darm ausgeschieden werden können. Wenn nun die Bakterien, die die Produktion von sIgA ständig triggern, in der Darmschleimhaut fehlen, wirken stattdessen andere Mikroorganismen auf das Immunsystem ein. Statt der sIgA werden die Immunglobuline E ausgeschüttet. Diese aber sind die Allergie-Immunglobuline und bewirken eine Entzündungsreaktion mit allen damit verbundenen Folgen.

Ein Mangel an sIgA kann sich auf den Schleimhäuten

als erhöhte Anfälligkeit äußern, beispielsweise als Heuschnupfen oder Asthma. Dann hilft es, die für die IgA-Sekretion zuständigen Bakterien im Darm wiederzubeleben, damit sie in Kontakt mit den M-Zellen wieder für einen ausreichenden IgA-Film auf den Schleimhäuten sorgen. Alle Erkrankungen der Schleimhäute, sei es eine Rachen-, Augen-, Brust- oder Blasenentzündung, können über eine Korrektur der Bakterienbesiedelung im Darm behandelt werden. Das macht deutlich, was eine Verringerung der Vielfalt und Fülle in unserem Mikrobiom mit sich bringt: die Verarmung unserer Fähigkeit, unserer Umwelt mit den weichen, schleimüberzogenen Häuten auf eine natürliche, angemessene Weise zu begegnen.

5. Der gereizte Darm

Der Reizdarm: ein Mikrobiom-Mangelsyndrom

Wohl dem, der für seine Beschwerden im Bauch eine Unverträglichkeit ausmachen konnte. Es ergeht ihm besser als Millionen von Menschen, die nach unzähligen Arztbesuchen und endlosen Untersuchungen mit der Diagnose »Reizdarmsyndrom« oder »irritables Kolon« nach Hause geschickt werden, weil ärztlicherseits »nichts« festgestellt werden konnte. Sie leiden an Schmerzen und Völlegefühl, Durchfall oder Verstopfung, Kopfweh und Krämpfen, dazu manchmal Magen-, Rücken- oder Gelenkbeschwerden, doch nach offizieller Lesart sind sie gesund. Das hat schon manchen an den Rand der Verzweiflung gebracht. Kaum eine Diagnose war so frustrierend für den Arzt und den Patienten wie diese, weil im bisherigen bakterienfreien Menschenbild der Medizin kein Platz für die Ursache war. Alles Suchen nach den bisher üblichen Kriterien für Krankheit, nach Entzündungen oder Geschwüren, nach physiologischen oder anatomischen Veränderungen blieb vergebens, die Laborwerte erschienen normal – und trotzdem leiden die Patienten zum Teil regelrechte Qualen. Nachdem Krebs, Unverträglichkeiten oder die offiziellen entzündlichen Darmerkrankungen ausgeschlossen und keine andere Erklärung für die Erkrankung gefunden wurde, blieb bislang die entschuldigende Diagnose »Reizdarm« zurück. Es ist eine Ausschlussdiagnose, die gestellt wird, wenn jemand in den vorausgegangenen zwölf Monaten in mindestens zwölf Wochen Beschwerden gehabt hat. Fast die Hälfte aller Besuche beim Gastroenterologen machen dies inzwischen aus, und »Reizdarm« ist die dort am häufigsten gestellte Diagnose.

Doch es zeichnet sich Licht am Horizont aller Leidenden ab. Je mehr Einzelheiten aus der Forschung ans Tageslicht kommen, desto deutlicher wird, dass der Reizdarm in Wirklichkeit ein Mikrobiom-Mangelsyndrom darstellt. Er geht auf das Fehlen von Bakterien, auf Beeinträchtigung seiner Unversehrtheit und auf eine Störung des komplexen Ökosystems zurück, das die Mikroben im gesunden Darm des Menschen darstellen. Alle Symptome lassen sich daraus erklären. Tatsächlich können sich viele Patienten daran erinnern, dass die Probleme erstmals nach einem akuten Darmereignis auftraten, nach einem Durchfall, einer Antibiotikabehandlung oder nach einem seelischen Schock.

Da jeder Mensch ein ihm ganz eigenes Mikrobiom besitzt und dieses gemäß seiner Biographie geprägt wurde, sind die Auswirkungen einer Mikrobiomstörung ganz verschieden. Die Diagnose wird daher auch zunächst nicht anhand von Symptomen, sondern aufgrund deren Dauer gestellt.

Der Darm kann eine Entwicklung vom Gesunden zum Kranken durchmachen, die mit einem Ungleichgewicht beginnt. Im Prinzip kann dies schon vorgeburtlich geschehen. Jede der gesunden Zusammenhänge von Mikroben im Darm kann bei einem Reizdarm von einer Veränderung betroffen sein, die die Toleranz des Systems überschreitet: ein Mangel an Bakterienarten und -menge, eine ungesunde Mischung oder Verteilung im Verdauungstrakt, eine gestörte Kommunikation, die die Funktion des Mikrobioms als Ganzheitsorgan nicht mehr gewährleistet, oder mit dem Körpergewebe, was die Brückenbildung zwischen außen und innen blockiert. Die Ernährung der Bakterien kann fehlen, Gifte können ihnen zusetzen, die Schleimschicht auf den Epithelzellen kann verdünnt sein, und die Kittleisten können zu durchlässig sein, so dass Stoffe und Mikroben in den Körper übertreten, die nicht dorthin gehören. Es ist möglich, dass die Enterozyten, Becher-, M- oder andere Epithelzellen unterversorgt, die Immunzellen fehlreguliert, die sIgA-Sekretion unzulänglich oder die Botenstoffwirkung im Gewebe irritierend sind. Meistens ist es eine Mischung aller oder vieler Faktoren, und andere Einflüsse entdecken wir bestimmt noch. Im Prinzip können alle Elemente der physiologischen Mikrobiomfunktionen beim Reizdarm betroffen sein, auch die Verdauungsprozesse, die Vitaminversorgung, Regelkreisläufe und die Synthese unzähliger bioaktiver Substanzen. Deswegen kann ein Reizdarm jeweils ein anderes Ausmaß annehmen und sich auch in Verbesserung oder Verschlimmerung verschieden entwickeln, je nachdem, wie es gelingt, den persönlichen Ursachen auf den Grund zu kommen und das Gleichgewicht wiederherzustellen.

Dafür besteht in der Zukunft viel mehr Hoffnung, weil man generell anerkennen kann, dass die Darmbakterien der Schlüssel für die Gesundheit sind. Es wird vielleicht noch ein Weilchen dauern, doch die Wahrheit setzt sich früher oder später immer durch. Es braucht bloß gelegentlich Geduld, bis sich altüberkommene und eingefahrene Gedankenmuster und Glaubenssätze mit neuen Erkenntnissen aufgelöst und Raum für Korrekturen frei gemacht haben.

Bisher war die Therapie beim Reizdarm in der Regel auf die Linderung einzelner Symptome beschränkt:

Darmberuhigung bei Durchfall, Abführmittel bei Verstopfung, krampflösende Mittel bei Spasmen oder Schmerzmedikamente für die anderen Organe. Da Bakterien bislang eher als »Erreger« betrachtet wurden, erhielten Patienten mit chronischen Durchfällen sogar in vielen Fällen ein Antibiotikum verschrieben. Gelegentlich wurden diese sogar bloß »gegen« Blähungen verabreicht, damit gasbildende Bakterien verschwinden sollten. Das hat, wie man jetzt weiß, das Durcheinander im Darm natürlich weiter vergrößert. Dabei wurde auch vor radikalen Maßnahmen nicht haltgemacht, wie vor der Verschreibung von Psychopharmaka, deren verstopfende Nebenwirkungen Durchfälle mindern sollten. Wobei man natürlich nicht bedachte, dass solche Medikamente ihrerseits die Darmbakterien beeinträchtigen.

So blieben die Leiden bestehen, und Arzt, Patienten und Gesellschaft arrangierten sich irgendwie damit. Das Reizdarmsyndrom wurde wie alle Darmerkrankungen eines der gängigen Tabus im menschlichen Miteinander trotz der erheblichen Einschränkung individueller Lebensqualität.

Wo der Anfang dafür liegt, ist meistens schwer zu sagen. Wir gehen aber nicht als bakterielle Inseln durch die Welt, sondern sind mit dem Mikrobiom an diese vielfältig angebunden. Wir leben im Erbstrom unserer Eltern und Vorfahren, die uns von Generation zu Generation Bakterien weitergeben, und auch im Strom der Bakterien hier und jetzt, der ständig Umgebungsmikroben durch uns hindurchwandern lässt – durch die Nahrung und zugleich auch durch alles andere, was uns im Leben mit Bakterien begegnet: Zähne putzen und Schuhe putzen, Katze streicheln und im Garten graben, Hände schütteln,

Türklinken drücken und das Tippen auf der Computertastatur. Auf Letzterer und auf Fahrstuhlknöpfen in öffentlichen Gebäuden hat man mehr Bakterien gefunden als auf einem heimischen Toilettensitz. Wir spiegeln in unserem Darm die mikrobielle Situation der Außenwelt wider. Der Beginn von Darmproblemen liegt in einer Milieuveränderung und diese letztendlich in unseren gegenwärtigen Lebensumständen, das heißt der Welt, die wir uns geschaffen haben. Womit wir bei der wahrscheinlich tieferen Ursache für das Reizdarmsyndrom angekommen sind.

Die Tatsache, dass dieses Phänomen in ursprünglich lebenden Kulturen nicht bekannt ist und in der westlich industrialisierten Welt seit Jahrzehnten ständig zunimmt, zeigt deutlich, dass bei uns die Bakterienbesiedelung grundlegend verändert und eine Grenze der bakteriellen Ökotoleranz überschritten worden ist, die unsere Gesundheit nicht mehr verkraftet.

Im Laufe der Evolution hat sich ein Miteinander von Mensch und Mikrobe entwickelt, zu dem im Darm als langjährige – besser gesagt jahrhunderttausendjährige – Begleiter bestimmte Bakterienarten mit bestimmter perfekt aufeinander abgestimmter Ausstattung gehören, die zu den Körperzellen genau passen, und zwar als Team. Wir haben diese gemeinsame Entwicklung des Mikrobioms, ohne uns dessen völlig bewusst zu sein, einseitig aufgekündigt, indem wir Bakterien ignoriert und zu bekämpfen begonnen und uns als Menschen getrennt von Bakterien betrachtet haben. Das ging zunächst gut, weil Bakterien – auch die im Darm – eine große Toleranzbereitschaft haben und ständig bemüht sind, sich geänderten Bedingungen anzupassen. Nur: Irgendwann ist das Maß voll. Auch ein locker gewordener Schlüssel passt noch eine Weile lang ins Schüsselloch. Doch eines Tages ist die Grenze der Toleranz überschritten, und dann beginnt irgendwo das Problem. Jede zu große Abweichung lässt ein System aus den Fugen geraten. Im Anbetracht des Ausmaßes, in dem wir Bakterien weltweit manipuliert, synthetisiert und bekämpft haben, ist es eher erstaunlich, dass es überhaupt noch gesunde Därme gibt. Wir können froh sein, wenn unsere Bauchbakterien all die Bedrängnis, in die wir sie ständig mit degeneriertem Essen, Chemie in der Nahrung, ungekauten Brocken, abenteuerlicher Umweltbesiedelung und Antibiose bringen, einigermaßen unbeschadet überstanden haben.

So kann ein gereizter Darm auch als Echo einer ausgereizten Toleranz gegenüber unserem rücksichtslosen Umgang mit der Erde angesehen werden. Mit der Aufforderung, dies zu korrigieren.

Jahrzehntelang hat man danach gesucht, welche genetischen Ursachen Darmerkrankungen haben könnten, und hat hier und da genetische Veränderungen oder das Vorhandensein gewisser Gene bei Darmerkrankungen festgestellt. Allerdings erkranken noch lange nicht alle, die diese Gene besitzen. Es ist dabei wie bei der Frage des Ursprungs von Henne und Ei. Denn nachdem bekannt ist, dass der überwiegende Anteil der Gene in unserem Körper bakterielle Gene sind, dass diese Gene zwischen Zellen ausgetauscht werden können und dass Bakterien imstande sind, die Aktivität von Genen an- und abzuschalten, lässt sich schwer sagen, wo eigentlich die Bedeutung der genetischen Phänomene liegt. Es kann durchaus sein, dass Darmbakterien unsere Gene steuern. Im Kleinen wurde dies bereits gezeigt.

Die Entstehung chronisch
entzündlicher Darmerkrankungen

Kehren wir zur Karriere des gereizten Darms zurück. Er heißt so lange »Reizdarm«, wie darin keine organischen Schäden festzustellen sind, die zu einem anderen medizinischen Krankheitsbild passen. Dies wird durch jede Menge ärztlicher Untersuchungen ausgeschlossen: durch Ultraschall, Blutuntersuchungen, Atem- und Allergietests oder durch einfaches Weglassen gängiger Allergene. Durch Magen- und Darmspiegelungen, bei denen man auch Entzündungen und Geschwüre in der Schleimhaut erkennen und eine Gewebeprobe entnehmen kann, um sie zu untersuchen. Frauen wird eine gynäkologische Untersuchung nahegelegt, da Unterleibsschmerzen auch auf den Darm ausstrahlen können. Bleiben alle Untersuchungen ohne Befund, aber es bestehen Leibschmerzen, Stuhlveränderungen, Blähungen, Krämpfe oder weitere Symptome, erhält ein Patient die Diagnose »Reizdarmsyndrom«, wenn dies eben in zwölf Wochen eines Jahres, die nicht aneinanderhängend sein müssen, sein Problem war. War es in weniger als zwölf Wochen der Fall, geht er ohne eine Diagnose nach Hause. Finden sich jedoch bei den Untersuchungen organische Befunde, wie veränderte Blutwerte, Blut im Stuhl, Geschwüre, Verdickungen, Fisteln oder Abszesse in der Darmwand, lautet die Diagnose: »chronisch entzündliche Darmerkrankung«, abgekürzt »CED«. Diese kann mit Entzündungen von Gelenken, inneren Organen oder Hautveränderungen einhergehen und schließlich in einer unkontrollierbaren Zellproliferation münden, in Krebs.

Bei den CED drängt es die Betroffenen nicht wie bei Reizdarm oder Noch-nicht-Reizdarm bloß mehrere Male am Tag auf die Toilette, sondern Durchfälle treiben sie Dutzende Male tags und womöglich auch nachts dorthin, wo sie unter Schmerzen und von heftigen Gasen getrieben explosionsartig ihre oft blutigen Stühle entleeren. Ihr Darm ist entzündet, und ständig reagiert das Immunsystem. Jeder Gang aus dem Haus wird von der Sorge begleitet, ob man sich immer nahe genug an einer Toilette befindet, Autofahrten gelten als unmöglich; das Sozialleben bleibt auf ein Minimum von Kurzereignissen beschränkt, denn einen Konzertbesuch, Gottesdienst, Yoga- oder Kinoabend hält man erfahrungsgemäß nicht ohne plötzliche Unterbrechung durch. Wo andere in ihrer Freizeit gesellig beim Tanzen, auf Partys und Ausflügen, mit dem Verein oder auf Seminaren unterwegs sind, hockt man zu Hause und versucht, seine Leibkrämpfe in den Griff zu bekommen.

Typischerweise treten sie bei jüngeren Menschen zwischen 15 und 35 Jahren erstmals in Erscheinung, und in Deutschland sind an die 200 000 Menschen davon betroffen. Das macht 150 bis 200 Erkrankte unter 100 000 Einwohnern aus. In den USA, so heißt es, sind es noch viel mehr. Jährlich 20 000 Neuerkrankungen kommen dort angeblich hinzu, Tendenz ständig steigend. Am häufigsten wird die Erstdiagnose im Alter zwischen zwanzig und dreißig Jahren gestellt, in einer Zeit, in der Menschen in ihrem beruflichen Werdegang oder mit der Gründung einer eigenen Familie lebenshungrig und unternehmungslustig im Leben stehen. Nach Berechnungen der Universität Ulm betragen die durchschnittlichen krankheitsbezogenen Kosten pro Person in Deutschland an die 20 000 Euro pro Jahr.

Durch in Schüben verlaufende Entzündungen und Abheilungen der CED ist das innere Milieu dauerhaft verletzt und die Nahrungsaufnahme gefährdet, so dass mit der Zeit Mangelerscheinungen im Körper den Schweregrad verstärken. Manchmal ist durch zahlreiche Unverträglichkeiten der Speiseplan auf wenige schonende Zutaten beschränkt, auf Bananen und Reis, Hirsebrei und gekochte Kartoffeln. Dauernde Wunden und Abheilungen in der Darmschleimhaut bauen das Gewebe um, und es bleiben verhärtete Stellen und schließlich Bindegewebsstränge zurück, die aus einem einst weichen und flexiblen, der Umweltbegegnung angepassten Organ einen knotig zusammengeschnürten starren Schlauch machen mit verschieden großen Inseln teilweise noch funktionierenden Darmgewebes. Solch ein Darm ist unfähig, auf wechselnde Gegebenheiten auch nur annährungsweise angemessen zu reagieren. In schweren Fällen kann sich schließlich ein völliges Versagen der Darmfunktion entwickeln, ein »toxisches Megakolon«[31], bei dem es zum Darmstillstand und -verschluss bei massiver Aufblähung durch Gase und damit einhergehend zu Schock, Fieber und Herz-Kreislauf-Symptomen kommt und an dem 30 Prozent der betroffenen Menschen sterben. Dieser lebensbedrohlichen Situation kann nur noch eine rasche Operation beikommen.

Chronisch entzündliche Darmerkrankungen können in unterschiedlichen Spielarten auftreten, die sich in der Regel nicht auf den Darm beschränken. Am häufigsten sind die vom Enddarm her sich den Darm herauf in den Dickdarm ausdehnende Colitis ulcerosa und der über den gesamten Verdauungstrakt, überwiegend im Dünndarm am Übergang zum Dickdarm vorkommende Morbus Crohn. Beide lassen sich aufgrund ihrer Ähnlichkeit nicht immer unterscheiden, bei 20 Prozent der Patienten sind die Symptome nicht eindeutig zuordenbar.

Krankheiten werden nicht »entdeckt«. Sie sind da. Sie werden detailliert beschrieben, und wenn auf eine bestimmte Zahl von Patienten die immer gleiche Art und Kombination der Ausprägung von Symptomen zutrifft, wird dies als ein Krankheitsbild neu beschrieben. Morbus Crohn wurde nach dem amerikanischen Chirurgen Burrill Bernard Crohn (1884–1983) benannt, der die Krankheit zusammen mit Kollegen im Jahre 1932 erstmals beschrieb. Er vermutete bereits, dass Bakterien die Verursacher der Erkrankung seien, allerdings nach der Vorstellung der damaligen Zeit. Diese sah eine Krankheit als ein von außen in den Körper eindringendes Fremdereignis und war ständig auf der Suche nach deren Erregern. Da er diese nicht fand, hielt er schließlich eine Autoimmunreaktion für die plausible Erklärung. Damit war er nicht weit von der wahren Ursache entfernt, nur dass Bakterien und Immunsystem anders zu betrachten sind, als sie es damals wurden. Ursache und Entstehung der chronisch entzündlichen Darmerkrankungen waren und blieben deshalb zunächst unklar, und es gab demzufolge auch keine rasch und grundlegend heilende Therapie. Man unterstellte eine »angeborene« Krankheitsursache und stufte sie als Autoimmunerkrankung ein, weil viele Patienten gut auf Medikamente ansprachen, die das Immunsystem unterdrücken. Man stellte auch die erhöhte Durchlässigkeit der Darmschleimhaut fest, den *leaky gut*. Und man machte wie fast bei jeder entzündlichen Erkrankung einen potenziellen »Erreger« ausfindig, das *Mycobacterium avium subspecies paratuberculosis*. Dieses steht im Verdacht, bei Rindern chronische Darmentzündungen auszulösen, und wurde im Jahre 1989 lautstark ins Spiel des Ursacheratens gebracht. In Studien wurde es bei Morbus-Crohn-Patienten, aber auch bei Gesunden gesucht und gefunden. Da

Mykobakterien auch in Milchprodukten vorkommen, ließ man damals sicherheitshalber Temperatur und Erhitzungsdauer bei der Pasteurisierung in der Milchverarbeitung erhöhen und empfahl Morbus-Crohn-Patienten, nur noch ultrahocherhitzte H-Milch zu konsumieren. Das reduzierte den ohnehin spärlichen Speiseplan eines Crohn-Kranken noch weiter. Später stellte man fest, dass auch das nicht ausreichte, weil der Erfolg der Pasteurisierung von der Ausgangsmenge der in der Milch vorhandenen Gesamtbakterien abhängig ist. Und heute wissen wir: Es kommt nicht auf das Vorhandensein eines Bakterienstammes, sondern auf dessen Rolle im Team mit den übrigen Mikroben an.

Schließlich wurden Patienten mit Antibiotika behandelt, doch mit nur unbefriedigendem Erfolg. Dann kam ersatzweise die Psyche der erkrankten Menschen als Ursache auf den Plan. Als die Psychosomatik[32] in der Mitte des 20. Jahrhunderts in Deutschland Bedeutung zu erlangen begann, wurden die chronisch entzündlichen Darmerkrankungen gleich unter die ersten »psychosomatischen« Krankheiten aufgenommen. Als sei es etwas Besonderes, dass Psyche und Körper etwas miteinander zu tun haben. Damit wurden die Patienten zu allem Überfluss auch noch stigmatisiert. Für den heutigen Blick, der die Bakterien als Mitgesellschafter unseres Körpers kennt, und mit dem Wissen, dass das Mikrobiom direkten Einfluss auf die Psyche nimmt, ist es interessant, zu sehen, dass unter den ersten sieben psychosomatischen Krankheiten mit Magen- und Zwölffingerdarmgeschwür, Bronchialasthma und Neurodermitis gleich drei weitere Erkrankungen gezählt wurden, von denen wir heute wissen, dass sie direkt mit der Darmbakterienbesiedelung in Zusammenhang stehen. Auch die chronische Polyarthritis

(Rheuma), Bluthochdruck und Schilddrüsenüberfunktion werden heute als mikrobiell beeinflusst betrachtet. Selbst die Migräne, die gerne noch hinzugezählt wird, hat Bezug zu den Verdauungsorganen. Bei der enormen Bedeutung, die Darmbakterien für Gehirn und Nervensystem haben, können sie sich demnächst als Schlüssel bei der psychosomatischen Psychotherapie entpuppen.

Die Entstehung der chronischen Darmerkrankungen war also lange ein medizinisches Rätselraten, das um die Bakterien bildlich gesprochen herumkreiste wie die Katze um den berühmten heißen Brei. So hatte man festgestellt, dass Menschen, die als Säuglinge gestillt worden waren, deutlich seltener einen Morbus Crohn entwickelten als mit Flaschennahrung gefütterte Babys. Morbus Crohn kam bis zum Ende der 1950er Jahre kaum vor und nimmt in den westlichen industrialisierten Ländern seither ständig zu, musste folglich mit den veränderten Ernährungsbedingungen einhergehen. Außerhalb der weißen Bevölkerung Nordamerikas und Nordeuropas war Morbus Crohn kaum bekannt, bei eingeborenen Völkern kam er gar nicht vor, nimmt aber mit zunehmendem Industrialisierungsgrad auch dort zu. Da in Studien ein Zusammenhang zwischen höherem Zuckerverzehr und dem Erscheinen eines Morbus Crohn gefunden wurde, sah man schließlich einen Bezug zwischen Ernährung und Darmgesundheit. All dieses Rätselraten fügt sich nun dank der Mikrobiomforschung zu einem klaren Bild über die Ursache zusammen, so als würden lauter Puzzleteile endlich in ein passendes Gesamtbild zusammengelegt: Chronisch entzündliche Darmerkrankungen, Morbus Crohn und Colitis ulcerosa haben letztendlich den gemeinsamen Grund: Sie sind das fortgeschrittene Stadium eines gestörten Miteinanders zwischen Menschenzellen und seinem Mikrobiom. Alle Erscheinungen lassen sich durch die Störung der Darmbakterien erklären. Und – in Zukunft viel eher kurieren.

Durcheinander im Darm

Ausgangspunkt für die Störung ist offensichtlich eine Reduzierung des mikrobiellen Miteinanders im Körper. In einer aufwendigen Studie, bei der von gesunden und an Morbus Crohn erkrankten Menschen Stuhlproben mit der neuen Gen-Sequenz-Analyse auf Bakterien untersucht wurde, kam heraus, dass bei den Crohn-Betroffenen eine viel geringere Bakterienvielfalt lebt als bei Gesunden. Auch die Verhältnisse der Bakterienstämme untereinander waren verändert. Während bei Gesunden unter den anaeroben Bakterien viele *Firmicutes* leben sollten, die das Immunsystem angemessen regulieren, überwogen bei Crohn-Patienten andere, die dafür bekannt sind, dass sie dem Immunsystem Entzündungsreize bieten, zum Beispiel weil sie bestimmte Molekülstrukturen auf ihrer Membranoberfläche tragen. Dafür fehlten solche, die Buttersäure aus ihrem Zellstoffwechsel abgeben, die ja die Hauptenergiequelle für die Epithelzellen sind. Zu dieser Gruppe zählt auch das bereits erwähnte *Faecalibacterium prausnitzii,* und als Forscher der Universität Poznań in Polen sich im Stuhl von Crohn-Erkrankten mit den neuen Methoden auf die Suche nach Mikroben machten, stellten sie fest, dass *Faecalibacterium* im Stuhl im Vergleich zum Gesunden erheblich reduziert ist, und zwar parallel zur Aktivität der Darmentzündung; das heißt, während Krankheitsschüben fand man noch weniger vor als in Phasen der Besserung.

Das erklärt einiges. Stoffwechselprodukte der buttersäurebildenden Bakterien sind imstande, in der Darmschleimhaut Zytokine zu hemmen, das sind Botenstoffe, die Entzündungen unterstützen. Von den Stoffwechselprodukten der gesunderweise zahlreich vorkommenden Bakterien werden außerdem das Zellwachstum, die Ausdifferenzierung oder das Absterben von Zellen reguliert, das heißt auch das Ganzsein, das Nachwachsen oder die Zerstörung von Körperzellen. Egal in welcher Krankheitsphase die Forscher Stuhl untersuchten, reichte die Gesamtmenge der Bakterien im Darm nie an diejenige heran, die in einem Darm eigentlich diese Aufgaben erfüllen und das Mikrobiom bilden sollten. Folglich fehlten auch kurzkettige Fettsäuren. Obendrein war das Verhältnis der drei bedeutenden Fettsäuren untereinander verschoben. Während beim gesunden Menschen von allen Fettsäuren Essig-, Propion- und Buttersäure etwa im Verhältnis 60:25:10 Prozent vorkommen sollten, waren es bei Crohn-Patienten 70:15:8. Je schlechter die Patienten dran waren, desto geringer war der Anteil an Propionsäuren in den Stuhlproben.

In einer anderen Studie wurde Kindern mit einer Crohn-Symptomatik Biopsien der Darmschleimhaut entnommen, um den Bakterienbestand festzustellen. Auch dort war eine veränderte Bakterienbesiedelung zu finden und in direkte Verbindung mit der Krankheit zu bringen, selbst an Schleimhautstellen, die noch gar nicht erkenntlich von Morbus Crohn betroffen waren. Die Forscher schlossen daraus, dass zuerst die Fehlbesiedelung und daraufhin die Krankheitssymptome erscheinen. Bei Kindern, die Antibiotika erhalten hatten, fiel die Verschiebung der Mikrobenverhältnisse und der Mangel an Mikroben im Darm noch drastischer aus.

Die mittels Biopsie festgestellten Veränderungen waren auch dann ausgeprägt, wenn die Bakterienbesiedelung in einer Stuhlprobe normal schien und keinen Rückschluss auf die Erkrankung zuließ. Es gibt also zwischen einer Schleimhautbesiedelung und der Bakterienbesiedelung im Stuhl Unterschiede, die an einer Stuhlprobe alleine nicht ablesbar sind. Als Frühdiagnose eines Morbus Crohn empfehlen Wissenschaftler daher eine Biopsie des Enddarms, wo – einer weiteren Studie zufolge – die Störung der Mikrobenbesiedelung im frühen Stadium genauso gut ablesbar sei wie im übrigen Darm, auch dem Dünndarm.

Auch bei der Colitis ulcerosa wurden Mikrobiomverschiebungen gefunden, ebenfalls mit Verminderung von *Faecalibacterium* und anderen Bakterien aus dem Stamm der *Firmicutes,* die aus Vorstufen Buttersäure produzieren.

Es gibt bei chronisch entzündlichen Darmerkrankungen also ein Durcheinander in den Darmmikroben statt eines funktionierenden Mikrobioms, und das Ergebnis ist ein Zuviel oder Zuwenig der damit einhergehenden Signalbotenstoffe, Stoffwechselprodukte, Genaktivierungen und Enzyme. Man nennt diesen Zustand »Dysbiose«. Dieser Begriff, der aus den griechischen Wörtern *dys* für »fehlerhaft, gestört« und *bíos* für »Leben« sowie der Endung »-ose« für »Zustand« zusammengesetzt ist, war bis vor nicht allzu langer Zeit nur in alternativmedizinischen Kreisen gebräuchlich und wurde in der akademischen Medizin als Wischiwaschiwort für irgendeine schwer greifbare Erscheinung angesehen. Man betrachtete die Mikroben akademischerseits als »infektiöses Agens« und daneben allenfalls als Randerscheinung, indem man bestenfalls nach einer Antibiotikabehandlung den Verzehr von Joghurt oder Probiotika empfahl.

Bisher unterschied man den kranken vom gesunden Darm aufgrund von Symptomen, die anhand geschilderter Beschwerden an den Organbefunden der Körperzellen ausgemacht wurden. Bakterien kamen bloß als Auffälligkeit vor, wenn es eine Entzündung gab, eine Sepsis oder eine Überbesiedelung mit beispielsweise Pilzen. Als »Körper« galten allein die Körpergewebe selbst, und diese waren entweder krank oder gesund. Davor, dass die Darmbakterien jetzt so viel Bedeutung erlangen, steht die Wissenschaft voller Verblüffung und Erstaunen. Und sprachlos. Denn nachdem die Stigmatisierung von Bakterien nun ein gutes Ende nimmt und sie als vollwertige Mitglieder Einzug in das Verständnis halten, das wir von unserem Körper haben, wird es in Zukunft mehr Begriffe geben müssen, die die Art dieses Miteinanders bezeichnen. Neben »Dysbiose« für eine Störung des Mikrobioms und »Eubiose«[33] für dessen gesundes Erscheinen brauchen wir Wörter, die das Miteinander der Mikroorganismen untereinander beschreiben: ihre Strukturbildung zu Mikrobengesellschaften und zu einem kommunizierenden Mikrobiom, ihren Kontakt zu Körperzellen, ihre Abstimmung mit dem Immunsystem, das Ausmaß ihrer Schleimhauttätigkeit und aller weiterer Eigenschaften. Wenn wir diese Phänomene verstanden und angemessen benannt haben, werden sich für die Sammelbezeichnungen »Reizdarm«, »Morbus Crohn« und »Colitis ulcerosa« viel differenziertere Betrachtungsbegriffe finden.

Derweil kann uns beruhigen, dass das gesunde Funktionieren eines Mikrobioms von dem, was wir von ihm verstanden haben, gänzlich unabhängig ist. Wir müssen die Bakterien nur in Ruhe lassen. Genau dies aber war bei den gereizten Därmen nicht der Fall. In Tierversuchen unterzog eine Forschergruppe der französischen Universität Clermont Mäuse einer »westlichen«, also zucker- und fettreichen Diät und konnte beobachten, wie die Abfolge von Dysbiose, leichte Entzündung, Aktivierung spezifischer Gene, stärkerer Dysbiose, verstärkte Entzündung, größere Durchlässigkeit der Darmschleimhaut und immer stärkere Immunreaktionen aufeinanderfolgten.

Dass eine fett- und zuckerhaltige, überwiegend industrielle Nahrung bei Crohn-Erkrankten einen Risikofaktor darstellt und dass dann eine Dysbiose vorliegt, die mit einer vergrößerten Darmdurchlässigkeit einhergeht, war bereits bekannt. Die neuen Versuche konnten nachweisen, dass diese Art von Ernährung tatsächlich genau die Mikrobenveränderung hervorruft, die bei Morbus Crohn zu beobachten ist. Bakterien der Gattung *Ruminococcus* und aus der Gruppe *Bacteroides* und *Prevotella,* die darauf spezialisiert sind, Muzin abzubauen, nehmen überhand. Weil gleichzeitig die Ausprägung von Genen von Immunzellen geändert wird, die mit einer Verringerung von schleimbildenden Becherzellen einhergehen, so dass weniger Schleim gebildet wird, nimmt die Dicke der Schleimhaut bei solcher Ernährung ab. Dann kommen Bakterien direkt in Kontakt zum Bürstensaum der Enterozyten, die dort nichts verloren haben, vermehren sich und lösen heftige Immunreaktionen aus – mit den entzündlichen Folgen. Eine ungesunde Ernährung reicht also aus, um langfristig zu entzündlichen Darmreizungen zu führen.

Kommt es bei einer derart vorgeschädigten Darmschleimhaut zum Kontakt mit zu vielen körperfremden Bakterien, sei es aus Lebensmitteln oder aus der Umwelt, folgt leicht ein weiterer Krankheitsschub. Daher ist es bei der Therapie entzündlicher Darmerkrankungen hilfreich, mit einem dafür geeigneten Probiotikum auch auf eine ausgewogene Mikrobenbesiedelung in der Umgebung zu achten. Eine gesunde Mikrobenvielfalt im Lebensraum verbessert die Chance, einen Mangel im eigenen Mikrobiom zu beheben.

Umso wichtiger ist es, den neuen bakteriellen Denkhorizont nicht nur auf den eigenen Körper, sondern auf den Rest der kultivierten Welt zu erweitern. Man hat bereits festgestellt, dass konventionell bewirtschaftete Ackerböden eine gegenüber biologischer Anbauweise verarmte Mikrobenflora enthalten. Und es lässt sich, auf die Bodenfruchtbarkeit übertragen, leicht vorstellen, dass diese Verarmung Folgen für die Pflanzen und ihre Wurzelgesundheit mit sich bringt und auch auf deren spätere Verdauung in unserem Darm. Für die Ackerbodenforscher bringen die neuen Sequenzierungsmethoden ähnlich rasante neue Erkenntnisse mit sich wie für die medizinische Forschung. Im Jahr 2000 hätte man für das Auffinden von 10 000 Bakteriengenen im Boden noch hundert Jahre gebraucht. Im Jahr 2010 spürte man am Institut für Biodiversität des Thünen-Institutes Braunschweig rund um die Wurzel einer Maispflanze circa 600 000 Gene der unterschiedlichsten Bakterienarten auf und benötigte dafür kaum einmal mehr als zwei Wochen. Forscher aus Oxford begannen bereits damit, Landkarten zur genetischen Bakterienvielfalt im Boden zu erstellen. Mal sehen, welche Zusammenhänge zu unserer Gesundheit sich daraus eines Tages noch ablesen lassen. Vielleicht kommt zu klimatischen, geologischen und ähnlichen Lebensbedingungen in Zukunft auch die Vielfalt oder Armut oder eine »Dysbiose« in den Bakterien von Stadt, Land und Fluss hinzu, und es können in Zukunft neben Luft-, Kneipp-

und Seekurorten auch solche einer neuen Kategorie »gesunde Bakterienvielfalt« um Touristen oder Wellness-suchende werben. Naturgemäß und unter Bewahrung der Schöpfung achtsam kultivierte Landschaft besitzt diese natürlich von sich aus. Vom Urlaub am Meer, auf den Bergen oder auf dem Bauernhof nehmen wir immer eine für unser Mikrobiom erholsame Bakterienvielfalt mit.

Kehren wir nach dieser kleinen gedanklichen Erholung wieder zur Karriere der Darmentzündungen zurück. Bei mehr als tausend, bei Gesunden sogar bis zu 1800 verschiedenen bisher bekannten Bakterienarten in jedem menschlichen Darm und mehr als 10 000 bekannten Darmbakterien insgesamt gibt es noch viel zu erforschen. Dass eine Mikrobiom»verletzung« einer Darmentzündung zugrunde liegt, ist jedoch mittlerweile sicher. Was dies an weiteren Störungen des Systems mit sich bringt, lässt die Fülle an Funktionen erahnen, von denen man bereits jetzt weiß, dass sie den Darmbakterien zuzuschreiben sind. Zum Beispiel, dass der Kontakt bestimmter Bakterien mit den Darmepithelzellen Gestalt und Größe der inneren Darmoberfläche formt. Sie bestimmt dadurch die Darmphysiologie.

Wenn dem Darm der Atem stockt

Der Darm ist in Falten gelegt, die seine Oberfläche um ein Vielfaches vergrößern. Betrachtet man den Dünndarm von innen, so sieht man mit bloßem Auge, dass sie gefaltet ist. Diese »Kerckring-Falten« springen etwa einen Zentimeter hoch halbkreisförmig quer zum Verlauf des Darms ins Innere vor. Mikroskopisch angeschaut, wird ihre

Oberfläche von Zotten gebildet, die so aussehen, als würden sich lauter Minifinger einen halben bis gut einen Millimeter hoch auf den Kerckring-Falten erheben, und zwar dicht an dicht. Würde man ein Stück Darmgewebe im flachen Wasser bewegen, bewegten sich die Zotten darauf wie ein Ährenfeld im Wind gemeinsam hin und her. Für das bloße Auge sehen sie wie eine feine Samtoberfläche aus. Zwischen diesen Zotten befinden sich kleine Grübchen, die »Lieberkühnsche Krypten«[34] genannt werden und Drüsenfunktionen erfüllen. In ihrem Grund gibt es sogenannte Panethzellen, die ein Enzym produzieren, das Lysozym, das Zellmembranen aufspalten kann. Durch Lysozym werden Bakterien aufgelöst. Damit wird der Bakterienbestand reguliert. Ob sie gezielt zerlegt werden, um die Zellinhalte und deren Signalstoffe freizusetzen, weiß man noch nicht.

Bewegt wird der Darm durch Muskeln. Während deren Großteil in der Außenwand des Darms liegt, strahlen einzelne Muskelfasern in die Darmzotten ein und können diese damit längs zusammenziehen und seitlich hin und her bewegen. Zu Zeiten von Verdauungsaktivität verkürzen sie mehrfach in jeder Minute die Zotten, so dass die darin liegenden Lymph- und Blutgefäße regelrecht zusammengepresst werden und ihren Inhalt in die größeren Gefäße weitergeben. Durch normalen Blutdruck strecken sie sich jedes Mal wieder aus. Dicht an dicht liegen in unserem Darm diese samtigen Zottenpümpchen, die die aufgenommenen und verdauten Nährstoffe aus den Enterozyten über die Pfortader der Leber oder über die Lymphe in die Hauptvene direkt dem Blut zukommen lassen.

Die Epithelzellen bilden als dünne Schicht wiederum die Oberfläche der Zotten aus. Dicht an dicht mit den Kittleisten verbunden, stellen sie die tatsächliche Innenhaut dar. Auch die Krypten sind mit Epithelzellen ausgekleidet. Deren dem Darminneren zugewandte Oberfläche ist nun ebenfalls nicht etwa glatt, sondern bei den Enterozyten jeweils mit einem Bürstensaum versehen, deren dünne Ausstülpungen »Mikrovilli« genannt werden. Sie sind knapp anderthalb Mikrometer lang und bedecken ebenfalls dicht an dicht mit etwa 3000 Stück jede einzelne Zelloberfläche. 200 Millionen Mikrovilli befinden sich im Dünndarm auf jedem Quadratmillimeter. Alles in der inneren Darmgestalt ist mit Oberflächenvergrößerung und auf rhythmische innere Bewegung ausgelegt. Auch in den Mikrovilli befinden sich feine kontraktile Elemente, und sie bewegen sich ständig gemeinsam hin und her – in regelmäßiger koordinierter Weise wie die Flimmerhärchen in der Lunge.

Die Falten lassen die Oberfläche um ein Drittel größer werden, die Zotten um das Fünf- bis Sechsfache und der Bürstensaum um das Dreißigfache, so dass sich eine innere Oberfläche ergibt, die die äußere um das Vielfache überschreitet. Angaben dazu schwanken, aber das Hundertfache ist es mindestens. Eine Person, die eine Haut von etwa zwei Quadratmetern nach außen trägt, entfaltet sich innerlich auf 500 bis 2000 Quadratmeter Fläche – je nachdem, welche Rechnung man zugrunde legt. Die Lunge ist zum Vergleich durch ihre Bläschen auf etwa 100 Quadratmeter Innenoberfläche aufgefaltet. Die Darmoberfläche macht in etwa so viel wie der Elfmeterraum eines Fußballfeldes aus.

Und dies alles ist in ständiger Bewegung. Selbst die Epithelzellen sind, sofern sie mit ausreichend Energie dafür versorgt sind, ständig auf Wanderschaft. Im Grunde der Zotten werden beständig neue Epithelzellen gebildet und schieben die vorhandenen zur Zottenspitze hin weg.

Dort oben werden sie – abhängig von den Impulsen bakterieller Signalmoleküle – abgelöst und schilfern in die Schleimhaut ab, wo ihre Zellwände geöffnet und die in ihnen enthaltenen Enzyme freigesetzt werden. Man weiß, dass diese eine Rolle bei der Verdauung spielen. Möglicherweise sind sie auch Botenstoffe und Teil der Einzell-Körperzell-Kommunikation, denn auch Bakterienzellen werden hier geöffnet und geben ihren Inhalt frei.

So lebt ein Darmepithel in beständiger Mauserung. Die Lebensdauer einer gesunden Zelle beträgt 30 bis 100 Stunden, vorausgesetzt, sie wird gut vom Mikrobiom ernährt. Darmepithelzellen sind diejenigen Körperzellen, die wegen ihres raschen Wachstums am anfälligsten auf schädliche Strahlen wie radioaktive und Röntgenstrahlen und auf Medikamente reagieren, die das Zellwachstum stoppen, wie Zytostatika, die Teil der chemotherapeutischen Krebstherapie sind.

Das evolutionäre und alteingesessene Miteinander von Mikrobe und Mensch zeigt sich hier besonders in der Art, wie Bakterien den Widerspruch zwischen ständiger Zellmauserung und dauerhafter Besiedelung der Epitheloberfläche gelöst haben. Beispielsweise ist eine fadenförmige Bakterie mit einem ihrer Enden fest in der Epithelzelle verankert, so wie ein Härchen in der Haut wurzelt. Um nicht jedes Mal mit der abgeschilferten Zelle ins Lumen abgestoßen zu werden, wächst es immer in die Länge und verankert sich, während die Epithelzelle zur Zottenspitze hochwandert, mit dem freien Ende zottenabwärts wieder in einer weiter unten liegenden Zelloberfläche. Hat sie dort sicheren Halt, teilt sie sich, das frei werdende Ende der oberen Zelle teilt das Schicksal der abschilfernden Epithelzelle, das untere hingegen wächst mit der neuen Epithelzelle hoch, wird länger, verankert sich wieder zottenabwärts, teilt sich wieder, und so wandern die Bakterien in gleichem Tempo abwärts wie die Epithelzellen zur Zottenspitze aufwärts. Es ist, wie wenn ein Mensch auf einer aufwärtsfahrenden Rolltreppe so schnell abwärts läuft, dass er immer auf derselben Höhe bleibt. Wird allerdings das Tempo des Zellwachstums verändert, beispielsweise weil die Epithelzellen Mangel leiden oder überschießend wachsen oder weil das Ausmaß der Mikrobenbesiedelung und an Signalbotenstoffen nicht mehr stimmt, dann funktioniert dieses Gleichmaß nicht mehr, und es ergeht den Bakterien wie einem Menschen, der oben oder unten an der Rolltreppe strandet. Wo sie dann nicht hingehören.

Der Bürstensaum des Epithels ist von einem hauchfeinen Flüssigkeitsfilm überzogen, auf dem die Schleimschicht aufliegt. Darin leben also Mikroorganismen, vorwiegend die Bakterien, und es liegen dort Einzelzellen, die abgeschilferten, sehr viel größeren Epithelzellen. Dieses Miteinander ist interessant, denn wir kennen im Erdboden bei der Pflanzenwurzel ein vergleichbares Phänomen. Rund um die Spitze einer Feinwurzelzelle, die in den Boden ragt, ist eine Art glasiger Zuckerpudding ausgeprägt, ein Polysaccharidfilm, in dem eine Vielfalt und Fülle von Bakterien leben, die der Wurzel enzymatisch gelöste Nährstoffe aus dem umgebenden Erdreich zuführen und dafür von der Pflanze mit Zuckerverbindungen aus der Photosynthese der Blätter versorgt werden. Und von der Wurzelspitze schilfern einzelne Zellen ab, die sogenannten Wurzelspitze/Boden-Grenzzellen. Sie spielen ebenfalls eine Rolle in der Kommunikation im einzelligen Miteinander von Mikrobe und Pflanze. Wo im Boden das Erdreich in eine Pflanze und wo im Darm die Nahrungspflanze in Blutnahrung verwandelt werden, begegnen sich jeweils Lebewesen verschiedener Entwicklungsebenen in ihren kleinsten lebendigen Einheiten, auf der Ebene der Zelle.

Wenn man nun fragt, wer denn Wachstum, Wachstumsgeschwindigkeit und Lebensdauer der Epithelzellen steuert, landet man bei bestimmten Wachstumsfaktoren, die – wie wäre es anders zu erwarten? – von den Mikroorganismen gesteuert werden. Bakterien, so zeigte eine Untersuchung, aktivieren Gewebefaktoren und regen dadurch die Bildung von Blutgefäßen in Darmzotten an. Sie führen zu einer guten Durchblutung und Sauerstoffversorgung des Gewebes und verändern sogar Form und Größe der Darmzotten hin zu mehr Oberfläche. Das wiederum ermöglicht eine bessere Nährstoffaufnahme. Durch die bessere Durchblutung gelangen Fettsäuren und andere bakterielle Stoffwechselprodukte besser an den Ort des Bedarfs im Organismus.

Gute Durchblutung ist eine wichtige Voraussetzung für die ausreichende Sauerstoffversorgung des Darmgewebes, für den An- und Abtransport der Substanzen sowie das rasche An- und Abfluten von Blut- und Immunzellen, sobald sie gebraucht werden. Ist sie unzureichend, verändern sich etliche Parameter in Gewebe und Schleim, gefolgt von Veränderungen in Bakterienzusammensetzung und -aktivität. Da der Darm in der Hierarchie unserer Körperorgane zum Überleben hinter Herz, Lunge und Gehirn zurücksteht, wird bei einem Sauerstoffmangel im Körper sinnvollerweise erst seine und der anderen Verdauungsorgane Durchblutung reduziert. Dies kann bei allen Situationen mit Schreck, Schock oder Luftnot geschehen, und daher kann chronischer Stress zu Darmerkrankungen führen, und auch Leistungssport, insbesondere in Ausdauersportarten. Im Grunde genommen gehört die Redensart »Ein voller Bauch studiert nicht gern« hierher. Wenn der Bauch zur Verdauung viel Durchblutung benötigt, ist es unklug, seinen Kopf so stark zu fordern, dass er eine große Menge Sauerstoff dafür braucht. Im Sport sind es die Muskeln, die den Sauerstoffgehalt des Blutes an sich ziehen. Die Durchblutung der Verdauungsorgane wird bei hoher Belastungsintensität um bis zu 80 Prozent reduziert. Etwa 61 Prozent der Sportler haben in der intensiven Trainings- und Wettkampfphase Magen-Darm-Probleme. Bis zu 50 Prozent leistungsorientierter Dauerläufer leiden an einer sogenannten »belastungsinduzierten Diarrhö« mit häufigen, zum Teil blutigen Stuhlgängen, Übelkeit und Erbrechen. Infolge der abnehmenden Schleimhautdurchblutung werden von den Epithelzellen gefäßerweiternde Substanzen und Hormone abgegeben, die die Darmpassage beschleunigen sollen, die aber auch Aufnahme und Abgabe von Stoffen durch die Schleimhaut verändern. Dass sich bei zu geringer Durchblutung und Sauerstoffmangel die Bakterienbesiedelung im Darm verändert, hängt auch damit zusammen, dass die Becherzellen dann aufhören, Schleim abzusondern, und fehlendes Muzin die Aktivität der schleimbildenden Mikroben verringert, jedenfalls nachdem diese alles aufgezehrt haben. Damit ist dem in Kapitel 4 beschriebenen Zellenergie-Duo die Lebensgrundlage entzogen, und die Schleimschicht wird verdünnt. Kommt dann Aufregung bei einem Wettkampfstart dazu, mit einer Anregung des vegetativen Nervensystems, und bei Langstreckenläufern und Extremsportlern womöglich eine übermäßige Aufnahme hochkonzentrierter Nahrungsmittel oder sogenannter »Powergetränke« kurz vor dem Start, kann es zu Leibkrämpfen und ziemlich unangenehmen Situationen beim

Wettkampf kommen. Weil auch die Magendurchblutung davon betroffen ist und fettreiche Nahrung länger dort verweilt, ohne weiter verdaut zu werden, kommen auch noch Übelkeit, Völlegefühl und unangenehmes Aufstoßen dazu. Dass dies alles die Bakterienbesiedelung durcheinanderbringt, ist offensichtlich. Neben bewusster Ernährung und professionellen Trainingsplänen mit langsamen Belastungssteigerungen und ausreichenden Regenerationsphasen sollte nach jeder Trainingseinheit auch für eine bewusste Unterstützung des Mikrobioms Sorge getragen werden.

Sind Entzündungen und Geschwüre im Darm erst einmal aufgetreten, besteht durch weiteren Sauerstoffmangel im Gewebe die Gefahr größerer Schäden, so dass dabei von Leistungssport dringend abzuraten ist. Dies gilt auch in Krankheitsschüben bei Colitis ulcerosa und Morbus Crohn.

Vor Folgeschäden aufgrund von Sauerstoffmangel kann eine gesunde Bakterienbesiedelung schützen, wie eine Forschergruppe in Experimenten herausfand, die sie bereits im Jahre 1974 im *Journal of Pediatric Surgery* veröffentlichten. Es ging um die Frage, wie Frühgeborene oder Babys mit geringerem Geburtsgewicht vor einer akuten geschwürigen Darmentzündung bewahrt werden könnten, die nämlich häufig tödlich endet. Als sie recherchierten, welche Neugeborenen davon betroffen waren, waren es fast nur Kinder, die mit Glucoselösung oder Ersatzmilch gefüttert worden waren. Bei gestillten Kindern trat die tödliche Entzündung nicht auf. In Versuchen an Ratten stellten die Forscher fest, dass zunächst alle gesund aufwuchsen, egal welche Fütterung sie erhalten hatten. Kam es aber zu einem Sauerstoffmangel im Darm, blieben alle gestillten Ratten gesund, aber alle nicht gestillten starben.

Ihrem Tod gingen die Symptome fortgeschrittener Darmentzündungen voraus. Als man das Gewebe untersuchte, sah man, dass die Darmzotten abgeflacht und danach abgestorben waren, es waren Geschwüre aufgetreten und das Gewebe zum Teil zerfallen. Man konnte sehen, dass die Zusammensetzung der Bakterienflora sich zwar unter einem Sauerstoffmangel auch bei den gestillten Babys veränderte, dass dieser aber nur gering ausfiel und keine sichtbaren Konsequenzen hatte. Bei den künstlich gefütterten Babys fand sich hingegen eine starke Überbesiedelung mit Klebsiellen, die nicht vorkommen sollten. Gab man den Ratten – nach damaligem Verständnis vorsorglich – ein Antibiotikum, starben sie alle. Heute wissen wir, dass die durch die Muttermilch gestaltete Bakterienbesiedelung den Darm schützt.

Cholesterinausscheidung aus dem Darm

Ein Mangel an Mikroben und ihr Durcheinander im Darm stört nicht nur die Verdauung und zerstört das zarte Gewebe, es hat auch Mangelerscheinungen im gesamten Körper zur Folge, die auf eine unzulängliche oder fehlende Aufnahme der Nährstoffe im Dünndarm zurückzuführen ist. Eiweiße, Fette, Fettsäuren, Kohlehydrate, Elektrolyte, Cholesterin, Vitamine, Mineralien und mehr werden durch den Bürstensaum der Enterozyten aufgenommen, teilweise durch aktive Transportsysteme, und da diese energieabhängig sind, ist ihre Funktion beeinträchtigt, wenn Epithelzellen von den Bakterien nicht ausreichend mit Buttersäure & Co. versorgt werden. Häufig gehen Darmerkrankungen daher mit einer Mineralstoffverschiebung und mit Eisenmangel einher.

Auch der Wasseraustausch kann beeinträchtigt sein. Normalerweise wird der Zu- oder Abfluss von Wasser im Darm von den Epithelzellen fein geregelt. Im Magen und dem ersten Stück des Dünndarms, dem Zwölffingerdarm, wird dem hochnährstoffhaltigen Speisebrei so viel Wasser zugegeben, bis er isotonisch ist, also die gleiche Konzentration hat wie das Serum im Blut. Trinkt man Wasser, ohne Nahrung zu sich zu nehmen, werden dem Darminhalt umgekehrt Natriumionen zugefügt, um ihn an die richtige Konzentration anzupassen. Dies hat eine bleibende Bakterienbesiedelung zur Folge. Im Leerdarm (Jejunum) diffundiert ein Teil des Wassers aus dem Darm in Richtung Blut zurück, abhängig vom Gehalt des Speisebreis an Eiweißen und Zucker. Im Normalfall lassen die geschlossenen Kittleisten aus dem Gewebe kein Wasser in den Darm zurückfließen. Im dritten Abschnitt des Dünndarms, dem Krummdarm (Ileum), und im anschließenden Dickdarm wird Wasser unabhängig von der Zusammensetzung des Speisebreis zum allergrößten Teil wieder in den Körper aufgenommen – sofern die Darmschleimhaut dazu imstande ist. Wenn nicht, ist der Stuhl flüssiger als vorgesehen. Mit dem Verlust von Flüssigkeit mit dem Stuhl gehen dann immer auch Mineralien verloren, die mit der Zeit zu einer ernsthaften Verschiebung des Elektrolythaushalts im Körper führen können. Elektrolytmangel kann zu weiteren Symptomen und der Verstärkung einer Darmentzündung führen, bis hin zu einer Nierenbeeinträchtigung. Eine fortgeschrittene Niereninsuffizienz ihrerseits geht häufig mit einer Dysbiose einher, die durch Toxinbildungen die Nieren zusätzlich belasten kann. Mit einer Korrektur des Mikrobioms lässt sich daher auch der Zustand eines Menschen mit Niereninsuffizienz erleichtern.

Eine Rückresorption von zuvor in den Verdauungstrakt abgegebenen Körpersäften im Darm ist wesentlicher Teil der inneren menschlichen Kreisläufe. Dies betrifft mit dem Wasser alle zur Verdauung beitragenden Säfte: aus dem Mund Speichel, aus dem Magen Salzsäure, Enzyme, Muzine und Hormone. In den Dünndarm münden die Bauchspeicheldrüsenausgänge und die aus der Galle strömende Gallenflüssigkeit mit Gallensäure. Auch der Dünndarm selbst gibt Sekrete ab, so fließen täglich einige Liter Körpersäfte in den Darm und nach vollbrachter Tat durch die Schleimhaut zurück in den Körper: 1,5 Liter Speichel, je 2 Liter Magensaft-, Pankreas- und Dünndarmsekret, 0,5 Liter Gallensaft. Je nach Art und Menge von Nahrung, dem Kauen und der Muße beim Essen sind es weniger oder mehr, und je bewusster man eine Mahlzeit zu sich nimmt, desto angemessener ist das Verhältnis der sezernierten Säfte zur aufgenommenen Speise. An der Rückresorption dieser für den Körper kostbaren Drüsensekrete, in denen sich auch komplexe Verbindungen wie Hormone befinden, sind im Darm auch die Bakterien beteiligt.

Am bekanntesten ist ihre Rolle bei der Gallensäurerückresorption. Gallensaft besteht aus Gallensalzen, dem Farbstoff Bilirubin, Cholesterin und Phospholipiden. Diese sind für die Stabilisierung der Gallenflüssigkeit wichtig. Kristallisieren nämlich Gallensalze, Bilirubin oder Cholesterin aus, bilden sie je nach ihrem Verhältnis zu Phospholipiden Gallensteine aus. Gallenflüssigkeit wird in den Leberzellen gebildet und in die Gallenblase und von dort, abhängig von der Nahrungsaufnahme, in den Dünndarm abgegeben. Sie enthält auch verschiedene Enzyme sowie Substanzen, die die Leber zur Entgiftung ausgefiltert hat, beispielsweise Schwermetalle, Farbstoffe und Gifte. Auch die Abbauprodukte von Hormonen wie die der Nebennierenrinde und Geschlechtshormone sind im Gallensaft zu finden. Beim *leaky gut* können toxische Substanzen vermehrt in die Leber gelangen und mit der Galle zur Entgiftung wieder in den Darm, durch den sie dann eigentlich ausgeschieden werden sollten. Ist das Mikrobiom dort fit, vollziehen die Darmbakterien Entgiftungsschritte, wenn nicht, kann es passieren, dass sie erneut in die Enterozyten aufgenommen werden und wieder in die Leber gelangen. In solchen Fällen kann es zu einer Überfrachtung der Leber mit Giftstoffen und einer Überforderung ihrer Entgiftungskapazitäten kommen. Auch daher ist neben einer Heilung des Darms bei Mikrobiomerkrankungen unbedingt für eine Leberentgiftung und ihre Unterstützung mit einer Vollversorgung mit Vitaminen und Spurennährstoffen zu sorgen.

Die Galle dient im Darm der Fettverdauung. Ist diese vollzogen, werden Gallensalze und Bilirubine im Darm zurückresorbiert, Letztere mit Hilfe der Bakterien. Gallensäuren haben als Grundgerüst ein Cholesterinmolekül, und die Ausscheidung von Gallensalzen mit dem Stuhl ist die wichtigste Möglichkeit, Cholesterin aus dem Körper auszuscheiden. Das Bilirubin in der Galle, das aus dem Abbau vom Hämoglobin der roten Blutkörperchen stammt, wird im Darm durch Bakterien zu kleineren Bestandteilen zersetzt und ein Teil davon wieder ins Blut aufgenommen. Dieser steht dann wieder für die Bildung neuer Blutkörperchen zur Verfügung. Ein anderer Teil bleibt im Stuhl und gibt ihm seine braune Farbe. Die Rückresorption der Gallensaftanteile aus dem Darm (*énteron*) in die Leber (*hépar*) und von dort in den Darm heißt »enterohepatischer Kreislauf«. Er ist bei einem gesunden Darm mit gesundem Mikrobiom so zügig, dass alle Gallensäuren etwa zweimal pro Mahlzeit kursieren und innerhalb von 24 Stunden circa achtmal. Praktisch alle Gallensäuren befinden sich ständig in diesem Kreislauf. Gibt es aber bei den Bakterien, im Bürstensaum der Enterozyten oder an anderer Stelle eine Störung, kommt es zur Blockade der Wiederaufnahme und zu hoher Gallensalzausscheidung mit dem Stuhl. Das ist auch bei operativer Entfernung eines Stückes Dünndarm der Fall oder wenn plötzlich zu große Mengen Fett auf einmal gegessen werden, an die der enterohepatische Kreislauf nicht gewöhnt ist. Die Folge ist eine schlechte Fettverdauung und -aufnahme, und zu viele Fette im Dickdarm führen dort zu einem Überwiegen fettspaltender Bakterien und einem mikrobiellen Ungleichgewicht.

Normalerweise packen die Gallensäuren Nahrungsfette so in Eiweiße ein, dass sie wie kleine Päckchen am Bürstensaum der Enterozyten aufgenommen, in der Zelle weiterverdaut und mit der Lymphe ins Blut geleitet werden können, von wo aus sie der Ernährung des Körpers dienen. Ist die Darmschleimhaut jedoch entzündet, kann es sein, dass dies nicht stattfindet. Die nicht rückresorbierten Gallensäuren treten im Übermaß in den Dickdarm über und werden abhängig von der Bakterienzusammensetzung dort Abwandlungen unterzogen. Dabei können Verbindungen entstehen, die die Wachstumsrate der Epithelzellen erhöhen. Geschieht dies in einem Gewebebereich, der bereits durch andere Umstände geschwächt wurde, kann dieses Wachstum außer Kontrolle geraten und zu nicht enden wollenden Geschwulstbildungen führen.

Es gibt zahlreiche Mangelerscheinungen, die ursächlich auf Defizite in Darmmikroben zurückzuführen sind. Bakterien geben, je nach Ernährung, eine Fülle stoffwechselaktiver Substanzen ab. Dazu gehören die Vitamine. Bestimmte *Bifido*-Stämme und *E. coli* produzieren, wie man bereits 1983 erkannte, Vitamine der B-Gruppe: B_1, B_2, B_3 und dessen Derivat Nicotinamid, B_5, B_6, B_{12}, Folsäure, Biotin und auch Vitamin K.

Deren Mangel kann erhebliche Missverständnisse mit sich bringen. Beispielsweise ist ein latenter Vitamin B_1-Mangel neben dem Fehlen von Folsäure der in Westeuropa am meisten verbreitete Vitaminmangel überhaupt. Drei Studien in Frankreich ergaben bei bis zu 80 Prozent der Menschen, dass der Minimalbedarf an Vitamin B_1 nicht gedeckt war. Von 21 500 in den USA untersuchten Personen besaß niemand auch nur den empfohlenen Minimalwert. Nun merkt man von einem dauernden leichten Vitaminmangel meistens nicht viel, man ist ihn gewissermaßen gewöhnt. Listet man jedoch einmal die Symptome des Vitamin-B_1-Mangels auf, ist es genau das, woran Menschen in Altersheimen leiden: Müdigkeit und Schlafstörungen, Apathie, Gedächtnisverlust und Verwirrungszustände, Störungen im Magen-Darm-Trakt, Nervenschmerzen, Herzrasen und Herzschmerzen. Manchmal Muskelatrophien und -schmerzen. Auch Diabetes mellitus und Schwerhörigkeit bis zur Taubheit können aus einen Vitamin-B_1-Mangel folgen.

Ein Mensch, der schon sein Leben lang nicht genug Vitamin B besaß, kann im Alter schnell manifeste Mangelsymptome entwickeln. Daher tut man älteren Menschen sehr viel Gutes, indem man ihnen zu frischer ballaststoffreicher Kost verhilft, die gegebenenfalls püriert und zur Unterstützung durch eine Bakterienmischung angereichert wird. Nicht jeder Mensch, der verwirrt und vergesslich ist, ist auf dem Weg zur Demenz. Er kann auch einfach mangels Mikroben multiplen Vitaminmangel haben. Dann sind wie fast immer auch hier die Darmbakterien der Schlüssel zu einer Wiederherstellung der Gesundheit.

Man könnte alle einzelnen Vitaminwirkungen der Darmbakterien betrachten und über Zusammenhänge mit der Gesundheit staunen. Vom Vitamin B_3 weiß man, dass es den Cholesterinspiegel senkt und somit diejenigen Blutfette, deren Erhöhung an Herz-Kreislauf-Erkrankungen beteiligt sind. Sein Mangel bewirkt unter anderem, dass nach Sonnenbrand und UV-Licht-Exposition die Haut verstärkt Zellwucherungen aufweist. Es ist nicht ausgeschlossen, dass die Zunahme von Hautkrebs mit einer Verringerung der Darmbakterien in Verbindung zu bringen ist. Vitamin-B_6-Mangel wird als Mitursache für Hyperaktivität bei Kindern diskutiert. Folsäure wird im Körper besonders für das Zellwachstum benötigt, natürlich auch für das der Darmzellen. Folsäuremangel bereitet besonders in der Schwangerschaft Komplikationen und kann Fehlgeburten und Fehlbildungen beim Kind zur Folge haben. Dabei spielt nicht nur der Folsäurespiegel der Mutter eine Rolle, sondern, wie neue Studien nahelegen, der Transport der Folsäure (sowie des Vitamins B_{12}) von der Mutter zum Fötus. Nachdem man weiß, dass Bakterien von der Mutter zum Kind gebracht werden, kann man sich fragen, ob sie nicht auch an deren Transport beteiligt sind. Schwangeren wird angeraten, zusätzliche Folsäurepräparate zu sich zu nehmen. Doch das ist kein Ersatz. Ein derzeit gängiges Folsäurepräparat führt beispielsweise dazu, dass Kinder nach der Geburt, auch noch Monate später, plötzlich Darmläsionen und Blut im Stuhl aufweisen. Frauen mit Kinderwunsch sollten frühzeitig mit einer üppig gesunden biologischen Ernährung mit Vollkornprodukten, frischem Obst und Gemüse und Vermeidung jeglicher »Genussgifte«, also einer Vollversorgung ihres Darmmikrobioms (siehe Kapitel 10) anfangen. Natürliche Vitamine wirken nie als Einzelsubstanz, sondern immer als ganze Gruppe und kommen in natürlichen Lebensmitteln immer auch in Gruppen vor, die untereinander verknüpft sind und als Gemeinschaft interagieren. Sie sind nie durch synthetische zu ersetzen.

Wir nehmen mit dem Essen nicht bloß eine Summe von einzeln benennbaren Substanzen auf. Ein Apfel, eine Kartoffel, ein Joghurt oder ein Ei sind stets eine bestimmte Ordnung von in der Natur zusammengefügten Verbindungen und Prozessen. Damit daraus ein Zehennagel, ein Bauchnabel oder eine Darmzelle wachsen kann, verdauen Körpersäfte und Darmbakterien das Lebensmittel in seine kleinsten Bestandteile. Fehlt es daran und an der Möglichkeit, diese über eine gesunde Schleimhaut in den Blutraum des Körpers überzuwechseln, kann im Prinzip an jedem einzelnen daraus ein Mangel vorkommen: Ob Wasser, Speisesäfte oder Vitamine, Elektrolyte, Spurenelemente wie Zink und Selen, Aminosäuren oder Fettsäuren – wenn ein Teil fehlt, fehlt ein Glied in der Kette, und der ganze Körper leidet.

6. Die Karriere des kranken Darms

Von der Dickdarmdesinfektion zum Joghurt

Je länger eine Störung in der Darmschleimhaut andauert – mit verminderter Mikrobenzahl, veränderter Zusammensetzung, Schleimhautmangel, Entzündung, Immunreaktion und *leaky gut* –, desto größer wird die Wahrscheinlichkeit, dass die Zellen des Darmepithels irgendwann tun und lassen, was sie wollen. Sie fangen an, sich unkontrolliert zu vermehren, und nach einer Weile wuchern sie schließlich ungehemmt drauflos. Meistens beginnt dies im unteren Ende des Dickdarms, dem Rektum.

»Polypen«[35] nennt man die pilzförmigen Ausstülpungen der Darmschleimhaut, die dann unbemerkt im Darminneren wachsen. Erst winzig, dann millimetergroß, können sie immer größer werden und immer zahlreicher, je nachdem, wie sich die Darmgesundheit weiterentwickelt. Eine Vielzahl von Polypen im Darm wird »Polyposis« genannt. Darmpolypen sind die häufigsten Geschwulste, die beim Mensch auftreten – jedenfalls in den westlichen Industrienationen Europas und in Nordamerika. Passend zur zunehmenden Strapaze der Darmschleimhaut und dem chronischen Mangel im Mikrobiom nimmt ihre Häufigkeit mit dem Alter zu. Bei zwischen einem Drittel und der Hälfte aller über Fünfzigjährigen fängt die Darmschleimhaut unkontrolliert an zu wachsen, bei über Siebzigjährigen sind es bereits um die

75 Prozent. Meistens werden sie bei einer Darmspiegelung entdeckt. Kleine Polypen sind im Alltag völlig unauffällig, erst wenn sie wachsen, größer werden als mehrere Millimeter und ein Hindernis darzustellen beginnen, machen sie im Darm auf sich aufmerksam. Neben Allgemeinbeschwerden wie Durchfall oder Verstopfung können schleimige Auflagen auf dem Stuhl und Blutspuren auf Polypen hinweisen.

Dass auch das Polypenwachstum mit Darmbakterien zusammenhängt, zeigte eine amerikanische Forschergruppe im Jahre 2012, die bestimmte Milchsäurebakterien an Mäuse fütterte, denen zuvor Darmpolypen angezüchtet worden waren. Die Gabe dieser Bakterien veränderte die Aktivität von T-Zellen, die im Immunsystem für Entzündungen in der Schleimhaut zuständig sind und die die Situation an der Schleimhaut so veränderte, dass weniger Polypen darin wuchsen. Und was die Forscher noch mehr erstaunte: dass sich die vorhandenen sogar wieder zurückbildeten. Dies ist eine wunderbare Botschaft an alle, deren Darmschleimhautstörung bereits bis zur Polypenbildung fortgeschritten ist. Durch eine Verbesserung und Gesundung des Mikrobioms können diese Gewebewucherungen wieder rückgängig gemacht werden.

Und das tut not. Ein Polyp an sich ist für den Darm meistens zunächst kein Problem. Bleibt die dahinterstehende langfristige Darmstörung jedoch weiter bestehen, kann das gutartige Polypenwachstum über seine Grenzen hinausschießen und zu einer krebsigen Wucherung führen. Deshalb werden Darmpolypen, wenn sie bei einer Endoskopie entdeckt werden, bislang mit einem Eingriff entfernt. Sie können erfahrungsgemäß jedoch an selber Stelle wieder nachwachsen, wenn sich ihr Milieu nicht geändert hat. Sind die Polypen zu groß oder sind ihrer zu viele, rückt man gleich einem ganzen Stück Darm auf den Leib und operiert es kurzerhand ganz heraus. Damit wird zwar weder das Problem gelöst noch die Ursache behoben, doch ohne Darm kann man – so die Logik – natürlich auch keine Polypen und keinen Darmkrebs mehr entwickeln. Diese Vorgehensweise erinnert an die Vorschläge, die vor gut einhundert Jahren der Direktor des renommierten Instituts Pasteur in Paris, Elias Metschnikoff (1845–1916), machte: dass nämlich der Dickdarm, weil er keine Nahrung aufzunehmen imstande ist, nur der Vorbereitung ihrer Ausscheidung diene und nur deshalb eine gewisse Größe aufweise, weil ein Organ, das als Stuhlreservoir dient, nützlich ist, wenn man auf der Flucht vor einem Feind sei. Im »Kampfe ums Dasein« besitze man einen Überlebensvorteil, wenn man dabei möglichst lange ohne die Notwendigkeit einer Stuhlentleerung auskomme. Da der Dickdarm »beim Menschen zweifellos ein nutzloses Organ ist«,[36] weil dieser nicht mehr auf der Flucht sein muss, diskutierte er den Vorschlag, »den Dickdarm einfach auf operativem Wege zu entfernen, um die schädliche Wirkung der Darmmikroben, die in diesem nutzlosen Organ leben, zu verhindern«.[37] Alternativ könne man sich auch damit begnügen, die Mikroben durch aseptische Mittel zu vernichten. Weil Metschnikoff andererseits beobachtet hatte, dass sich die Bakterienflora bei Neugeborenen durch das erste Trinken von Muttermilch veränderte und dies anders sei als bei »Kuhmilch-Kindern«, schloss er, dass die Nahrung Einfluss auf die Darmmikroben habe. Dies führte ihn schließlich zu der Idee, durch veränderte Nahrung »unsere Flora zu modifizieren, und die schädlichen Mikroben durch nützliche zu ersetzen«.[38] Auf der Suche nach solchen Nahrungsmitteln wurde er bei fermentierten Milchprodukten fündig.

Tatsächlich wurden Kulturen von Milchsäurebakterien damals schon bei Durchfallerkrankungen als Heilmittel eingesetzt. Durch die Ideen Metschnikoffs angeregt, importierte ein Arzt Joghurtbakterien *(Lactobacillus bulgaricus)* aus Bulgarien nach Barcelona, die er zu Joghurt kultivierte und in Apotheken vertrieb. Dies war der Beginn des Joghurts als bis heute berühmtestes Probiotikum. Doch die Idee der Darmvergiftung durch die Schädlichkeit der Bakterien blieb bestehen.

Die Forschungen Metschnikoffs hätten einen anderen Widerhall gefunden, wären sie nicht vom Zeitgeist des Bekämpfens und Desinfizierens getränkt gewesen. Nicht die Erkenntnisse an sich, sondern ihre Interpretationen, vermischt mit persönlichen Vorstellungen und Deutungen, führten zunächst in die Irre. So dauerte es tatsächlich einhundert Jahre, bis man auf andere Weise dieselben Aussagen neu traf. Vielleicht schütteln in hundert Jahren die Menschen den Kopf darüber, dass heute mit einem Metallrohr in den Darmausgang eingefahren wird, um darin zu fotografieren und Stücke herauszuschneiden. Der Verlauf der Überlegungen, die Metschnikoff damals angestellt hat, nämlich weg von der Operation hin zu einer veränderten und mikrobenfreundlichen Ernährung für eine bessere Darmbakteriengesellschaft, mag auch auch heute helfen, von der Notwendigkeit der Operationen wegzukommen und Polypen und Darmkrebs durch eine Veränderung des Darmmikrobioms zu kurieren. Oder noch besser: ihnen vorzubeugen. Und dies billiger als die Millionen Euro, die derzeit jährlich in Krebsvorsorgeprogramme gesteckt werden.

Wir haben es im kranken Darm nicht mit überflüssigem Gewebe, sondern mit einem Hilfeschrei der Schleimhaut zu tun. Darmkrebs als das fortgeschrittenste Stadium einer Störung des Mikrobioms sollte besser durch Mikrobiomvorsorge verhindert und zusätzlich zu anderem mit Mikrobiomtherapie behandelt werden. Dies liegt allerdings in der Verantwortung für Ernährung und Lebenswandel jedes Einzelnen.

Wer eine Darmkrebsdiagnose erhält, ist in Deutschland in recht gewöhnlicher Gesellschaft. Es ist die häufigste Krebserkrankung, die, Männer und Frauen zusammengenommen, bei uns vorkommt. Jeder siebzehnte Bundesbürger erkrankt im Laufe seines Lebens daran, es sind alljährlich fast 64 000 Menschen neu, die von der Diagnose betroffen werden. Spätestens dann ist eine grundlegende Frage nach der eigenen Lebensweise, nach Ernährung, nach Entgiftung des Körpers und Wiederaufbau eines gesunden Mikrobioms angesagt. Hat man alle Warnzeichen des Körpers, alle Durchfälle, Asthma und Unverträglichkeiten, Allergien ignoriert? Hat man der Verstopfung mit Abführmitteln nachgeholfen, sonstige Anzeichen, auch das zarte Nagen und stille Anklopfen eines unguten Gefühls irgendwo in Geist und Seele, überhört, hat man Medikamente zur Veränderung von Symptomen geschluckt, anstatt sich um deren Ursache zu kümmern?

Ist der Darm schließlich zum Krebs dekompensiert, ist zur gesunden Wiederherstellung des Mikrobioms und der Darmschleimhaut allerhöchste Dringlichkeit angesagt. In einer 2013 in New York durchgeführten Untersuchung hat man in Darmkrebspatienten eine verminderte Bakterienvielfalt und ein Überwiegen weniger und unpassender Bakterien festgestellt. Spätestens dann sollte es oberste Priorität sein, eiligst deren Vielfalt und Fülle im Gleichmaß wieder zu vermehren. Wer soll für eine Heilung des Organs sorgen, wenn durch die massiven Eingriffe der zum Überleben jetzt notwendig gewordenen Therapien der Mikrobenflora im Darm nun womöglich der Rest gegeben wird? Chemotherapie und Bestrahlungen mögen die Tumorzellen reduzieren, die Bakterienbesiedelung aber auch. Das gesunde Wachstum in der Schleimhaut und eine Mikrobiomgenesung unterstützen sie nicht. Ohne diese sind die Fortsetzung der Probleme und Gewebeveränderungen absehbar.

Man weiß, dass diverse Störungen der Mikrobenaktivität im Darm das Zellwachstum dort irritieren und zu unkontrollierten Wucherungen führen können, wenn dies nicht im Zusammenleben mit den übrigen Mikroben im Mikrobiom ausgeglichen wird. Deren Enzymaktivität gilt als für die Entwicklung krebserzeugender Verbindungen verantwortlich, insbesondere wenn die Zusammensetzung der Nahrung nicht dem Körper entspricht. Zu viel Verzehr an tierischen Fetten und »rotem« Fleisch, das ist von Schwein, Rind, Schaf, Ziege und Wild, gilt als ein Klassiker. Aus darin enthaltenen Fettverbindungen, den Phospholipiden, spalten bakterielle Enzyme Substanzen wie Diacylglycerol ab, eine Glyzerinverbindung des Stoffwechsels, die Zellwachstum steigert. Im gesunden Miteinander von Mikrobenvielfalt und Epithelzelle ist das kein Problem. Steigt im Darm jedoch durch eine an tierischen Fetten reiche und ballaststoffarme Ernährung der Fettanteil an, führt dies zu einer Vermehrung fett- und eiweißspaltender Bakterien, insbesondere der Clostridien. Deren Aufgabe ist es, genau diese Nahrung feinzuverdauen. Diacylglycerol hemmt das Wachstum von Bakterien, die Ballaststoffe zu kurzkettigen Fettsäuren umsetzen. Gleichzeitig wird mehr Gallenflüssigkeit aus der Leber zur Fettverdauung freigesetzt und tritt in den Dickdarm über. Die fettverdauenden Mikroben spalten sowohl aus den Nahrungsfetten als auch aus Gallensäuren Verbindungen ab, die auf die Epithelzelle einwirken und die Krebsentstehung unterstützen. Im gesunden, durch die Fettsäuren angesäuerten Darm spielen diese Produkte meistens keine Rolle. Ist dieser aber mangels Fettsäuren ins Neutrale verschoben, kann der Enzymschritt sich anders entfalten, und es entstehen enzymatische Aktivitäten, die in der Darmzelle die Proteinsäure zum Zellwachstum hin anregen und verändern. Der Zusammenhang zwischen zu viel tierischem Fett in der Nahrung und Krebswachstum im Darm ist nachgewiesen.

Viel Fleischverzehr führt im Verdauungstrakt auch zur Freisetzung freier Radikale. Aus tierischem Eiweiß, das das Wachsen eiweißspaltender Bakterien fördert, wird Schwefelwasserstoff freigesetzt, ein Gas, das mit Eiweißen in der Umgebung reagiert und deren Aktivität verändert. In geringen Maßen wirkt es als Botenstoff im Körper und erweitert Gefäße. Es unterdrückt jedoch die Buttersäurenutzung, stört die DNA-Synthese und verhindert den Aufbau von Schleim, so dass es für die Schleimhaut hochgradig toxisch wirkt. Übergroße Mengen an Schwefelwasserstoff gehen als Darmgase ab, die man an ihrem Geruch erkennt, der an faule Eier und an Stinkbomben erinnert. Spätestens dann weiß man, dass man mit dem Fleischkonsum seine Darmbakterien überfordert hat.

Durch weitere Bakterien, deren Wachstum bei fettreicher Ernährung gefördert wird, können Gallensäuren zu krebserregenden Fecapentaenen umgewandelt werden. Man fand ihre Konzentration bei Menschen erhöht, die statistisch gesehen ein hohes Krebsrisiko hatten, und machte die Ursache in ballaststoffarmer, fettreicher Kost aus. Jedes Übermaß von Fleisch und industriellen Fetten gegenüber ballaststoffreicher Nahrung bewirkt nachweislich ein Ungleichgewicht im Mikrobiom. Dann fehlen Zellernährung durch Buttersäure und Schleimaufbau, der Stuhl bleibt weniger voluminös und trocken, langsamere Stuhlpassagen belasten die Darmwände und führen obendrein zu einer längeren Verweilzeit dieses im Ungleichgewicht befindlichen Stuhls am Ort. Gerade ein längeres Einwirken potenziell krebserregender Stoffe auf die Darmschleimhaut gilt als großes Risiko. Wobei es relativ belanglos ist, ob ein einmalig auftretendes Gift lange an derselben Stelle wirkt oder dauernd das gleiche Gift einwirkt. Es bleibt zu wenig Zeit, und es fehlen die Mikroben für eine Regeneration der Zellen. Wichtig wären giftfreie Erholungszeiten zur Heilung der Schäden über einen längeren Zeitraum. Chronische Verstopfung gilt demnach als ein erhöhtes Darmkrebsrisiko, aber sie durch Medikamente zu beheben ist keine Lösung. Es wäre, wie wenn die Ölwarnlampe am Auto aufleuchtet, weil fehlendes Öl den reibungslosen Motorbetrieb gefährdet, und man klebt ein Kaugummi darauf, damit das Leuchten verschwindet. Verstopfung signalisiert Mangel an Flüssigkeit im Darminneren und Mangel an Energie in den Enterozyten. Dies ist nur durch eine Sanierung des Mikrobioms zu beheben. Eine im Jahre 1995 im Bundesgesundheitsblatt veröffentlichte Studie zum Gebrauch von Abführmitteln hat bei deren übermäßiger Benutzung ein dreifach höheres Krebserkrankungsrisiko ergeben. Sie sind also keine Hilfe, sondern ein Verschleiern der ihr zugrunde liegenden Darmerschöpfung. Abführmittel selbst bewirken zudem in der Regel eine entzündliche Reizung der Schleimhäute, die die Verstopfung verstärkt.

Jedwede chemische synthetische Verbindung, die vom Körper aufgenommen wird, kann im Darm krebserregend wirken, und das unter Umständen gleich zweimal. Zunächst ist sie im Darm, dann wird die Substanz durch die Zelle oder durch einen *leaky gut* der Leber zugeführt, die durch eine Verbindung mit einem Transportmedium, der Glucuronsäure, dafür sorgt, dass sie über die Gallenwege zur Ausscheidung aus dem Körper wieder in den Darm befördert wird. Man sagt dazu: Die Leber »entgiftet«. Sie benötigt dafür Vitamine, Spurenelemente, Enzyme, Ruhe und Energie. So kehrt die Substanz, egal woher sie kommt und aufgenommen wurde, in den Darm zurück. Dann kommt es auf die dort lebenden Bakterien an. Sind es solche, die das Enzym Beta-Glucuronidase besitzen, wird die giftige Substanz im Darm wieder von der Glucuronsäure abgespalten und setzt sich im Darminneren wieder frei. Bei Menschen mit Darmkrebs hat man eine erhöhte Beta-Glucorunidase-Aktivität im Stuhl gefunden und dies auf das Überwiegen bestimmter Clostridiengattungen zurückgeführt. Bei Bakterien der Gattungen *Bacteroides* oder Bifidobakterien findet man diese Enzymaktivität nicht. Die Beta-Glucuronidase-Aktivität ist offensichtlich bei der Entstehung von Krebs beteiligt, sie trägt paradoxerweise aber auch zu den Nebenwirkungen der Chemotherapie bei, beispielsweise bei der Verabreichung von Irinotecan (Camptothecin CPT-11). Durch sie wird die Wirkung des Mittels im Darm aktiviert, was zu Durchfällen mit Erbrechen und Übelkeit führt.

Von Butter- und Propionsäure ist nachgewiesen, dass sie das Wachstum von Tumorzellen hemmen. Deren Menge durch Bakterien im Darm zu erhöhen wäre Teil einer erfolgreichen Tumortherapie. Die zahlreichen bioaktiven Substanzen, die durch die Bakterien im Darm gebildet werden, tragen im gesunden Mikrobiom zur Ernährung des Organismus bei, im fehlbesiedelten zu Zellschädigungen. Diese betreffen bei fortgeschrittenster Darmerkrankung unser Innerstes: die Information über unser Leben auf unserem Chromosom. Wenn die Schäden bis in die DNA in der Epithelzelle vordringen, gibt es Fehler in der Zellfunktion, Mutationen und Initiierung einer Geschwulst. Es kommt zu Zell-Klonen, die Membrandurchlässigkeit, Rezeptoraktivität und Signalübermittlung verändern sich, andere Gene als im Gesunden werden abgelesen und zu Eiweißen gebildet, und nach dieser Phase ändert sich auch die Eigenschaft der Zelle. Sie verliert ihren ursprünglichen Charakter als Darmepithelzelle und wuchert. Dann hat sich in diesem Bereich des Körpers seine ursprüngliche Ordnung aufgelöst.

Darmbakterien können durch Anregung körpereigener Antioxidation und andere gesunde Stoffwechselaktivitäten DNA-Schädigungen und die Entwicklung von Darmkrebs verhindern und prinzipiell in allen Phasen auch wieder ins Gesunde zurückführen. Dies klingt einfach, als gebe es jetzt die Zauberernährung, die ein Mikrobiom erhält und kuriert. Tatsächlich braucht man eigentlich nur wenige Grundbedürfnisse der Bakterien zu beachten. Es ist aber in der Praxis natürlich ein komplexes Vorgehen nötig, wenn ein Reizdarm, ein chronisch entzündliche Darmerkrankung oder ein Darmkrebs in Erscheinung getreten sind und der Heilung bedürfen.

Der Darm als Spiegel persönlicher Ordnung

Jeder Mensch ist eine einzigartige Erscheinung und Gesundheit immer ein Gleichgewichtszustand, in dem ein Mensch mit der Kontinuität seiner Persönlichkeit in den wechselvollen Umständen und Geschicken des Lebens steht. Dazu gehören keineswegs alleine Körperzellen und Mikrobiom, dazu gehören auch Geist und Seele, Sinn und Verstand, Sehnsüchte und Bedürfnisse, Ängste und Träume und in erster Linie: Liebe.

Heilung kann immer mit der ehrlichen Frage an sich selbst einhergehen: Wo hat es mir an Liebe gefehlt? Natürlich könnte man jetzt antworten, an Liebe fehlt es uns allen immer überall. Das stimmt. Es fehlt an Liebe so sehr, dass man kaum darüber spricht und allein das Wort schon geradezu altmodisch klingt. Liebe wird durch den Kakao gezogen, auf Sex reduziert, für Werbeversprechen und als Lockmittel missbraucht, in die christlichen Kirchen verbannt, im Karneval als Witz verkauft oder verheimlicht, als würden wir uns vor einer echten Liebe untereinander fürchten. Wir leben in einer Gesellschaft, die sich Fortschritt auf die Fahnen geschrieben hat, und diese Fahnen flattern im Wind der Flucht vor sich selbst.

Liebe wird oft missverstanden. Liebe ist nicht bloß das beglückte Gefühl eines Augenblicks, Liebe ist die Essenz, die das Universum belebt. Liebe ist der unfassbare Ursprung unseres Seins und die Quintessenz des Sinns unseres Lebens. Dass wir dies in seiner Größe nicht erfassen können, ist naheliegend, dass wir sie leugnen, ist gängig, und dass wir uns nach ihr sehnen, Teil unseres Lebenswegs. Dass wir aber im Laufe der Wissenschaftsgeschichte die universelle Liebe aus den Forschungsmethoden gestrichen haben, war unsere Wahl. Ihre Folgen machen uns krank. Man nahm an, dass nur, was außerhalb des Menschlichen und mit der scheinbaren Objektivität einer vom Menschen abgekoppelten Wahrnehmung betrachtet werden könne, Wahrheitsgehalt und Allgemeingültigkeit habe. Dass das nicht funktioniert, weiß man mittlerweile. Man hat quantenphysikalisch nachgewiesen, dass sich selbst die atomaren Teilchen von Materie verschieden verhalten, je nachdem, ob sie beobachtet oder gefilmt werden oder nicht. Wir stehen also immer und überall in Beziehung mit allem. Liebe ist der Inbegriff von In-Beziehung-Sein, und zwar in völliger Freiheit und in Frieden.

Freiheit und Frieden bedingen, dass Leben sich entfalten kann, ohne dass kontrollierend eingegriffen wird. Dies setzt das Vertrauen voraus, dass es eine größere Weisheit gibt, die der liebevolle Ursprung des Ganzen ist. Das Bild eines Orchesters ist das beste Bild dafür. Geigen und Flöten, Pauken und Trompeten haben jede in gleicher Weise ihren Wert und ihren Platz, und heraus kommt eine wunderschöne Sinfonie. Liebe ist bildlich gesprochen eine harmonische Musik. Jeder spielt sein Instrument und seine Noten, aus jedem Instrument gehen eigene Klänge hervor, man lauscht auf die der anderen, und jeder hat seinen Platz und seinen Sinn. Freiheit und Frieden heißt, dass die Bratsche nicht von der Oboe verlangt, auch ihre Stimme zu spielen, oder die Tuba darauf besteht, dass die Pikkoloflöte zwei Oktaven tiefer bläst. Auch wenn ein Instrument immer weiterspielt, ohne die Pausen zu beachten, oder ein anderes einfach gänzlich aufhört zu spielen, fehlt etwas in der Komposition.

Warum Leben existiert und aus welchem Grund es sich entwickelt, ist ein großes Geheimnis, das wir hier nicht lüften werden. Aber wozu es existiert, ist überall im

Lebendigen abzulesen: Alles Leben strebt unentwegt nach Leben in Liebe. Ob ein Frosch sich auf Wanderschaft macht, ob die Biene ein Volk ausbildet, ob man die moderne Gehirnbiochemie des Menschen zu Rate zieht: Immer ist der positive Ausdruck in der schöpferischen Natur das Bestreben nach zugewandter Vereinigung in Frieden und Freiheit.

Davon ist unser Gesellschaftsleben derzeit erheblich abgewichen. Es ist von Frieden und Freiheit ziemlich weit weg, und genau dies macht es erforderlich, im Krankheitsfalle für sich persönlich die Frage nach der Liebe zu stellen. Nach der Liebe, die jeder fühlt, wenn er in Freiheit und Frieden sein Leben lebt. Der Leib ist das Instrument der Seele und die Seele ein Instrument des Geistes. Jeder von uns darf seine Melodie des Lebens spielen, und die Frage ist: Tue ich das?

Wie wir gesehen haben, entsteht bei gestörtem Mikrobiom eine Unordnung im Darm. Es ist eine Unordnung, die sich zunehmend auf das ganze Organ überträgt: Zuerst ist es Unordnung im Mikrobiom, dann in dessen Beziehung zu Körperzellen, es weitet sich auf die Schleimschicht, die Verbindung der Zellen untereinander, auf die Epithelzellen selbst und weiter aus bis schließlich in die Chromosomen im Zellkern hinein. Mit allen Folgen erfasst sie den ganzen Körper. So eine Unordnung im Körper hat immer Grund und Ursache irgendwo. Woher die Ordnung stammt, die unserem Organismus zugrunde liegt, dass die Finger an der Hand sitzen und nicht am Ohrläppchen, die Nasenspitze nach vorne zeigt und nicht nach hinten und eine Darmepithelzelle sich auf Zotten gefaltet hat und nicht als Kugeln, ahnen wir nur. Sie geschieht nach einem Plan, der kein Mensch erfunden, sondern eine höhere Weisheit geschaffen hat. Sie ist Teil des

Orchesters, mit dem wir leben. Nicht umsonst leitet sich das Wort »Organ« vom lateinischen *organum* für »Instrument, Werkzeug« ab, und interessanterweise hat dies denselben griechischen Ursprung von *órganon* wie das ebenfalls daraus abgebildete Wort *érgon,* übersetzt »Energie, Werk, Wirken«. Wir sind also normalerweise aus einer unbekannten Energie heraus als ein Instrument wohlgeordnet, und zwar in einem Fließgleichgewicht, einer Homöostase. Obwohl es gestern, heute und hoffentlich auch noch viele Jahre zukünftig eine wiedererkennbar gleiche Nase ist, die ein Gesicht ziert, ist doch ihre tatsächliche Materie nicht dieselbe, wie sie vor vielleicht zwanzig Jahren war. Alle Zellen, jedes Gewebe, alles Blut leben in einem ständigen Erneuerungsprozess, und selbst wenn die Form geblieben ist, ist ihr Inhalt vollkommen neu. Unser Körper entspricht also einer Form, deren Inhalt beständig erneuert wird, und um die Nahrung, die wir zu uns nehmen, in eine Kopfhaut oder eine Darmzelle zu verwandeln, brauchen wir permanent Ordnungskraft. Dies ist die Liebe. Sie hat die Kraft, uns in unserer Ordnung in die Welt zu stellen, und sie erhält sie uns. Jeder, der sich durch und durch geliebt fühlt, hat das Empfinden, dass er »in Ordnung« ist, so wie er gerade ist. Je mehr wir Liebe leben, desto »ordentlicher« kann unser Dasein sein. Daraus ergibt sich, dass die Liebe in uns selber steckt. Sie ist eine Quelle in uns, die zu fließen vermag, und sie kann sich mit der Quelle jedes anderen im Herzen verbinden. Wie natürlich dies ist, lässt sich an jedem Kind erleben, das unverfälscht das Licht der Welt erblickt und von dieser inneren Liebe erfüllt jeden Menschen anstrahlt.

Die Ordnung des Organismus bleibt so lange bestehen, wie die innere Liebe und die äußere Ordnung in Einklang sind. Wenn also bildlich ein Mensch in Ruhe das Instrument seines Lebens spielen kann, ohne dass Übergriffe von außen mit Unordnung seine Integrität bedrohen. Alles, was das Fließgleichgewicht eines menschlichen Lebens stört, kann prinzipiell zu einer Erkrankung führen: zu einem Zuviel oder Zuwenig, zu einer Blockade, die den Strom des Lebens verstopft. Zu viele Unordnungsimpulse von außen, zu wenig Ordnungskraft von innen, und alle Spielarten dazwischen führen zu einem Entgleisen in die ein oder andere Richtung und schließlich zu einer körperlichen Reaktion.

Wir erleben die Außenwelt innen

Der Darm ist dabei dasjenige Organ im Menschen, das am deutlichsten den Zustand der inneren und äußeren Grenzen spiegelt und das auf deren Überschreitungen sensibel reagiert. Gesundheitliche Darmprobleme hängen fast immer mit im Äußeren und/oder seelisch erlebten Grenzüberschreitungen zusammen. Einer Unordnung von außen kann nicht ausreichend eigene Ordnungskraft entgegengebracht werden, worauf der Darm mit Überforderungssignalen reagiert. Eine Gesellschaft, die die Liebe untereinander nicht mehr kultiviert, sondern den Kult des Champions, der im Kampf gewinnt, praktiziert, muss sich nicht wundern, wenn sie zu einer Gemeinschaft von Darmkranken degeneriert. Wo nur einer an der Spitze stehen darf, wo der Kampf um den besten Platz an der Sonne schon bei einer Auswahl von Eiern bei einer künstlichen Befruchtung beginnt, wo der ideale Mensch in Massenmedien zum Maßstab aller Dinge erhoben wird, bis es ihn nur noch als Computeranimation und bearbeitete Modelfotos gibt, kann es nur eine große Masse von Menschen geben, die in dem ständigen Gefühl leben, in ihrem Leben und Lieben zu scheitern. Und das schlägt auf den Darm.

Unsere Darmfläche, samtig ums Vielfache vergrößert, ist die tatsächliche Begegnungsfläche zu unserer Außenwelt. Wir erleben die Umwelt sehr viel mehr über das Innen mit dieser feinen, mikrobenvermittelten, schleimigen Bürstensaumschicht, als unsere Außenhaut es zu vermitteln vermag. Und unser Sprachgebrauch drückt dies auch aus: Wir haben an einem Problem lange herumgekaut, es ist uns etwas im Halse stecken geblieben, wir haben es nicht hinunterbekommen, es ist uns auf den Magen geschlagen oder liegt schwer darin, oder wir haben es nicht wirklich verdaut. Wenn uns dann noch eine Laus über die Leber gelaufen oder die Galle übergelaufen ist, dann reagieren wir wahrscheinlich bald mit Durchfall oder Verstopfung. Wir sagen nicht: Es ist uns *an* die Haut, sondern *unter* die Haut gegangen.

Jede Erkrankung des Darms ruft nach einer Änderung der Art und Weise, wie ein Mensch in seinem Leben steht. Diese Frage ehrlich zu beantworten erfordert heutzutage regelrecht Mut, und das Vertrauen, dass jeder, der seine eigene Lebensmelodie liebevoll spielt, immer auch allen anderen Menschen in der Umgebung einen Anhalt dafür gibt, dies ebenso zu tun. Dies ist nicht leicht, man kann auf Widerstände stoßen, und viele kranke Menschen sind dafür schlichtweg zu bequem. Sein eigenes, selbstverantwortetes Leben zu führen, das sich aus einer inneren Quelle speist, kann bedeuten, dass Erwartungen der Mitmenschen nicht mehr erfüllt werden, sei es die des Chefs, des Partners, der Eltern, Freunde, Kinder, von Kollegen oder im Verein. Es kann sein, dass man Show und Spielchen, die auf der Bühne des »Was die Leute denken« gezeigt werden, einfach nicht mehr mitmacht. Und: Man kann erkennen, dass die bisherigen äußeren Normen nicht mehr so viel zählen: das Haus, das Auto, Parteinladungen, die Armbanduhr, das neueste Tablet oder Smartphone, die Modemarke, der gesellschaftliche Status oder das Parfüm. Alle Äußerlichkeiten verlieren an Bedeutsamkeit.

Wer wissen will, wie es geht, braucht nur einen Menschen zu fragen, der gerade eine Krebsdiagnose mit schlechter Prognose gestellt bekommen hat. Es geht auch ohne, alles Unwesentliche fällt weg. Wer auf sein Inneres hört, kehrt in sein Da-Sein zurück, in ein Leben in der Gegenwart. Das ist nicht mit Egoismus zu verwechseln, der nur auf den Vorteil seiner selbst gerichtet ist. Es ist mehr ein Akzeptieren, dass Sinn und Quelle des Lebens in uns selber liegen und wir nur dann in der Ordnung des Lebens stehen, wenn wir uns erlauben, sie auch fließen zu lassen.

Das kann im Leben außerordentliche Überraschungen mit sich bringen, viel Unerwartetes, Unbequemes und manche unerklärliche Wendung. Aber es gibt dem Lebenden immer die tiefe Empfindung eines Eingebettetseins in Freude, Leid und Sinn. Wer ständig bemüht ist, ein von außen anerkanntes Leben zu führen, unterdrückt diese Quelle und lebt in permanenter Überforderung. Diese Überforderung drückt aufs Gemüt als Depression und drückt auf den Darm im Bauch. Sie ist eine Signatur der westlich zivilisierten Gesellschaft der Gegenwart. Unter all den scheinbaren Notwendigkeiten ruht das Leben und wartet auf Erlösung wie Dornröschen auf den Prinzen. Wie viele Berufstätige leben darauf hin, dass sie endlich in den Ruhestand gehen und dann »ihr Leben« leben können. Jahrzehnte schleppt man sich wie halb lebend mitsamt seinen zunehmenden Darmstörungen dahin, womöglich schließlich zu erschöpft und krank, um den lang ersehnten »Ruhe«stand zu genießen. Mancher erlebt ihn nicht mehr.

Unsere »industrialisiert« genannte Zivilisation unterscheidet sich in Bezug auf die Darmgesundheit ganz erheblich von »einfacher« lebenden Menschen, deren Natur wir mit unserem konsumversessenen Rohstoffhunger ausbeuten. In allen wissenschaftlichen Studien wird festgestellt, dass es etliche Darmerkrankungen dort nicht gibt. Dabei hat man stets die Ernährungsgewohnheiten im Blick, aber einen Zusammenhang zur sich an den inneren Grenzflächen des Menschen ausdrückenden ständigen Überforderung hat man meines Wissens dabei noch nicht untersucht.

Überforderung und die Angst, äußere Erwartungen nicht zu erfüllen, fangen dabei fast schon vorgeburtlich an: Wird das Kind so, wie man es sich vorstellt, oder hat es womöglich einen »Defekt«? Abgelesen einzig an den Maßstäben, die wir uns mit den Vorstellungen eines Idealkindes machen. Entspricht es nicht diesen Erwartungen, ist die Versuchung groß, sich seiner sogleich zu entledigen. Eine genetische oder sonstige »Anomalie«, und schon ist die Abtreibung anerkannt und erlaubt. Dies ist legitim und gesellschaftlich konform. Als sei dieses kleine Menschenwesen mit klopfendem Herzen und tastenden Fingerchen bloß ein willkürlicher Haufen von Zellen. Nach seiner Seele wird gar nicht erst gefragt, ja einem ungeborenen Kind wird sie von manchen sogar abgesprochen.

Wächst ein Kind auf, werden seine Entwicklungsschritte mit Argusaugen beobachtet. Passen die Werte in die

Normskala? Ist dies nicht der Fall, wird korrigiert. Zahnkorrekturen sind am harmlosesten dabei. Ist man mit dem Wachstum unzufrieden, wird es durch Medikamente gestoppt oder gefördert. Baby-Bildungsfernsehprogramme, digitaler Vorschulunterricht, Lernzielkataloge im Kindergarten und Computerkurse in Grundschulklassen gelten als Vorbereitung für ein gelingendes Leben. In der Schule soll sich Kind nach Stundenplan interessieren, sofern es nicht das Glück hat, auf eine freie Schule zu gehen. Um acht Uhr Deutsch, um neun Uhr Rechnen, von zehn bis zwölf Uhr ein anders Fach, sauber getaktet soll es sich etwas Neuem zuwenden, ob es sich dafür interessiert oder nicht. Passt dieser Stundenplan nicht zu seinem Innenleben, wird es vielleicht depressiv oder hyperaktiv, denn anstatt sein Inneres auszudrücken, wird es ständig von außen mit Lernstoffen aller Art bombardiert. Wo ist noch Raum für spielerische Erkundung der Welt, für geführtes Entfalten von Fähigkeiten, für Ausbildung innerer Bildwelten?

Dies führt dazu, dass Kinder ein übermäßiges Bedürfnis haben, von sich zu erzählen oder sich anderweitig bemerkbar zu machen. Abgefüllt mit allem Möglichen, wie sie sind, überfordert sie Zuhören und Neues-Kennenlernen fast. So geht es fort. Funktioniert ein Jugendlicher nicht, wie er sollte, sind bereits Psychopharmaka angesagt. Die Karriereplanung beginnt in der Schule. Wer es bis dahin einigermaßen problemlos geschafft hat, weil die Eltern besorgt um dessen Zukunft ihrem Nachwuchs jeden Weg geebnet haben, braucht dann im Studium womöglich schon eine Psychotherapie, weil der Druck zu groß und die an ihn gestellten Erwartungen unerfüllbar erscheinen. Sein Leben selbstverantwortlich in die Hand zu nehmen erscheint jetzt wie ein Ding der Unmöglichkeit. 20 Prozent der Studierenden schluckt leistungssteigernde Mittel, 83 Prozent befinden sich laut einer Studie der TU Chemnitz im Zustand dauernder psychischer Erschöpfung. Lebenstüchtigkeit sieht anders aus.

Wo bleibt in alledem eine gesunde individuelle Entwicklung der Persönlichkeit? Wo bleibt die Entfaltung dessen, was unersetzlich und einmalig tief in jeder Menschenseele wohnt? Wir werden eingewickelt, bis wir funktionieren.

Es ist nicht verwunderlich, wenn sich junge Menschen diesem Korsett der gesellschaftlichen Bildung frühzeitig entziehen, sich in Alkohol und Drogen flüchten oder in virtuelle Welten, die ja bloß eine andere Variante von Selbstentfremdung und Realitätsflucht darstellen. In eine digitale Narkose, die irgendwann in »digitale Demenz«[39] übergeht, in der man sich aus dem wirklichen Leben regelrecht weggeschaltet hat. Die Realität, in der sie stecken, scheint vielen nicht mehr annehmbar. Frust wird unverdaut als digitaler »Shitstorm« entladen. Ist der Ausbildungsabschnitt geschafft, wird neben der beruflichen Laufbahn auch gleich die der Familie geplant. Versicherungsberater und Bausparkassenvertreter helfen dabei. Das Haus wird gebaut, der Rasen gemäht ... und auf die Rente gewartet, damit man endlich aufatmen kann. Ist das der Sinn unseres Daseins? Wohl kaum. Wer so lebt, lebt am Leben vorbei.

In verschiedenen Studien konnte gezeigt werden, dass Stress die Aktivität gewöhnlicher Darmbakterien so verändert, dass sie pathogen werden können. Erhöht sich beispielsweise aufgrund von Stress der Spiegel von Norepinephrin (früher Noradrenalin) im Darminneren, einem Neurotransmitter, der von der Nebennierenrinde ins Blut ausgeschüttet wird und im Nervensystem wirkt, können bei manchen Bakterien krankheitsfördernde Eigenschaften aktiviert werden.

»Mut zum eigenen Leben« wäre eine Übersetzung, wollte man ein Motto für das finden, was eine Darmerkrankung ausdrücken möchte. Endlich Seele und Alltagsleben wieder in Einklang bringen. Endlich von innen her ja zum Leben sagen können. Wieder durch und durch wahrhaftig leben. Man muss nicht gleich alles über den Haufen werfen, um ein gesünderes Leben zu beginnen, aber man darf sich, wenn der Körper Signale in Form einer Krankheit abgibt, fragen: Ist, was ich lebe, tatsächlich das, was ich will? Tue ich, wonach mir von innen her wirklich zumute ist, wozu ich mich von Herzen berufen fühle? Und: Was fühle ich überhaupt? Renne ich irgendwelchen äußeren Vorstellungen von mir und vom Rest der Welt hinterher? Dann ist es höchste Zeit, etwas zu ändern. Alle, die ich kenne, die es gewagt haben, sind vom Leben dafür reichlich belohnt worden.

Wir können nicht alle der Held sein, der unter der Champagnerdusche auf einem umjubelten Podium oben steht. Wir müssen es auch nicht. Auch wer hochdekoriert jedes Wochenende in der Zeitung steht und den farbigen Hochglanz der Gazetten füllt, kann schließlich im Koma um sein Überleben kämpfen müssen und ist als Mensch weder so noch so mehr oder weniger wertvoll.

Die klassische Unordnung, die sich in unserer Darmschleimhaut spiegelt, ist die Grenzüberschreitung. Grenzüberschreitung geschieht häufig dann, wenn ein Mensch für seine eigene Unordnung ein Ventil bei jemand anderem sucht. Jemand, der einen anderen Menschen verletzt, hat in Wirklichkeit nicht ein Problem mit diesem, sondern mit sich selbst. Trotzdem findet die Grenzüberschreitung und Verletzung statt. Der Chef, der die Sekretärin tätschelt, der Nachbar, der im angrenzenden Garten Pflanzen stutzt, der Freund, der heimlich die SMS seines Kumpanen liest, die Ehefrau, die ihren Mann nicht ausreden lässt und, wenn er gefragt wird, gleich selbst die Antwort gibt. Jemand, der bei Tisch einen Nachschlag dankend ablehnt und trotzdem weiteres Essen auf den Teller gelegt bekommt – es gibt unzählige kleine und große Grenzüberschreitungen, die sich durch den Alltag ziehen. Meistens werden sie kompensiert. Dauern sie jedoch länger an oder gehen sie tief, kommt es in der Regel zu einer Darmerkrankung.

Der Mann, der seine Frau heilte

Ein eindrücklicher Fall ist der einer Patientin, die wegen eines Morbus Crohn zur Behandlung kam. Sie hatte trotz der Einnahme von Medikamenten mehrfach täglich blutige Durchfälle und vertrug kaum noch etwas anderes als pürierte Bananen und weich gekochten Reis. Ihre Lebenssituation war ein Leben in dauernder Grenzüberschreitung. Sie war nach der Hochzeit in das schwiegerelterliche Haus gezogen und bewohnte dort mietfrei mit ihrem Mann und inzwischen zwei kleinen Kindern das Obergeschoss, während die Eltern des Mannes unten wohnten, mit einer Terrasse zum gemeinsamen Garten. Die Schwiegereltern waren mit der Heirat nicht wirklich einverstanden gewesen und mochten die Frau nicht. Um Geld zu sparen, war das Paar auf Wunsch des Mannes trotzdem dort eingezogen; und dieser pflegte auch ein enges Verhältnis zu seiner Mutter. Das brachte mit sich, dass die Wohnungstüre im oberen Stock nie zugeschlossen war und die Schwiegermutter ganz nach Belieben in der Wohnung der jungen Familie ein und aus ging – ob die Schwiegertochter es wollte oder nicht. Dies war eine permanente Grenzüberschreitung, denn die Frau besaß keinerlei Privatsphäre mehr. Ihr Mann war beruflich den ganzen Tag außer Haus, die Schwiegermutter besuchte täglich ihre Enkelkinder und hatte vor Leben und Ansichten deren Mutter keinerlei Respekt.

Um eine solche Darmerkrankung zu kurieren, muss den Grenzverletzungen ein Riegel vorgeschoben werden. Die Frau allein war dazu nicht imstande. Der Mann musste sich dazu entscheiden, aus der Rolle des Muttersohnes heraus noch einmal ganz bewusst in seine Ehe einzutreten, und seiner Mutter deutlich machen, dass er absolut zu seiner Frau steht. Die Türe musste geschlossen werden dürfen, die Schwiegermutter hatte anzuklopfen, und die Frau hatte das Recht, ja oder nein zu sagen, je nachdem, ob der Besuch ihr passte oder nicht. Wenn das nicht möglich wäre, müsste die Familie aus dem Haus ausziehen.

Glücklicherweise konnte der Ehemann einsehen, dass er diese Ordnung herstellen musste, wenn er seine Frau nicht verlieren wollte, denn langfristig stand ihr Leben auf dem Spiel. Er vollzog tatsächlich den Schritt, sich von seiner Mutter abzulösen und ganz zu seiner Frau zu stehen, und damit war auch der Weg frei für deren allmähliche Genesung. In Verbindung mit einer Mikrobiomtherapie und der Vollversorgung mit Vitaminen und Spurenelementen konnte die Darmschleimhaut abheilen.

Im Darm wechseln die Nahrungsstoffe in den Blutraum, den Innenraum des Menschen, über. Wo der seelische Innenraum übergangen oder verletzt wird, wird auch die Darmschleimhaut subtil geschwächt. Dies ist im Besonderen der Fall, wenn ein Mensch wenig Ordnungskraft von innen den Übergriffen von außen entgegensetzen kann, weil eine innere Angst ihn davon abhält. Beim Erwachsenen zeigt sich dies in fehlender Resolutheit. Wer als Kind Gewalt von denjenigen Menschen erfahren hat, denen er all seine Herzensliebe entgegenbrachte, wie es Kinder immer für ihre Eltern und vertraute Erwachsene tun, dessen innere Ordnung hat vom Start des Lebens weg bereits einen Knacks abbekommen. Dabei spielt es nur eine graduelle Rolle, ob die Gewalt körperlich, seelisch oder geistig vonstattengegangen ist. Sie hinterlässt in dem aufwachsenden Menschen langfristig das Gefühl, der Welt schutzlos ausgeliefert zu sein, sowie das innere Bild, diese Welt sei ein Ort ständiger Bedrohung. Das Gefühl von Wertlosigkeit, eine innere Trauer, nicht wirklich gesehen, sondern bloß gebraucht zu werden, begleitet ihn sein Leben lang, verbunden mit der Angst, zu versagen. Es sind Menschen, die meinen, sich selbst ständig beweisen zu müssen, um das Gefühl einer Existenzberechtigung zu haben. Diese dauernde innere Anspannung erstreckt sich auf den Darm. Missbrauch, ob sexuell oder anderer, ist für die spätere Darmgesundheit eine schwere Hypothek.

Man darf fragen, ob die ständige Zunahme von darmbedingten Erkrankungen in unserem Lande nicht auch auf einen generell respektlosen Umgang mit zwischenmenschlichen Grenzen zurückzuführen ist. In einer Kultur, wo statt des Respekts vor der einzigartigen Entfaltung einer Persönlichkeit eine Art Exhibitionismus waltet, und in einer Welt, in der die meisten Menschen auf das schielen, was andere sind und haben, anstatt die kostbaren Schätze aus sich selbst zu heben, da werden Grenzen generell kaum mehr als solche wahrgenommen.

Wo in Fernsehsendungen das Privatleben der beliebigen Öffentlichkeit preisgegeben und dies als neue Offenheit gepriesen wird, wo in jedem Nahverkehrszug das Privatleben per Handytelefonaten hemmungslos ausgebreitet wird und es egal ist, ob die fremde Person auf dem Nachbarsitz alles mit anhört, wird auch kein Halt mehr davor gemacht, grenzüberschreitend in das Privatleben einer anderen Person einzudringen, und ist die Würde und Achtung vor dem intimen Raum, in dem jede Person lebt, gesellschaftlich ad acta gelegt.

Das kann sich nur in zunehmender Darmungesundheit niederschlagen. Ein solcherart verletzter Darm will wie ein rohes Ei und sehr behutsam behandelt und angenommen sein. Wie ein schwerverletztes inneres Kind, das man in Watte packt und an einen sicheren Ort transportiert, wo es sich kurieren kann. Er braucht neben dem Schutz von Leib, Seele und Geist Schonkost, optimale Ernährung, Entspannung und Beruhigung und eine liebevolle Versorgung mit Mikroben, die sein Innenleben auf lebendige Weise wieder in ein Gleichgewicht bringen.

Dafür braucht der Mensch authentische liebevolle menschliche Begegnung.

Werden wir lernen, wieder direkt von Mensch zu Mensch, von Herz zu Herz miteinander zu sprechen? Oder stehen wir weitgehend nebeneinander, jeder den Blick auf ein Smartphone gesenkt, über das er mit fernen Personen distanziert kommuniziert? Wenn wir ein Volk von Grenzüberschreitungstraumatisierten werden, die vor ihrem kleinen oder großen Bildschirm vereinsamen, ist kaum auf bessere Darmgesundheit in der Bevölkerung zu hoffen. Psyche und Bauch sind direkt miteinander verknüpft, und der Darm in sich ist der Inbegriff eines vernetzten Miteinanders. Wenn man seine Mitmenschen, statt ihnen von Angesicht zu Angesicht zu begegnen, in einem digitalen Face-Buch auf Abstand hält, ist nicht zu erwarten, dass die inneren Vernetzungsorgane auf Dauer davon unbeeinträchtigt bleiben werden.

Es gibt also einiges zu bedenken, wenn der Darm revoltiert, und es stellen sich reichlich Fragen, die aufrichtig beantwortet werden wollen. Wer den Darm wirklich ernst nimmt und wem die Volksgesundheit wichtig ist, würde alle diese Fragen und vielleicht Hilfen für ihre persönliche Beantwortung auf die Liste von Maßnahmen als Vorsorgeuntersuchung zur Darmkrebsprophylaxe setzen.

Da dies von staatlicher Seite so bald nicht zu erwarten ist, sind hier einige Fragen als Vorschläge aufgeführt:

- Wo fehlt mir Liebe?
- Bin ich bereit, mich selbst so zu lieben, wie ich bin?
- Fühle ich mich und meine inneren Impulse?
- Höre ich auf meine innere Stimme?
- Bin ich aufrichtig in dem, was ich denke, sage und tue?
- Was sind meine Sehnsüchte und Träume?
- Wovor habe ich am meisten Angst?
- Wovor bin ich auf der Flucht?
- Was tue ich ungern, unter Druck oder mit Stress?
- Fühle ich meine Grenzen?
- Wie lebe ich meine Beziehungen privat … beruflich … am Wohnort … im Verein … zu Fremden?
- Wo werden meine Grenzen überschritten und wen möchte ich auffordern, dies zu unterlassen?
- Wo überschreite ich die Grenze anderer?
- Erwarte ich von anderen, dass sie anders sein sollen, als sie sind?
- Habe ich das Gefühl, im Leben am richtigen Platz zu sein?
- Stehe ich im Strom des Lebens, wehre ich mich gegen etwas oder halte ich an etwas fest?

- Bin ich versöhnt mit meiner Vergangenheit?
- Übernehme ich die Verantwortung für mein Leben?
- Gibt es etwas, was ich jemandem sagen möchte?
- Was wollte ich schon immer gerne tun?
- Gibt es etwas, was ich im Leben ändern möchte?
- Was würde ich tun, wenn mir jemand ein Jahr lang alles schenkte, was ich brauche?

Es ist gut, sich eine Vertrauensperson zu suchen, mit der man seine Fragen auch bereden kann, wenn einem danach zumute ist. Es sollte eine Person sein, die genügend Abstand zu uns hat und selbst gesund und zufrieden im Leben steht. Ein Seelsorger, ein ausgebildeter Therapeut, eine Lebensberaterin ... Insbesondere wenn man als Kind und Jugendlicher viel mit seinen Fragen allein gelassen war, ist es als Erwachsener wichtig, zu erleben, dass es Menschen gibt, mit denen man sie in Geborgenheit teilen kann. Man kann die Antworten auch in Ruhe für sich aufschreiben – und sie beispielsweise später verbrennen.

7. Es geht um die Wurst

Von schlank und dick machendem Mikrobenmix

Neuigkeiten aus der Forschungswelt dringen selten gleich zur Allgemeinheit durch. Während Massen naturwissenschaftlicher Studien irgendwo in der Welt der Publizierenden vor sich hin dümpeln und in Journalen und fachdigitalen Archiven ihr Dasein fristen, schlug jedoch das Ergebnis eines Versuchs zu Darmbakterien bei Mäusen ein wie eine Bombe und erreichte binnen kurzer Frist auch das neueste Diätmagazin im Kiosk um die Ecke: »Darmbakterien machen dick.« Nicht das Essen, nicht die Gene, die Mikroben sind schuld, lautete die rettende Botschaft an alle, die unter Fettpolstern leiden, die sich schräge Sprüche anhören oder abschätzige Blicke gefallen lassen müssen. Die sich nicht im Bikini ins Freibad trauen, weil ihre Figur allzu weit von der Ästhetik eines wohlgeformten Menschenleibs entfernt ist. Schluss mit den quälenden Diäten, keine Schuldgefühle mehr, kein täglicher Kampf gegen Pfunde und Fett, kein Kalorienzählen. In Seelenruhe genüsslich die Tafel Schokolade verzehren und denken: Das war nicht ich, das war Bazillus X. Bakterien sind für Fettansatz verantwortlich.

Bald tummelten sich Artikel über die Entdeckung überall. »Dick oder nicht – die Darmbakterien entscheiden«, titelt die *Welt*, »Darmbakterium bekämpft Übergewicht«, heißt es im *Deutschen Ärzteblatt*. Schon werden Bakterien als »Fettkiller«, als »Schlankmacher« und als »Diäthelfer« ausgemacht. Welche Karriere! Wo sie doch gerade noch als ausgemachte Krankmacher galten, helfen sie jetzt, schlank, fit und gesund zu bleiben. Kein Wunder, dass all die Schlankheitskuren bislang zwar erfolgversprechend, aber erfolglos waren, dass nach vollbrachter Disziplin zwar ein paar Gramm weniger auf der Waage waren, der hypnotisierende Blick auf deren Skala jedoch bald darauf wieder die vorigen Pfunde angezeigt fand. Wie sollte abspecken können, wer die »falschen« Bakterien besaß? Jetzt brauchte man nur noch die »richtigen«, und der Spuk ist vorbei? Von degenerierten Nahrungsmitteln, von billigem Essen und unmenschlicher Fleischproduktion, von Chemie in der Nahrung und genmanipulierten Enzymen ist keine Rede mehr – die Bakterien sind als Zünglein an der Waage ausgemacht, und verändert man diese, kommt das Wunschgewicht ganz von allein ...

Was war geschehen? Ein Forschungsteam aus Washington hatte die Mikrobiota von schlanken und übergewichtigen Mäusen untersucht und festgestellt, dass das Verhältnis der bei Mäusen wie Menschen häufigsten Bakterienstämme im Darm, der *Firmicutes* und der *Bacteroidetes,* untereinander verschieden war. Fette Mäuse besaßen viel mehr *Firmicutes* als schlanke und nur halb so viel *Bacteroidetes.* Als es gelang, das »Dickwerden« von dicken Mäusen auf schlanke zu übertragen und umgekehrt, indem man deren Stuhl austauschte und dadurch die Bakterienzusammensetzung änderte, war der mediale Aufschrei groß. Von der Bakterienzusammensetzung im Dickdarm waren Verdauung und Nahrungsverwertung abhängig, so dass dünne Mäuse nach der Stuhlübertragung beim selben Futter auf einmal auch dick wurden.

Wie lässt sich das verstehen?

Die Aufnahme der Nahrungsfette und ihre Verwertung

im Körper unterliegt Regulierungen. Ein komplexer Kreislauf bewirkt, dass Fette ab- und aufgebaut, gespeichert oder in Energie freigesetzt werden, und an dieser Regulation sind die Darmbakterien beteiligt. Damit überhaupt aus der Nahrung, und zwar aus Kohlehydraten oder Fetten, Körperfett entstehen kann, sind Darmbakterien bereits erforderlich. Das wiesen Forscher im Jahre 2004 an keimfreien Mäusen nach. Ohne Bakterien entwickelten sie weniger Körpergewicht und lagerten weniger Fette ein als normal besiedelte Mäuse, obwohl sie mehr Futter bekamen. Bakterien steuern bestimmte Enzymschritte, zum Beispiel die Produktion eines Eiweißes namens Lipoprotein-Lipase, das von den Enterozyten des Darms gebildet wird. Es hemmt das Enzym, das aus den von der Galle zur Verdauung vorbereiteten Nahrungsfetten freie Fettsäuren abspaltet, und spaltet auch die im Blut strömenden Fette nach Bedarf, damit Gewebe sie als Energieträger nutzen können. Dies geschieht je nachdem, was Muskeln, Gehirn oder andere Organe benötigen.

Fettgewebe ist ja kein Lager für Vorräte, sondern bewegt sich in der gleichen Art von Fließgleichgewicht wie alle anderen Gewebe im Körper auch. Im Fettgewebe laufen Fettbildung (Lipogenese) und -abbau (Lipolyse) ständig nebeneinander ab, und das Maß der beiden führt unterm Strich dazu, ob Fettansatz überwiegt oder Fettabbau. Man weiß schon lange, dass diese Regulation von verschiedenen Faktoren abhängt, wie den Ernährungsgewohnheiten, der Nahrungszusammensetzung und hormonellen Einflüssen. Jetzt stellte man fest, dass das Mikrobiom daran beteiligt ist, wie weit die an der Fettspaltung und Fetteinlagerung beteiligten Enzyme gehemmt oder gefördert werden. Bakterien sind also ein wichtiger Partner in unserem Fettstoffwechsel.

Dabei spielen sich bei über tausend Bakterienarten im Darm so komplexe Wechselwirkungen ab, dass man nicht einfach einen Schalter von »dick« zu »schlank« umlegen kann. Die aus dem Forschungsdschungel auftauchenden Erkenntnisse sind eher wie Teile eines Puzzles, die sich eines Tages Stück für Stück zu einem genauen Bild zusammenfügen lassen werden. Derweil kehrt man zu recht alltäglichen Erkenntnissen zurück, wie dass abwechslungsreiche Ernährung aus frischen Lebensmitteln mit Ballaststoffen ein gesundes Mikrobiom hervorbringt mit ausgewogenem Fettstoffwechsel.

Von den kurzkettigen Fettsäuren, die im Dickdarm durch bakterienverdaute Ballaststoffe gebildet werden, weiß man beispielsweise, dass sie auf Rezeptoren einwirken, die die Bildung von Eiweißen in Hormonzellen im Darm bewirken, welche das Sättigungsgefühl über das Sättigungshormon Leptin steigern. Es wird von Adipozyten, umgangssprachlich »Fettzellen«, und in geringem Maße aus anderem Gewebe abgegeben und wirkt im Gehirn auf Zentren ein, die den Appetit fördern oder hemmen, die aber auch Blutdruck und Herzfrequenz mitregeln. Ein hoher Leptinspiegel führt zu Sättigungsgefühlen. Sinkt die Zahl der Fettzellen, verringert sich der Leptinspiegel und der Appetit nimmt zu. Übergewichtige Menschen müssten eigentlich einen hohen Leptinspiegel und wenig oder gar keinen Appetit haben. Dem ist allerdings nicht so. Man findet bei übergewichtigen Menschen zwar tatsächlich einen hohen Leptinspiegel, ihr Appetit kann aber dennoch ungezügelt sein. Die gesunde Regulierung ist dabei außer Kraft gesetzt, was womöglich mit dem Mikrobiomstoffwechsel in der Darmschleimhaut zusammenhängt.

Kurzkettige Fettsäuren werden auch durch die Zellen

ins Blut und zur Leber transportiert, werden dort zur Fettsynthese genutzt und tragen bis zu 10 Prozent der Kalorienaufnahme bei. Es wäre aber ein Trugschluss, zu glauben, man könne 10 Prozent der Kalorienaufnahme dadurch sparen, dass man lieber keine Ballaststoffe zu sich nimmt. Dann kann es passieren, dass man aus anderen Gründen zunimmt: Kurzkettige Fettsäuren aus Pflanzenfasern dichten ja die Schleimhaut ab. Kommt es, weil sie fehlen, zum *Leaky-gut*-Syndrom, werden Lipopolysaccaride (LPS) – das sind Fette, die aus den Membranen von Bakterienzellwänden stammen – vermehrt aufgenommen, und der Fettstoffwechsel in der Darmschleimhaut wird gestört. Im Tierversuch löste eine Infusion mit LPS alleine bereits ein sogenanntes metabolisches Syndrom aus, das Gewichtszunahme, Insulinresistenz, Blutdrucksteigerung und erhöhte Cholesterinmengen im Blut umfasst und die Fettsynthese der Leber stimuliert. Eine leichte Entzündung in der Darmschleimhaut kann daher schon zu Übergewicht führen. Man weiß, dass Fettleibigkeit regelmäßig mit solch einer latenten Darmentzündung einhergeht und dass bei übergewichtigen Menschen nachweislich in unterschiedlichem Ausmaß ein *leaky gut* vorliegt. Da kurzkettige Fettsäuren auch als Nahrung für andere Mikroben im Darm dienen und an der Regulation des pH-Wertes beteiligt sind, sind sie auf jeden Fall lebensnotwendig.

Die Bakterienbesiedelung bestimmt das Ausmaß der Energie, die aus der Nahrung gezogen wird. Das offenbarte sich bei der Studie mit Kindern aus Burkina Faso (siehe Kapitel 3), die aus geringerer Kalorienaufnahme mehr Energie gewannen als italienische Kinder. Es ist Teil der Schleimhautgesundheit, die von den Bakterien mitgestaltet wird. Und daran ist, wie wir wissen, unser Schleimhaut-Duo *Akkermanisa/Faecalibacterium* beteiligt. Je weniger *Akkermanisa,* desto dünner ist die Schleimhaut, desto anfälliger wird man für *leaky gut* und Entzündungen ...

Tatsächlich wies ein internationales Team der Katholischen Universität im belgischen Louvain-La-Neuve in einer im Jahre 2013 veröffentlichen Studie nach, dass *Akkermansia muciniphilia* umso weniger im Darm von Maus und Mensch vorkommt, je übergewichtiger er oder sie ist. Wurden übergewichtige Mäuse mit *Akkermansia*-Mangel mit dem Prebiotikum[40] Oligofructose als Bakteriennahrung gefüttert, vermehrten sich die *Akkermansia,* und das metabolische Syndrom verschwand. Die Zunahme an Fettgewebe im Körper stoppte, und die Fettmasse verringerte sich, Körpergewicht und Gewebeentzündung nahmen ab, und die Vergiftung des Körpers aufgrund des *leaky gut* normalisierte sich auch. Das direkte Füttern lebender *Akkermansia* hatte denselben Effekt, abgetötete *Akkermansia* allerdings nicht.

Direkt betroffen sind beim Übergewicht immer auch die Insulinrezeptoren der Zellen, und Übergewicht und Diabetes Typ 2 gehen miteinander einher. Nachdem wissenschaftlich nachgewiesen war, dass Übergewicht, Entzündungen, Diabetes und die Eigenschaften des Mikrobioms zusammenhängen, ging man auf die Suche nach einem Verbindungsglied im Ganzen, natürlich mit dem Wunsch, über dieses eingreifen und Übergewicht reduzieren zu können.

Dabei stieß man auf das Endocannabinoidsystem. Damit wird ein Teil des Nervensystems bezeichnet, das im Gehirn, in Nervenganglien und im Darm vorkommt sowie auf Immunzellen. Auf deren Oberflächen finden sich Rezeptoren, zu denen Wirkstoffe passen, die bestimmte Prozesse in Gang setzen. Weil man zunächst äußerliche Wirkstoffe gefunden hatte, nämlich die Cannabionide der Cannabispflanze (Hanf), wurden sie nach diesem als innerliche (endogene) Cannabionide bezeichnet. Das Endocannabinoidsystem ist offensichtlich mit der Regulation von Körpergewicht verbunden.

Nachdem man dies erkannt hatte, versuchte man, die Rezeptoren des Endocannabinoidsystems mit dem chemischen Wirkstoff Rimonabant zu blockieren. Er wurde in den USA nicht zugelassen, war in Deutschland jedoch von 2006 bis 2008 im Handel, bis die Zulassung wegen der schweren Nebenwirkungen wie Übelkeit, Schwindel und Durchfall, Depressionen, Angstgefühle und Suizidgedanken, die nachweislich in fünf Fällen zum Tode führten, sowie Gedächtnisstörungen und Krampfanfällen nicht weiter erteilt wurde. Inzwischen hat der Hersteller das Mittel vom Markt genommen.

Derweil ist die Forschung den genaueren Zusammenhängen auf der Spur und entdeckte, dass Zellwandbestandteile der Bakterien, die Lipopolysaccharide (siehe oben), dabei eine Rolle spielen. Durch das Mikrobiom werden Eigenschaften der Rezeptoren und der an die Rezeptoren bindenden Stoffe reguliert, unter anderem, indem bakterielle Enzyme diese Stoffe spalten und dadurch reduzieren. *Akkermansia muciniphilia* ist daran beteiligt. Seine Anwesenheit unterstützt das Endocannabinoidsystem im Sinne einer Entzündungskontrolle, stabilisiert den Kittleistenverschluss und beeinflusst die Eiweißsynthese der Enterozyten. Fehlen die Bakterien, läuft das System aus dem Ruder.

Insgesamt wird durch *Akkermansia* ein Gleichgewicht wiederhergestellt. Dabei stellten die Forscher allerdings auch wieder fest, dass *Akkermansia* diese Regulation nicht allein durchführte, sondern dass bakterielles Teamwork zugrunde liegt. Fütterte man Mäuse mit Oligofructose, vermehrten sie wie gesagt *Akkermansia* im Darm. Versuchte man aber, *Akkermansia* auf einer oligofructosereichen Nährstoffplatte anzuzüchten, gelang dies gar nicht erst. Man kann also einzelne Bakterienstämme im Darm nicht gezielt anfüttern, sondern es geht immer um ein Miteinander zahlreicher Mikroben.

Die Art, wie Mensch und Mikrobiom ernährt werden, beeinflusst die Gesamtkomposition der Mikrobengemeinschaft im Darm.

Übergewichtige Menschen haben eine verringerte Mikrobenvielfalt unter Fehlen einiger bedeutender Stämme, Verschiebung der enthaltenen Arten und bei einem geringeren Ineinanderzahnen der Vernetzung untereinander. Es herrscht also Chaos im Darm. Durch die Änderung der Zusammensetzung lassen sich im Darm mehr bakterielle Enzyme finden, die energiereiche Verbindungen aus der Nahrung für den Körper nutzen, so dass weniger davon mit dem Stuhl ausgeschieden und gleichzeitig mehr Fettdepots angelegt werden. Die Nahrung wird besser ausgenutzt.

Eigentlich klingt die optimale Energieausbeute aus der Nahrung und ihre Sicherung als Fettvorräte wie eine ganz gesunde und gewissermaßen vernünftige Sache. Das ist sie auch, nämlich bei Tieren, die Winterschlaf halten. Tatsächlich fanden Forscher von den Universitäten Wisconsin und Colorado bei Eichhörnchen in der Zeit, in der sie sich den Sommer über für den Winter ein Fettpolster anfuttern, eine andere Zusammensetzung der Mikrobiota als während des Winterschlafs. Dies hat seinen tiefen Sinn. Im Sommer nimmt die Zahl der *Firmicutes* zu und die Zahl der *Bacteroidetes* und der *Verrucomicrobia* ab. Die *Firmicutes* sorgen für Fetteinlagerung, und ein gut genährtes Eichhörnchen geht in den Winterschlaf. Während es dort ruht, nehmen die *Firmicutes* ab und die *Bacteroidetes* und *Verrucomicrobia* (zu denen *Akkermansia* zählt) zu. Der Stoffwechsel wird auf unter 40 Prozent reduziert, die Körpertemperatur fällt unter 10 Grad Celsius, und Fastenzeit ist angesagt. Nun werden vorhandene Fettvorräte zum Überleben genutzt, wobei unter den dann zahlreichen Arten auch solche sind, die körpereigene Stoffe aus abgeschilferten Darmepithelzellen, aus Galle- und Bauchspeicheldrüsensäften und das Muzin aus der Schleimhaut nutzen können. Eine erhöhte Epitheldurchlässigkeit durch Veränderung in der Fettsäurezusammensetzung mit weniger Buttersäure während des Winterschlafes sorgt für eine gute Aufnahme der entstandenen Stoffwechselprodukte in den Körper, derweil die Epithelzellen zurückgebildet werden.

Ob Bakterien in den Körper übertraten, wurde von den Forschern nicht untersucht. Damit die Mikroben bei den niedrigen Temperaturen überhaupt überleben, wird die Körpertemperatur gelegentlich für zwölf bis 24 Stunden auf Normaltemperatur erhöht, so dass die Mikroben im Darm verzehren können, was an körpereigenen Stoffen dort angefallen ist, bevor sie wieder von der kältebedingten Ruhe erfasst werden.

Gegen Ende des Winterschlafs sind Vielfalt und Menge

der Mikroben erheblich reduziert, kaum ist das Eichhörnchen jedoch aus dem Winterschlaf wieder erwacht und futtert sich durch frisches Frühlingsgrün, nimmt auch die Mikrobenzahl im Darm wieder zu. Ihre Gesamtmenge und Artenvielfalt steigt mit dem Futter binnen zwei Wochen zur Höchstform an, und bald überwiegen wieder die *Firmicutes* über die *Bacteroidetes* und *Verrucomicrobia*. Jahr für Jahr findet dieser Bakterienrhythmus im Eichhörnchenbauch statt.

Gibt es also bei übergewichtigen Menschen das Missverständnis, es sei Zeit, sich in einen Winterschlaf zurückzuziehen? Eine dicke Hülle um den Leib, das lässt sich nicht leugnen, kann tatsächlich so etwas wie ein Geborgenheitsgefühl geben. Manch schlanker und »dünnhäutiger« Mensch hat sich schon den Rat anhören dürfen: »Du musst dir eben ein dickes Fell zulegen!« Eine robuste Außenhaut und ein dickes Polster, das einen vor den Unbilden des Lebens schützt.

Was verursacht also ein Übergewicht? Was ist zuerst da? Das Frühjahrsfuttern, wie es das Eichhörnchen pflegt, um eine Fettschicht anzulegen, oder die Bakterien, die einen dazu bringen, Essen gut anzusetzen? Ist es das Essen, das mehr *Firmicutes* zur Aktivität bewegt? Oder hat man aus irgendeinem Grunde zu viele *Firmicutes,* die dafür sorgen, dass man vom Essen gleich dick wird? Oder liegt dahinter ein größerer Sinn, als wir bisher ahnen?

Als der Stuhl von mehr als tausend Probanden aus 23 Ländern, die in verschiedenen Klimazonen der Erde liegen, auf ihr *Firmicutes-Bacteroidetes*-Verhältnis untersucht wurde, fand man einen direkten Zusammenhang zwischen Breitengrad und *Firmicutes*-Menge im Darm. Je kühler das Klima, desto mehr »Dickmacher«-Bakterien, die eine Fettverwertung fördern, kamen vor. Wer aber sagt den Darmbakterien, welche Temperatur draußen gerade ist? – Es sind noch lange nicht alle Geheimnisse gelüftet.

Einig sind sich die Forscher darin, dass eine massive Störung des Mikrobioms beim Menschen dem Entstehen von Übergewicht zugrunde liegt. Die Ursachen dafür können allerdings ganz verschieden sein. In den ersten Lebensjahren ist das Mikrobiom als komplexes System herangewachsen und durch Vernetzung in Vielfalt und Fülle auf die vielfältigen Einflüsse vorbereitet, die auf den Darm wirken können. Ein gewisses Ausmaß an Störungen kann von einem Mikrobiom abgefangen werden. Gehen Bakterienarten »verloren«, übernehmen beispielsweise andere deren Aufgaben, bis die Vielfalt wiederhergestellt ist. Je vielfältiger es sich gestaltet, desto flexibler kann ein Mikrobiom störende Einflüsse tolerieren. Sind diese Einflüsse jedoch zu groß und überschreiten sie die Toleranzbreite des mikrobiellen Systems, wird das komplexe Miteinander gesprengt, und nur bruchstückhafte Aktivitäten bleiben übrig. Das Ökosystem Darmmikrobiom kann Zustände erleben, die es zusammenbrechen lassen, so dass es seine eigentlichen Aufgaben nicht mehr erfüllen kann, woraufhin der Stoffwechsel auch des übrigen Körpers entgleitet. Es ist naheliegend, dass ein reichlich ausgestattetes Mikrobiom stabiler gegenüber solchen Ereignissen ist als eins mit verringerter Vielfalt und Fülle. Alles, was mit Darmbakterien zusammenhängt, kann einen solchen Mikrobiomschock, wie man es nennen könnte, auslösen: Fasten oder Überessen, Vergiftung oder Blutmangel, Operationen, Schockereignisse, Schwangerschaftskomplikationen und natürlich in besonderer Weise antibiotische Substanzen.

Eine geringe Verminderung der Mikrobiota fällt nicht unbedingt ins Gewicht, weil der verbleibende Rest des Systems so gut wie möglich versucht, dies zu kompensieren. Wird die Mikrobiomgesundheit bald wiederhergestellt, kann es sein, dass man nicht viel davon merkt. Bleibt die Schwächung jedoch bestehen, wirkt sich jeder neue oder ein andauernder Mikrobiomschock zerstörerischer aus als zuvor und führt schließlich zu dessen Dekompensation. Je empfindlicher ein Mikrobiom zum Zeitpunkt eines akuten Mikrobiomschocks ist, desto größer sind dessen Konsequenzen. Daher hat alles, was in den ersten drei Lebensjahren auftritt, während das Miteinander im Darm beim Kind sich noch entwickelt, die schwerwiegendsten Folgen für das ganze weitere Leben.

Stuhl- und Schleimhautmikroben

Diese Erkenntnis relativiert die Interpretationen von Stuhlanalysen, wie sie das Europäische Laboratorium für Molekularbiologie in Heidelberg im Jahre 2011 veröffentlicht hat. Dort untersuchte man die Stuhlmikrobengene von 22 Probanden aus Dänemark, Frankreich, Italien und Spanien, nahm bekannte Gen-Daten aus der Literatur von siebzehn Japanern und Amerikanern dazu, also von 39 Personen. Davon wurden bei der Auswertung vier Japaner gestrichen, da es sich um Kinder handelte, und zwei der amerikanischen Proben, da sie ungewöhnlich niedrige Anteile von *Bacteroidetes* aufwiesen. Bei den verbleibenden 33 Proben wurden statistische Auswertungen der Gene vorgenommen, und es wurde festgestellt, dass im Darm die Gene jeweils einer bestimmten Bakterienart dominierten: von *Bacteroidetes*, *Prevotella* oder von *Ruminococcus*. Damit glauben die Forscher, Kategorien gefunden zu haben, in die sich alle Menschen einteilen lassen. Sie wurden als Enterotypen 1, 2 und 3 bezeichnet. Als die Forscher dieselbe Methode auf eine bereits vorhandene Genanalyse von 85 dänischen Versuchspersonen anwendeten, fanden sie ebenfalls drei Gruppen, die allerdings anders waren: *Bacteroidetes, Prevotella* und eine dritte, die den Clostridien und weiteren zuzuordnen war. Als sie die Gene anstatt nach Bakterienarten nach Stoffwechselfunktionen gruppierten, fanden sie, dass die Gruppen ähnlich ausfielen; allerdings nicht bei allen Proben. So konnten bei derselben Person die Arten zu Enterotyp 2 gehören, die Stoffwechselfunktion hingegen zu Enterotyp 1. Von den Genen innerhalb der Enterotypen schloss man auf verschiedene Enzymschritte: Bei Enterotyp 1 fand man mehr Kohlehydrat- und Eiweißfunktionen, bei Enterotyp 2 Enzymgene für Muzinabbau und bei Enterotyp 3, der am häufigsten vorkam, ebenfalls die für Muzinabbau und Gene für den Stofftransport in die Zelle, der mit dem Zuckerstoffwechsel zusammenhängt. Die Forscher folgerten daraus, dass verschiedene Enterotypen unterschiedliche Wege darstellen, Energie aus der Nahrung zu verstoffwechseln. Sie fanden auch unterschiedliche Vitaminsyntheseraten in den verschiedenen Enterotypen: Typ 1 und 2 zeigten mehr Gene für Biotin, Bioflavin und Vitamin C, während Typ 3 mehr Vitamin B_1 und Folsäure codierte.

Statistisch relevante Zusammenhänge zwischen Nationalität, Geschlecht, Körpergewicht oder Alter zu den Enterotypen konnten sie nicht finden, auch wenn gewisse Zusammenhänge mit der Nationalität erkennbar waren. Auch das Verhältnis von *Bacteroidetes* zu *Firmicutes* in Beziehung zum Körpergewicht zeigte in dieser Analyse

keine Relevanz, so dass man zur Entstehung von Übergewicht keine Aussage machen wollte. Welche Aussagen
diese Daten hatten, hing ohnehin von der statistischen
Methode ab, die gewählt wurde. Betrachteten die Forscher die Artenzusammensetzung, gab es keine Beziehung zur Nationalität, betrachteten sie unabhängig von
den Arten die Funktionsgene, gab es doch bestimmte Zusammenhänge. Das wurde bei der Bestimmung der an-
geblichen drei Enterotypen freilich außen vor gelassen.

Die Fragestellung zu Beginn der Studie war, ob individuelle Unterschiede im Mikrobiom auf ständig wechselnden Gemeinschaften beruhe oder ob es beständige Gemeinschaften gibt, um die sich andere Mikrobenarten
herumranken. Dass es auf diesem Wege gar nicht möglich
ist, eine Antwort darauf zu finden, erörterten die Forscher natürlich nicht.

Dies alles macht deutlich, wie schwierig es ist, auf dem
Wege labortechnischer Untersuchungen zur wahren Erkenntnis des Mikrobioms zu kommen. Statistisch analy-
sierte Daten von Gensequenzen aus dem Stuhl können
von der Realität einer lebenden Person ziemlich weit entfernt sein. So sagen die Forscher am Schluss ihrer Studie
ganz deutlich, dass es sich schließlich um Stuhlanalysen
handele, die keine Aussage über das Miteinander in der
Schleimhaut zulassen. Und sie äußern sich selbst kritisch
darüber, dass die Zahl der verschiedenen Gensequenzen
pro Person zwischen 53 und 295 weit auseinanderliegt,
also unabhängig von einer Artenvielfalt die genetische
Vielfalt im Stuhl eines Menschen sehr unterschiedlich
ausgebildet sein kann. Zu den Ernährungsgewohnheiten
der Probanden wurden keine Zusammenhänge untersucht. Ganz abgesehen davon sagt das Vorhandensein von

Genen im Stuhl noch nichts über ihre Aktivität aus. Die Informationen sind da, aber ob und wann sie abgelesen werden, ist damit noch nicht gesagt. Interessant an den Ergebnissen dieser Studie ist der Nachweis, dass Bakterien offensichtlich in Gruppen gemeinsam wirken und dass es gewisse Stoffwechselteams im Darm gibt, die gemeinsam Aufgaben in der Ernährung erfüllen als Ausdruck des vernetzten und kommunizierenden Miteinanders.

Man könnte jetzt untersuchen, wie die unterschiedlichen Gruppen ihrerseits zusammenarbeiten. Da alle Funktionsgruppen in allen Enterotypen vorkamen, nur unterschiedlich ausgeprägt, wäre eine interessante Fragestellung: Wie flexibel ist die Verzahnung oder wie weit wirken diese Gruppen getrennt? Und wer oder was bestimmt, welcher Anteil ausgeprägt wird? Kann es sein, dass ein Mikrobiomschock das Gesamtsystem im Darm so sprengt, dass inselartig voneinander getrennte Bakteriengruppen innerhalb des Darms sozusagen jede »ihr Ding«, ihren Stoffwechsel machen, ohne noch als Gesamtheit wirken zu können? Oder dass einzelne Bakterienteams schlichtweg außer Gefecht gesetzt werden? Die Studienergebnisse wurden stattdessen medial hochgepriesen. Verantwortliche werden mit Sätzen zitiert wie »Wir haben auch entdeckt, dass die Zusammensetzung von Mikroben im Darm nicht zufällig ist.«[41] Ein anderer Mitarbeiter der Studie setzte einen Vergleich mit Blutgruppen in die Welt. So bedient das künstliche Konstrukt von drei Enterotypen, welche im Körper die Nahrungsverwertung bestimmen, die Sehnsucht des Menschen, dieses ungreifbaren Wuselns von Mikroben in uns selbst Herr zu werden, indem man es klassifiziert, kategorisiert und schließlich kontrolliert. Schon wird der Enterotyp zur Entschuldigung für Übergewicht genommen und in

Ernährungsratgebern erwähnt. Die Darmmikroben lächeln sicher gnädig darüber.

Was die Forscher allerdings völlig außer Acht ließen, ist, dass keinerlei Zusammenhang zu den Ernährungsgewohnheiten ihrer Testpersonen hergestellt wurde und dass alle Proben von Menschen westlicher Industrienationen stammten. Vielleicht böte eine Stuhlprobe aus Burkina Faso ein völlig anderes Bild? Oder die Ergebnisse unterscheiden sich je nach psychischer Verfassung, Tages- oder Jahreszeit, Stress oder Umgebungsmikroben? Vielleicht hängt eine Mikrobiota auch von ganz anderen Kriterien ab?

In einer Studie an der Universität Boulder/USA wurden die Mikrobengesellschaften in bestimmten Körperregionen untersucht, und man hat festgestellt, dass sie sich mehr oder weniger von Tag zu Tag ändern. Vielleicht kommt es darauf an, ein gutes Gleichmaß von Beständigkeit und Wechsel von Bakterien zu haben, um gesund zu sein? Vielleicht ist ein gesundes Mikrobiom einfach nur flexibel und zu rhythmischen Wechseln fähig, wie es beim Eichhörnchen der Fall ist?

Dies legt jedenfalls eine Studie nahe, in der man ein Jahr lang von sechzig Personen Stuhlproben entnahm und die im März 2014 veröffentlicht wurde. Die Probanden gehörten der Gemeinschaft der Hutterer an. Die Hutterer sind zwischen 1874 und 1879 aus Europa nach Nordamerika ausgewandert und führen seither nach den alten Traditionen als relativ abgeschlossene Gemeinschaften auf Selbstversorgerhöfen ein relativ unabhängiges Leben. Sie ernähren sich gemeinsam mit Mahlzeiten, die sich weitgehend nach dem richten, was je nach Jahreszeit zur Verfügung steht. Das gemeinsame Essen wird nach traditionellen Rezepten zubereitet und besteht neben Getreidegrundprodukten im Sommer und Herbst aus einer Vielfalt von Früchten und frischen Gemüsen, im Winter überwiegend aus konservierten Lebensmitteln, die eingemacht oder eingefroren wurden.

Die Ergebnisse zeigten, dass sich das Mikrobiom der Probanden im Laufe der Jahreszeiten in bestimmter Weise veränderte und sich offenbar dabei nach der wechselnden Ernährung richtete. Es war anpassungsfähig, und zwar bei allen untersuchten Hutterern parallel. Die wechselnde Nahrungsaufnahme ließ sich an Verschiebungen innerhalb der Artenzusammensetzung ablesen, auch am *Bacteroidetes-Firmicutes*-Verhältnis, wobei im Winter mehr *Firmicutes* vorherrschten als im Sommer. Eine den Rhythmen der Jahreszeiten angepasste Ernährung bringt ein rhythmisch sich wandelndes Mikrobiom mit sich, dessen Stabilität Gesundheit bedeutet, und ein stabiles, den Umständen entsprechendes Körpergewicht.

Woher kommt dann Übergewicht? Als Forscher aus Massachusetts der Frage nachgingen, wie sich die Geburt auf die spätere Gewichtsentwicklung auswirkt, fanden sie, dass von 1255 Mutter-Kind-Paaren bei natürlicher Geburt nach den ersten drei Lebensjahren 7,5 Prozent der Kinder fettleibig waren, bei einer Kaiserschnittgeburt zu 16 Prozent. Laut einer anderen Studie war bei Kindern die Wahrscheinlichkeit, im Alter von elf Jahren fettleibig zu werden, um 1,83-mal größer, wenn sie per Kaiserschnitt geboren wurden, als nach einer natürlichen Geburt. Ist die Schwangere übergewichtig, kann sie ihrem Kind bei der Geburt Übergewicht und ein lebenslang doppeltes Risiko für Übergewicht mitgeben. Stillen wiederum reduziert das Risiko für Übergewicht beim Kind dauerhaft um ein Drittel. Daraus lässt sich schließen, dass bereits jede frühe Störung des Mikrobioms Übergewicht oder Fettleibigkeit zur Folge haben kann.

Ernährung als Mikrobiomschock

Zwei Auslöser eines Mikrobiomschocks spielen in der westlichen Welt eine besondere Rolle: die Ernährung und Antibiotika. Wobei beides in antibiotikabehafteten Lebensmitteln zusammentrifft. Hier geht es um die Wurst.

Um zu verstehen, wie sich die Nahrung auf die Mikrobiota auswirkt, müssen wir uns ihr dynamisches Miteinander noch einmal vor Augen führen. Mikroorganismen vermehren sich abhängig vom Milieu, in dem sie leben, beispielsweise dem Essen, das wir schlucken. Sobald die Speise die Verdauungsorgane erreicht, vermehren sich dort die Bakterien, die der eingehenden Nahrung entsprechen. Binnen 20 bis 40 Minuten können sie sich verdoppeln. Für Zucker vermehren sich zuckerverdauende, für Fette fettverdauende, für die Eiweiße eiweißverdauende Mikroben, für alles gibt es passende Mikroben, auch multibegabte und flexible. Für Metalle sind mehr diese zuständig, für Ballaststoffe jene, für Pestizidneutralisierung andere als für Quecksilberentgiftung und für Konservierungs-, Aroma- und Farbstoffe. Wohl dem, der von allen benötigten Mikroben ein ausreichendes Team im Bauch beisammenhat. Hier leuchtet ein, warum eine Verarmung an Mikrobenarten im Darm immer eine geringere Verträglichkeit und Flexibilität gegenüber Speisen mit sich bringt. Unser mikrobielles Netzwerk ist wie eine Klaviatur, auf der unsere Nahrung spielt. Es stellt seine Zusammensetzung kurzfristig nach Bedarf um.

Versuchsweise aßen Freiwillige jeweils fünf Tage lang ausschließlich pflanzliche oder tierische Kost. Einen Tag nachdem von normaler Mischkost auf eine Kost mit ausschließlich Getreide, Früchten, Gemüse, Hülsenfrüchten oder ausschließlich Fleisch, Eier und Käse umgestellt wurde, so fand man in dieser im Januar 2014 in *Nature* veröffentlichten Studie heraus, hatten sich die Bakterienarten im Mikrobiom auf die Veränderungen mit einer Änderung ihrer Gemeinschaft eingestellt. Zwei Tage nach Rückkehr zur Normalkost kehrte auch das Mikrobiom in seinen vorherigen Zustand zurück. Auffällig war dabei, dass die tierische Ernährung eine stärkere Auswirkung auf die Veränderungen hatte als die pflanzliche und jeweils in der Nahrung vorkommende Mikroorganismen wie Milchsäurebakterien aus dem Käse und Staphylokokken aus Fleischsoße sich im Darm wiederfanden, wo sie natürlich auch Stoffwechselaktivität entfalten. Bei der tierischen Kost waren mehr Pilze in den Darm gelangt als bei der pflanzlichen.

Mikroben und Mensch haben im Laufe ihrer gemeinsamen Entwicklungsgeschichte ihr Miteinander so entwickelt, dass es einen Spielraum für Nahrung gibt, in dem das Mikrobiom verschiedenes Essen toleriert. Dieser Spielraum wird durch die Stabilität des Mikrobioms begrenzt. Bei Mikrobenmangel ist er klein, und geringe Schwankungen führen bereits dazu, dass das Miteinander dekompensiert. Je nach der Ausgangssituation bleibt es bei zu großen Abweichungen erhalten oder nicht.

Dabei ist das Mikrobiom auf perfekte Art an das angepasst, was Natur und Kultur uns in Tausenden von Jahren als Lebensmittel entwickelt haben. Was es hingegen nicht kennt, nicht braucht und nicht verträgt, ist, was in den letzten Jahrzehnten künstlich hinzuerfunden wurde. In dem Ausmaß, in dem sich das Essen von seinem natürlichen Ursprung, nämlich der Pflanze, entfernt hat, entfernt es sich auch von den Gegebenheiten unseres Mikrobioms. Das Essen von heute und die Darmgemeinschaft von vor Tausenden von Jahren passen auf einmal nicht mehr zusammen. Jedenfalls bei der westlich zivilisierten Durchschnittsbevölkerung. In archäologischen Stuhlproben fand man eine ähnliche Mikrobiota wie in Menschen traditionell ländlich lebender Kulturen heute. Je weiter eine Nahrung vom natürlichen Sonnenlicht und dem Erdboden entfernt ist, die einer Nahrungspflanze zum Wachstum verholfen haben, desto strapaziöser ist sie für unser alteingesessenes Mikrobiom. Und dann wird man zum Beispiel dick.

Auch eine Scheibe Wurst war einmal eine Pflanze, die als Futter gewachsen in einem Tier zu Fleisch »veredelt« wurde. Als das Schwein noch im eigenen Garten nach Eicheln graben konnte, war das auch kein Problem. Es dauerte lange, bis es aufgewachsen war, und dementsprechend selten gab es Wurst und Fleisch. Das Maß des Fleischverzehrs war an das Pflanzenwachstum des Ökosystems Bauernhof angepasst und passte damit auch zum Darm. Heute ist die Wurstmenge beliebig verfügbar geworden, also nehmen wir sie in beliebiger Menge auf. Unsere Ernährung ist abgekoppelt von den natürlichen Gegebenheiten mit der Folge einer beständigen Überforderung für das Mikrobiom. Als Entschuldigung gilt, dass wir das bis dato noch nicht im Detail wussten. Diese Entschuldigung gibt es ab jetzt nicht mehr.

Jede Speise, die wir zu uns nehmen, bildet also im Darm eine bestimmte Mikrobenmischung ab, die ihrer Zusammensetzung entspricht. Und jede Diät[42] fördert potenziell eine bestimmte Mischung – jedoch nur dann, wenn von den Mikroben, die sich durch eine bestimmte Diät vermehren könnten, überhaupt welche vorhanden sind und sie Lebensbedingungen vorfinden, in denen sie gedeihen. Dazu gehören pH-Wert, Ballaststoffe, Nährmedium und die Mikrobenpartner, mit denen sie zum Stoffwechselteam verbunden sind. Fehlt es daran, kann eine bestimmte Diät nicht die Wirkung haben, die sie sonst hätte. Daher gehört zu jeder vernünftigen Diät eine Bakterienversorgung.

Jede Ernährungsweise bringt unweigerlich einen irgendwie gearteten Einfluss auf die Mikrobiota mit sich. Dabei kann eine ausgewählte Nahrungszusammenstellung bei einem Menschen wahre Wunder bewirken und ihn von Pfunden und Krankheiten befreien, dieselbe Diät bei jemand anderem jedoch gar nichts nutzen. Dies hängt vom Zustand des Mikrobioms ab. Weiß man aber vorher nicht, in welchem Zustand es ist – und das kann man im Einzelnen gar nicht genau wissen –, und weiß man nicht, wie eine bestimmte Diät auf welche Mikroben wirkt, ist das Ergebnis unvorhersehbar.

Es gibt ja genau deshalb unzählige verschiedene Diäten, weil es unzählige Menschen gibt, deren Darm unterschiedliche Bedürfnisse hat, insbesondere, wenn er einmal aus dem Lot geraten ist. Daher ist es unmöglich, eine bestimmte Diät als die für jeden allheilende Wunderkur und der Weisheit letzten Schluss zu empfehlen. Es mag sein, dass es Personen gibt, für die sie genau passt. Das Missverständnis liegt jedoch darin, dass insbesondere die Erfinder neuer Diäten ihre Begeisterung über einen persönlichen Ernährungserfolg gleich über die gesamte Menschheit ausbreiten und alle anderen mit derselben Kost retten wollen. Solange man die Wirkung auf die Darmbakterien nicht berücksichtigt, bleiben dabei wieder zahllose frustrierte

Diätgescheiterte zurück, die an sich, der Welt und dem Leben zweifeln. Ihnen allen möchte ich sagen: Seien Sie beruhigt, das ist angemessen. Fasten Sie sich nicht ständig durch eine Schlankheitsdiät nach der anderen durch! Solange die Darmbakterien fehlen und unterversorgt sind, können diese Diäten nicht wirken, und sobald Ihre Mikrobenflora wieder stimmt, brauchen Sie diese Maßnahmen nicht mehr. Sie wissen selbst am besten, was Ihnen schmeckt und guttut. Wenn Sie berücksichtigen, was Ihr Körper signalisiert und die Darmbakterien brauchen, können Sie auch ohne Diätplan auskommen.

Denn was geschieht bei diesem Diätenwahn? Man lebt nach Vorschrift. Was auch immer an inneren Impulsen auftaucht, wird unterdrückt und einem Korsett von Restriktionen unterworfen, das den gesamten Essensplan von außen bestimmt. Wie wirkt das auf den Darm? Richtig: Es versetzt ihn in Stress und unter Druck. Das ist das Gegenteil dessen, wessen ein heilungsbedürftiges Mikrobiom bedarf. Unser Darm möchte in genussvoller Entspannung ernährt sein und nicht in innerem Widerstand in einer ausgetüftelten Diätkur. Man braucht nicht Ernährungsratgebern nachzuleben. Sie widersprechen sich sowieso. Die einen empfehlen: Wirf den Kochtopf weg. Die anderen sind fürs Garkochen. Manche empfehlen kohlehydratreiche Kost, andere beschwören eiweißreiche Ernährung. Die einen mehr morgens, andere mittags, wieder andre abends. Man soll Getreide gänzlich weglassen oder täglich Frischkornbrei essen – und immer sind überzeugende Argumente, wissenschaftliche Nachweise und begeisterte Anwenderberichte dabei.

Aber: Alle ignorieren völlig den gesunden Appetit des Menschen. Unser Ernährungsratgeber, kostenlos und maßgeschneidert, ständig verfügbar und lebenslang treu, ist nämlich genau dieser Appetit. Wir müssen ihn nur wieder aus der Versenkung holen. Müssen ihn befreien von allen Ernährungsratschlägen, die das Leben in unseren Kopf gepackt hat und die uns letztendlich doch ratlos zurückgelassen haben. Wenn man sein Mikrobiom kuriert (siehe Kapitel 10) und den eigenen Appetit wieder kennenlernt, rückt sich vieles von selbst gerade.

Mit Appetit sind nicht Begierden gemeint. Diese entspringen möglicherweise einem diffusen Mangel im Körper, der auf verschiedenen Ebenen liegen kann. Hat man Heißhungerattacken, kann das ein Anzeichen für Diabetes sein, aber auch bedeuten, dass der Körper einen Vitamin- oder Spurenelementemangel signalisiert. Weil der Körper nicht präzise sagen kann: Mir fehlt Zink, fehlt Cobalamin, Folsäure oder Selen, vermittelt er ein diffuses Gefühl von Bedürfnis, das vielleicht zur Schokolade greifen lässt. Schokolade befriedigt natürlich nicht den Vitaminbedarf, sondern braucht für die Verdauung mehr davon. Also steigt der Bedarf, verstärkt sich das diffuse Bedürfnis, man greift öfter zur Schokolade – oder zur Chipstüte – oder, oder, oder. Dann ist die Lösung eine Vollversorgung mit natürlichen Vitaminen, Mineralstoffen und Spurenelementen. Natürlich nicht aus Tabletten oder Kapseln, die so viel künstliche Füll-, Aroma- und Brausestoffe enthalten, dass die Leber dafür wieder zusätzlich Vitamine braucht. Wenn nicht mit Ernährung, sollten es komprimierte natürliche Vitalstoffpräparate aus frischem Obst, Gemüse, Kräutern und Beeren sein, wovon es in Deutschland auch sehr gute im Handel gibt. Damit kann man ersetzen, was aufgrund der modernen Ackerwirtschaft an lebensnotwendigen Spurennährstoffen in unserer Nahrung fehlt.

Sind die Nährstoffdepots in den Zellen – unterstützt durch eine Versorgung des Mikrobioms – wieder aufgefüllt, verschwindet der diffuse Hunger meist von selbst. Je nach Ernährungsgewohnheiten muss man diese Zusatzversorgung beibehalten, denn an einer Vollversorgung des Körpers kommt niemand, der gesund sein will, vorbei. Laut der letzten nationalen Verzehrstudie des Bundesministeriums für Ernährung, Landwirtschaft und Verbraucherschutz leiden praktisch alle Bundesbürger einen nur graduell verschiedenen Mangel. Es fehlt an Obst und Gemüse in der Ernährung, in Obst und Gemüse fehlt es an Spurennährstoffen; und solange das so ist, sollte man die Mängel ersetzen.

Essen aus Sicht des Darms

Sind die Nährstoffdefizite ausgeglichen und die Begierden setzen sich fort, lohnt es sich, auf anderen Ebenen auf die Suche zu gehen. Essen kann eine Ersatzbefriedigung für einen Hunger nach Zuwendung, nach Liebe und Anerkennung sein. Dann ist es gut, sich Hilfe zu suchen, um die Bedürfnisse auf angemessene Weise zu befriedigen, in jedem Fall, wenn die Begierde Suchtcharakter angenommen hat. Selbst dies lässt sich erfahrungsgemäß über eine Korrektur der Bakterienbesiedelung beeinflussen, es bedarf aber zugleich auch der Heilung auf der Seelen- und Geistesebene. Da Psyche und Darm eng zusammenhängen, sind Suchttherapien mit gleichzeitiger Mikrobenversorgung erfolgversprechender.

Begierden und Appetit sind also auseinanderzuhalten. Der Appetit ist der innere Bote, der einem sagt, was der Körper braucht. Hunger signalisiert: Ich habe Nahrungsbedarf. Der Appetit sagt uns, wonach. Es ist nötig, dass wir unseren Appetit wiederbeleben. Bei Schwangeren lächelt man, wenn sie plötzlich Ungewohntes essen wollen, und sagt: »Sie darf das, sie ist schwanger.« Vielleicht ist zur Rettung der Kinder bei Schwangeren der Appetit aus dem Versteck gelockt, um Mutter und Kind mit allem Nötigen zu versorgen.

Wir sollten uns den Appetit wieder erlauben, auf den Körper lauschen und das Benötigte zuführen. So kann der Darm beispielsweise zu verstehen geben, was er für seine Bakterienversorgung braucht. Ist einem nach eingelegten Gurken oder Hering zumute, kann dies einen Bedarf an Milchsäurebakterien bedeuten. Mag man gerade getrocknete Aprikosen und Nüsse, braucht man vielleicht Magnesium, ist einem nach Ölsardinen und Emmentaler zumute, signalisiert der Körper Kalziumbedarf. Einzig und allein der Appetit kann auf diesem Wege gezielt vor Mangelerscheinungen bewahren. Dann braucht man nur noch das Glück, Lebensmittel zu finden, in denen das Gewünschte auch wirklich noch drin ist. Dies ist eher in biologischen Lebensmitteln der Fall, und mit ihnen entgeht man zugleich den appetitfördernden Zusatzmitteln, die in industriell hergestelltem Essen vorkommen.

Was füttern wir alles unseren Mikroben: künstliche Farb-, Aroma- und Konservierungsstoffe, Festigungs-, Verdickungs- und Antioxidationsmittel, Süß- und Füllstoffe, Schmelzsalze, Stabilisatoren, Emulgatoren, Geschmacksverstärker, Rieselhilfen, Reste von Herbiziden, Fungiziden und Insektiziden und gentechnologische Produkte …

Bevor chemisch-synthetische Substanzen Einzug ins Essen hielten, aß man, was in der Natur gewachsen war, in Acker-, Gartenbau und Tierhaltung kultiviert, zum

Lebensmittel veredelt und zu Hause gekocht oder zubereitet wurde. Dies war das Natürlichste auf der Welt und ist es in manchen Regionen Gott sei Dank immer noch. Dann wurden künstliche Düngemittel erfunden, künstliche Futtermittel, künstliche Pflanzenerhaltungsmittel, Pestizide. Es wurden künstliche Anbaumethoden erfunden wie bilanzierte Nährstofflösungen für Gewächshauspflanzen, die, statt in Erde zu wurzeln, nur noch in Steinwolle ankern, es wurden künstliche Verarbeitungsmethoden entwickelt wie laborgefertigte Enzyme zur Käse- und Joghurtfermentation. Es wurden künstliche Konservierungsmethoden in die Welt gesetzt mit chemischen Stoffen, die die natürliche Reifung eines Lebensmittels und seine Verderbnis blockieren, oder Gasen, die die Reifung anhalten, bis das Produkt gebraucht wird.

Da dies alles vor lauter Künstlichkeit viel zu teuer würde, muss es in Massen industriell hergestellt werden. Weil solche Massenprodukte kein Aroma haben, synthetisierte man künstliche Aromen, dazu künstliche Farbstoffe, damit man nicht sieht, dass die natürlicherweise gebildeten Verbindungen nicht mehr enthalten sind. Man hat künstliche Verpackungsmaterialien kreiert, um Essen lagerfähig zu machen, und weil Lebensmittel darin gerne ihr Eigenleben entfalten, fügt man noch lebenstötende Substanzen bei, damit in der Packung alles beim Alten bleibt.

Diese Verpackung wird dann mit bunten Bildchen aus der Landwirtschaft oder den Lebensmitteln verziert, die wir früher einmal hatten. Das Endprodukt wird bequemerweise nicht mehr auf dem »Feuer« gekocht, sondern in der Mikrowelle bestrahlt, um schließlich künstlich gewärmt und seiner Lebendigkeit beraubt auf dem Teller zu landen.

Auf diesem befinden sich so zwar essbare Substanzen,

doch nicht im eigentlichen Sinne mehr »Lebens«mittel für ein gesundes Mikrobiom. Zwischen der Natur, die uns nährt, und dem Essen auf dem Tisch gibt es zu wenig Zusammenhang. Bei jedem technischen Verarbeitungsprozess verliert ein Lebensmittel an Gehalt, Energie und Natürlichkeit. Weißmehlprodukte beispielsweise verlieren durch das Ausmahlen den größten Teil ihrer Mikronährstoffe wie Selen, Zink, Spurenmetalle und B-Vitamine. Tiefgefrieren lässt den Vitamingehalt von Früchten um ein Viertel bis zur Hälfte sinken. Eine frisch gekochte Kartoffel ist anders als tiefgefrorene und in Fett gebackene Pommes frites oder Chips.

Diesem Essen fehlt die innere Lebendigkeit, fehlt die Ordnungskraft aus Sonnenlicht und Boden, fehlen Substanzen – und: Es fehlen die Mikroben. Es enthält allerlei künstliche Stoffe. Wer weiß denn, was diese im Darm tun und wie viele davon ihn reizen und schließlich Krankheiten bewirken? Wer weiß, wann der Körper die Chemie nicht mehr entgiften kann? Sie gehört nicht in unseren Leib. Dabei geht es nicht um Einzelsubstanzen, die Summe macht es. Bakterien und Leber geben sich alle Mühe, jegliche Gifte aus dem Körper wieder zu entfernen. Jede künstliche Substanz bewirkt folglich eine Vermehrung dieser Mikroben, soweit sie dies überleben, und einen Zusatzbedarf an Vitalstoffen. Jegliche Substanz, die in uns gelangt, gestaltet die Mikrobiota. Alles, was darauf ausgelegt ist, Mikroorganismen zwecks Haltbarkeit in einem Lebensmittel zu töten, wirkt logischerweise auch auf Darmbakterien. Da Antibiotika generell als Mitauslöser für Übergewicht gelten, ist eine entsprechende Wirkung chemischer Stoffe aus der Nahrung naheliegend. Welche Wirkung die Chemie in der Nahrung im Einzelnen auf das Mikrobiom hat, wäre noch zu untersuchen. Es ist aber absurd, überhaupt Grenzwerte für Pestizide in Erdbeeren, Champignons, Paprika oder mehr festzulegen. Aus Sicht des Darms gehört sich ein Essen grundsätzlich chemiefrei.

Darum bemühen sich Landwirte und Lebensmittelproduzenten in biologisch wirtschaftender Garten- und Landwirtschaft, die sich aus Liebe zur Schöpfung und mit Idealismus für eine solche gesunde Lebensmittelversorgung einsetzen. Sie sind wie Inseln in einer von wahren Bedürfnissen des Körpers abgehobenen Lebensmittelwelt, in der tatsächlich auf Lebensmittelmessen Designerpreise für die neueste Kreation vergeben werden. Biologische Lebensmittel bedeuten naturgemäße Bodenbewirtschaftung, natürliche Unkrautregulation, natürliche Futtermittel, artgerechte Tierhaltung, tiergerechte Schlachtung und möglichst naturbelassene Weitergabe in den Handel und an den Verzehrenden.

Unser Mikrobiom dankt uns also eine natürliche Kost, und ohne chemische Zutaten, die die Sinne irritieren, haben wir auch Chancen auf die Wiederentdeckung eines gesunden Appetits. Um ihn wiederherzustellen, ist es übrigens gut, von der Verpackung von Lebensmitteln zu abstrahieren und deren Inhalt von Bildern der Werbung zu befreien, die uns den Blick auf das tatsächliche Nahrungsmittel verstellen. Die Augen, die kaufen, schlucken das Essen nachher nicht. Was für den Darm zählt, ist, was tatsächlich drin, und nicht, was drauf ist.

Der echte Genuss

Die meisten Menschen denken beim Einkauf nicht über die innere Qualität des Essens nach, sondern lassen sich von einer Mischung aus Lust und Geldbeutel treiben, beides Anker, an denen man leicht von der Werbung geködert werden kann. Werbung ist so ausgelegt, dass sie den tatsächlichen Genuss durch Verpackungsart und Bilder zu ersetzen versucht. Die guten Gefühle, die durch eine schmackhafte Speise geweckt werden könnten, können über Werbebilder versprochen und der tatsächliche Geschmack der gekauften Kost damit übergangen werden. Man ist beispielsweise mit seiner Aufmerksamkeit bei einem beglückenden Bild und schmeckt nicht mehr das Essen, sondern ein eingebildetes Gefühl. Und isst derweil Sachen, die nicht guttun, die womöglich den Darmbakterien Mühe bereiten, die Darmschleimhaut stören und dick machen. Ein gesunder Appetit erfordert die Abkopplung des Einkaufsverhaltens von Werbebildern, deren Versprechen uns von wahrem Genuss und Mikrobengesundheit abhalten. Man kann sich dem zum Beispiel entziehen, wenn man die Gefühle und Stimmungen, die die Werbung vermittelt – wie »Freiheit und Abenteuer«, »Liebe«, »Frische«, »Frühling«, »Urlaub« –, gedanklich vom Produkt abkoppelt, die Augen schließt und sich genüsslich das suggerierte Gefühl ganz plastisch innerlich vorstellt. Vielleicht taucht dabei sogar eine Idee auf, wie man es sich auch im äußerlichen Leben erfüllen kann. Öffnet man anschließend die Augen, braucht man das beworbene Produkt vielleicht nicht mehr zu kaufen.

Riechen und Schmecken bereiten die Organe auf die Nahrung vor, die ankommt. Schon beim Anblick einer Zitrone kann uns das Wasser im Mund zusammenlaufen, unsere Sinne sind mit den Verdauungsorganen gekoppelt und möglicherweise auch mit unserem Mikrobiom. Da unser Mund seine eigene Mikrobiota hat, ist nicht ausgeschlossen, dass es noch unbekannte Zusammenhänge gibt, die mitgestalten. Das Mikrobiom ist über Signalbotenstoffe mit dem Nervensystem verbunden, und die Mikroben unseres Körpers agieren als Gesamtheit.

Riechen, Schmecken und das Tasten der Zunge im Mundraum sind erste sinnliche Erlebnisse, die wir mit der Nahrungsaufnahme haben. Wie schmeckt es, wie fühlt es sich an? Forscher stellten sogar an den beim Kauen im Kopfraum entstehenden Geräuschen eine Wirkung auf das Gehirn fest, wobei beispielsweise knusprige Kekse einen ganz bestimmten Reiz in den Körper geben. Wir wissen mit dem Mund genau, was schmackhaft oder unbekömmlich ist, und spucken es in letzterem Falle wieder aus. Durch das Einspeicheln und das Einwirken von Bakterien und Enzymen entfalten sich Aromen, die über die Schleimhäute und das Riechorgan aufgenommen und als Genusswahrnehmung an das in der Nähe liegende Gehirn weitergegeben werden. Alles, was im Mund nicht schmeckt, wird auch für das Mikrobiom nicht bekömmlich sein. Für alle anderen Organe auch nicht. Schlucken Sie nie, was Ihnen nicht angenehm ist – ausgenommen vielleicht eine notwendige Medizin! Echter Genuss findet im Mund statt. Man kann dieses Erleben bewusst reaktivieren, indem man die Speise bewusst und aufmerksam kaut.

Ein Schritt zu einer mikrobenfreundlicheren Ernährung ist das Essen mit den Geschmackssinnen und das Einkaufen mit Verstand statt mit betrogenen Augen. Man kann sich beim Einkaufen die Frage stellen: Was werden meine geliebten Darmbakterien dazu sagen? Sieht man sie die Näschen rümpfen, lässt man das Produkt lieber liegen.

Seine Haustiere – Hund, Katze oder Kanarienvogel – würde man auch nicht mit chemischen Substanzen füttern. Warum sollte man es also mit seinen Darmbakterien tun?

Es ist das Natürlichste auf der Welt, so naturbelassene Nahrung wie möglich zu sich zu nehmen. Doch nicht die Herkunft allein ist entscheidend, ebenso wichtig ist die angemessene Zusammensetzung. Unser Darm ist auf eine gesunde Mischkost ausgelegt. Auf pflanzliche Kohlehydrate, auf pflanzliche Fette und Eiweiße, wenige verfeinerte Kohlehydrate (Zucker), wenig tierische Fette, kurzum: auf mehr Pflanzen und weniger Fleisch. Der Mensch muss für sein Fettgewebe keine tierischen Fette aufnehmen. Er kann auch pflanzliche Kohlehydrate zu Zucker verdauen, die in der Leber zu Triglyceriden, also zu Fetten synthetisiert werden.

Im Laufe der Menschheitsgeschichte wurde das Mikrobiom auf die Nahrung abgestimmt, die natürlicherweise vorkommt. Mit den industrialisierten Essgewohnheiten versetzt man den Darm in Dauerstress. Wir essen zu viel, bewegen uns zu wenig, und unsere Nahrung hat eine »moderne« Zusammensetzung. Während ein Mensch aus der Jäger- und Sammlerzeit 15 bis 20 Prozent Fett, 50 bis 70 Prozent Kohlehydrate und 15 bis 20 Prozent Eiweiß zu sich nahm, ein Mensch aus der Ackerbauzeit, also in den etwa fünf letzten Jahrtausenden bis zum Ende des 19. Jahrhunderts, 10 bis 15 Prozent Fett, 60 bis 75 Prozent Kohlehydrate und 10 bis 15 Prozent Eiweiß sowie 5 Prozent raffinierten Zucker, änderten sich in den wenigen Jahrzehnten der »westlichen Industrialisierung« die Verhältnisse völlig. Laut nationaler deutscher Verzehrstudie wird der Energiebedarf derzeit mit 33 bis 36 Prozent Fett, 45 bis 49 Prozent Kohlehydrate und 14 Prozent

Eiweißen gedeckt, die zudem weit überwiegend tierischen Ursprungs sind. Allein zwischen 1913 und 1985 sank der mittlere jährliche Pro-Kopf-Verbrauch von Roggenmehl von 57 auf 13 Kilogramm ab, während der von Schweinefleisch von 22 auf 52 Kilogramm stieg. Die Menge an Ballaststoffen, die mit der täglichen Nahrung aufgenommen werden, sank von 40 bis 80 Gramm täglich auf jämmerliche 15 bis 20 Gramm im Durchschnitt. Wobei Vegetarier naturgemäß einen höheren Ballaststoffanteil aufnehmen als Nichtvegetarier. 30 Gramm täglich werden als das Minimum angesehen.

Mit Beginn des 20. Jahrhunderts führten neue mühlentechnische Verfahren zur Weißmehlherstellung sowie die ständig abnehmende Verzehrmenge von Vollkornerzeugnissen, groben Gemüsen, Hülsenfrüchten und Kartoffeln zu einem Ballaststoffdefizit, lassen das Mikrobiom hungern und Krankheiten zunehmen. Bei so viel Zucker, tierischen Fetten und Eiweißen statt Pflanzennahrung und Ballaststoffen kommt das Mikrobiom für den Darm nicht mehr mit. Es kann sich nicht völlig umkrempeln. Beide sind im Stoffwechsel des Körpers in der evolutionären Entwicklung schicksalsmäßig verknüpft. Eine übermäßig fett- und zuckerreiche Ernährung bei mangelnder mikrobieller Vielfalt und Fülle sprengt schlichtweg die gesunden Möglichkeiten.

Die Mischung macht's

Gelangt Nahrung in den Körper, wird sie gemäß physiologischen Abläufen verdaut. Bakterien sind überall dabei, und die Zahl der Mikroorganismen, die jeweils beteiligt sind, steigt im Verlaufe des Verdauungstrakts kontinuierlich an. Nach dem Schmecken, Einspeicheln und Kauen gelangt jeder Bissen die Speiseröhre hinab in den Magen, in dem man bislang über 120 verschiedene Bakterienarten gefunden hat und wo Speisesäfte auf den Nahrungsbrei einwirken. Daraufhin ruht dieser erst einmal. Salzsäure, zahlreiche eiweißspaltende und wenige fettspaltende Enzyme sowie Bakterien und ihre Stoffwechselprodukte vermischen sich mit ihm. Die Ausschüttung der Säfte wird von Hormonen gesteuert, die in der Magenschleimhaut gebildet werden und mit Dünndarm, Bauchspeicheldrüse und dem Vagusnerv in Zusammenhang stehen. Dabei gibt es auch Rückwirkungen aus dem Darm. Sind viel Fett und Einfachzucker im Dünndarm, wird beispielsweise vermehrt das Hormon GIP[43] ins Blut abgegeben, das zu Insulinausschüttung führt und in unnatürlich hohen Dosen Magenbewegungen und Magensäureproduktion hemmt.

Im Magen bleibt die Nahrung so lange, bis der Inhalt durch die einwirkenden Säfte so weit zersetzt ist, dass der Dünndarm sie weiterverdauen kann. Bislang glaubte man, der niedrige pH-Wert im Magen von 0,8 bis 1,5 sei geeignet, um alle Bakterien abzutöten. Dies entsprach der Vorstellung, Bakterien seien gefährlich und machten krank, weshalb alle im Magen eintreffenden Bakterien durch die Säure getötet und der weitere Verdauungstrakt vor Eindringlingen geschützt werden müssten. Vor einhundert Jahren glaubte man daher tatsächlich, die Bakterienbesiedelung des Darms erfolge nach der Geburt vom Enddarm her. Der Widerspruch, dass angeblich Bakterien die Magenpassage nicht überleben, der Darm gleichzeitig aber eine üppige Bakterienbesiedelung besitzt, ist auch heute noch in den Lehrbüchern zu finden. Als man schließlich ein im Magen lebendes Bakterium entdeckte, *Helico-*

bacter pylori, galt es dann auch gleich als Feind, der mit allen Mitteln bekämpft werden musste. Mit den neuen Forschungserkenntnissen muss man ihn jetzt rehabilitieren. Er ist Teil des Magenmikrobioms.

Am Magenausgang wird die Speise neutralisiert und in kleinen Portionen durch den Magenpförtner in den Zwölffingerdarm befördert. Dort beginnt durch zahlreiche Enzyme ihr Abbau in Elementarbestandteile. Bauchspeicheldrüse und Galle geben hier ihre Säfte hinzu, und erst wenn mit Hilfe des Mikrobioms die Verdauung der Fette, Eiweiße und Kohlehydrate zur Gänze erfolgt ist, werden diese durch den Bürstensaum der Darmepithelzellen ins Pfortaderblut beziehungsweise die Lymphe aufgenommen. Sie werden überwiegend zur Leber transportiert, dort gewissermaßen »angeschaut«, und über ihre weitere Verwendung wird entschieden.

Wo immer die Nahrung auf ihrem Verdauungsweg von einem Organ zum nächsten übergeht, finden sich Lymphgewebe, die auf ihren Kontakt reagieren, auch mit darin befindlichen Bakterien: Im Rachen, an Magenein- und -ausgang, im Dünndarm und im Dickdarm, wo der Wurmfortsatz liegt, der als »Blinddarm« bekannt ist, obwohl es nur ein Anhang des Blinddarms ist. Dieser »Appendix« ist etwa um die zehn Zentimeter lang und voller lymphatischen Gewebes. Bis vor kurzem hat man ihn für ein nutzloses Anhängsel gehalten, ein Relikt der Evolution, das daher überflüssig sei. Inzwischen betrachtet man ihn als wichtiges Bakterienreservoir, als Ort, von dem her beispielsweise nach einem Durchfall der Darm wieder bakteriell besiedelt wird. Wer weiß, ob man in ein paar Jahren nicht noch weiteren Sinn für ihn findet.

Die Nahrung wird also von den Organen in bestimmten Abläufen in Empfang genommen, und alle bei der Verdauung beteiligten Säfte und Bakterien sind über Hormone, Signalübermittlung und Nervenverbindungen miteinander zu einem System verknüpft, das den Aufbau von Leben aus dem Abbau von Nahrung ermöglicht. Was geschieht, wenn deren Zusammensetzung nicht mehr dem entspricht, wofür der Mensch gebildet ist?

Dieser Frage gingen verschiedene Forscher mit den neuen Methoden in Studien an Mäusen nach. Sie fanden bestätigt, was aus den bisherigen Erkenntnissen bereits ablesbar war: Unabhängig vom Kaloriengehalt der Nahrung ändert eine fettreiche und kohlehydratarme Kost das Mikrobiom, und zwar extrem. Die Mischung der Nahrungsbestandteile hat einen größeren Einfluss auf die Mikrobiota als die absolute Kalorienmenge, und zwar egal, ob eine Person schlank ist oder dick. Füttert man gesunde Mäuse mit der Kost, die dem entspricht, was der durchschnittliche westlich-industrielle Mensch isst, so nimmt ihre Artenvielfalt im Darm ab, die *Bacteroidetes* nehmen ab, andere Bakterienarten nehmen zu, darunter die Zahl der *Firmicutes*. Das Füttern fettreicher Kost führte zu mehr Fettaufnahme im Gewebe, zu Übergewicht und zu einem metabolischen Syndrom. Solcherart gestört, weist das Mikrobiom weniger schleimhautschützende Bakterien auf, es kommt zum *leaky gut,* zum unangemessenen Übertreten von Substanzen durch das Epithel und zu Entzündungen.

Während der »Schmerz« der Leber wie gesagt die Müdigkeit ist, ist das Überforderungs-»Signal« des Mikrobioms das metabolische Syndrom.

In einem Mäuseversuch wollte eine Forschergruppe in Shanghai wissen, ob es möglich sei, durch Änderung der

Ernährung das durcheinandergeratene Mikrobiom wiederherzustellen. Man fütterte Mäuse zwölf Wochen lang mit einer »westlichen« fettreichen Nahrung. Die Mäuse entwickelten starkes Übergewicht und eine Insulinresistenz der Zellen, was ein Zeichen für Diabetes ist. Dann wechselte man zu normalem, körpergerechtem Futter. Die vorher entstandene Symptomatik ließ sofort nach, war nach vier Wochen weitgehend behoben, und zehn Wochen nach Rückkehr zur normalen Kost hatte sich das Mikrobiom wieder an den Zustand angeglichen, den Mäuse hatten, die die ganze Zeit gesundes Futter fraßen. Bei einem gesunden Mäusemikrobiom sind also die Schäden durch kurzfristige fettreiche Nahrung reversibel.

Bei diesem Versuch beobachteten die Forscher zweierlei Veränderungsstufen im Mikrobiom: die sofort mit Beginn des unnatürlich fettreichen, kohlehydratarmen Futters auftretenden Verschiebungen und dann weitere Veränderungen, die erst mit dem Erscheinen von Übergewicht und Diabetes einhergingen. Sie deuteten dies so, dass die als erste Folge der anderen Mikrobiota aufgetretenen Stoffwechselveränderungen im Mäusekörper das Milieu so ändern, dass sich andere Mikroorganismen daraufhin aktivieren. Dies würde bedeuten, dass eine fettreiche und kohlehydratarme Ernährung erst das Mikrobiom stört, daraufhin sich Schäden als Erkrankung im Körper zeigen, dies zu einer weiteren Verschiebung im Mikrobiom führt und ein Teufelskreis in Gang gesetzt wird: von Mikrobiomveränderung zu Erkrankung zu weiterer Mikrobiomveränderung zu schweren Erkrankungen und so weiter. Dies würde erklären, warum es bei Übergewicht und metabolischem Syndrom, also mit Diabetes, Blutfettveränderungen und Bluthochdruck, so schwer fällt, wieder gesund zu werden. Man müsste diesen Kreislauf unterbrechen.

Jedenfalls kamen alle Experimente mit Fütterungsversuchen von Mäusen zu dem Ergebnis, dass durch zu fetthaltige, kohlehydratarme Ernährung ein Mikrobiomschock auftritt. Besteht er nur kurze Zeit, ist er in einem zuvor gesunden Mikrobiom reversibel. Besteht er längerfristig, nicht, jedenfalls nicht spontan. Mit Überernährung oder unproportional viel Fett in der Nahrung oder auch bei rascher, üppiger Aufnahme von Einfachzuckern, wie sie in Süßigkeiten und Limonaden enthalten sind, kommt es zum Anstieg des Blutzuckerspiegels. Um diesen zu senken, schüttet die Bauchspeicheldrüse Insulin aus. Andauernde hohe Insulinausschüttung hat eine Erschöpfung der Bauchspeicheldrüse zur Folge und eine Resistenz der Insulinrezeptoren auf Muskel- und Fettzellen, wohin der Zucker aus dem Blut eingeschleust werden soll. Dadurch bleibt der Zucker im Blut, regt weiter die Insulinausschüttung vergeblich an und bringt den Hormonkreislauf durcheinander, in den das Insulin eingebunden ist. Es kommt zum manifesten Diabetes Typ 2. Tatsächlich hat man bei Menschen, die einen Diabetes entwickelten, ein gestörtes Mikrobiom festgestellt. Auch bei Kindern, die einen Diabetes Typ 1 aufwiesen, der durch eine Zerstörung der insulinproduzierenden Beta-Zellen der Bauchspeicheldrüse gekennzeichnet ist und auf eine Autoimmunreaktion zurückgeführt wird, fand sich eine Verschiebung der Bakterienarten im Mikrobiom gegenüber gesunden Kindern.

Als man überprüfte, ob zwischen Stillen und dem Auftreten von Diabetes Typ 2 ein Zusammenhang bestehen könnte, fand sich tatsächlich, dass gestillte Kinder später im Leben ein geringeres Risiko aufwiesen, an Diabetes zu erkranken.

Mittlerweile brachte man auch andere Stoffwechselstörungen wie Herz-Kreislauf-Erkrankungen und Fettleber in Zusammenhang mit dem Mikrobiom. Dabei spielen zum Teil sehr komplexe Stoffwechselvorgänge eine Rolle. Verbindungen, die durch das Mikrobiom aus der Nahrung abgespalten werden, wirken auf Blutzellen des Körpers und regulieren von da aus Enzymschritte und den Hormonhaushalt. Zum Beispiel setzen *Bacteroidetes,* Milchsäurebakterien, Bifidobakterien und Streptokokken aus dem in Apfel und Zwiebel kommenden sekundären Pflanzenstoff Quercetin und dem in Früchten und Gewürzen vorkommenden Rutin die Substanz DHPAA (3,4-Dihydroxyphenylessigsäure) frei, die das Zusammenklumpen von Blutplättchen verringert und vor Thrombosen schützt, beides Risikofaktoren für Herzinfarkt und Thrombose. Zahlreiche Bakterienteams setzen aus Lignanen, die in Lein- und Sesamsamen, Früchten, Gemüsen und Baldrianwurzel vorkommen, sogenannte Enterolactone und Enterodiol frei, die den Östrogenhaushalt modulieren, daneben aber auch entzündungs- und krebshemmend wirken.

Aus der Sojabohne entsteht durch Mikroben mit den abenteuerlichen Namen *Adlercreutzia equolifaciens* und *Slackia isoflavoniconvertens* das Equol, das nebst krebs- und entzündungshemmenden Effekten auch Symptome von Wechseljahresbeschwerden lindert. Antioxidation, Hemmung von Prostatakrebszellwachstum und entzündungshemmende Wirkungen brachten Bakterienteams aus den Metaboliten von Erdbeeren, Brombeeren, Heidelbeeren, Himbeeren, Granatapfel und Walnüssen hervor. Wollten die Wissenschaftler alle Wirkungen aller Mikrobenteams auf jede Frucht nachweisen, würden sie nicht enden wollende Bücher füllen.

Ein gesundes Mikrobiom kann die Physiologie des

gesamten Lebewesens steuern, und es tut dies auch noch bei Mangel und Überforderung, weil es ja nicht ausweichen kann. Auch ein verarmtes und verzerrtes Mikrobiom kann nicht anders, als sich nach Nahrungszufuhr und Milieu zu richten und mit den Körperzellen zusammen das Beste aus dem zu machen, was da ist. Es dient den Gegebenheiten. Aus einem kranken Mikrobiom geht dann eben im Menschen eine Krankheit hervor.

Schlank mit Bakterienfutter

Praktische Anwendung fanden die an Mäusen gefundenen Zusammenhänge zwischen Mikrobiom und Übergewicht gleich im Menschenversuch, zum Beispiel an dem Mikrobiologen, von dem oben zitierte Studie aus Shanghai stammt. Er hatte mit Beginn seiner Forschungstätigkeit über 30 Kilogramm Körpergewicht zugelegt und war gesundheitlich entsprechend schlecht dran. Als er hörte, dass und warum Darmmikroben dabei eine Rolle spielten, änderte er seine Ernährung vollständig, aß fortan ballaststoffreiche Nahrung mit Vollkornprodukten, mit den typisch chinesischen Pflanzen Lichtwurzel (Yamswurzel) und Buttermelone. In seinem Labor kontrollierte er die Entwicklung seiner Darmbakterien im Laufe der Zeit. Dabei nahm *Faecalibacterium prausnitzii* von kaum nachweisbar auf 14,5 Prozent im Stuhl zu, auch andere Mikrobenmengen veränderten sich, und nach zwei Jahren hatte er 20 Kilogramm abgenommen, Blutdruck, Herzfrequenz und Cholesterinspiegel waren gesunken.

Obwohl die Forscher bezüglich vieler Details noch im Dunkeln des Darms tappen, welches sich allmählich zur Ursache vieler bislang ungeklärter Krankheiten erhellt, kehrt die Quintessenz zu uns als bekannte Ernährungsempfehlungen zurück: statt der billigen »westlichen« Nahrung, die viel zu degeneriert ist, eine vielseitige biologische Ernährung mit frischem Obst und Gemüse. Wir wussten bereits, dass Weißmehlbrötchen mit Wurst, Süßigkeiten und zuckerhaltige Getränke dick und krank machen. Jetzt wissen wir, warum. Sie überfordern die Bakterien im Darm, was das Mikrobiom demontiert.

Dann bleibt nur noch, nur so viel zu essen, wie man braucht. Das wird in Deutschland bei 36 Prozent der Männer und 31 Prozent der Frauen überschritten.

Wenn wir uns zwar vollwertiger ernähren, aber uns zu wenig bewegen und damit unserem Körper dauernd zu viel Energie zuführen, hat es einen ähnlichen Effekt.

Die ernährungsbedingte Verzerrung des Mikrobioms ist durch eine Ernährungsänderung und mit Hilfe von Bakterien behebbar (siehe Kapitel 10). Anders sieht es bei der zweiten großen Ursache für ein krankes Mikrobiom aus: bei der Zerstörung durch bakterientötende Mittel.

Antibiotika bergen das größte Risiko, ein Mikrobiom zu schocken. Je früher und je häufiger eine Antibiotikagabe erfolgt ist, desto stärker ist die Störung.

Am schlimmsten trifft es das Mikrobiom bei einer antibiotischen Störung in den ersten drei Lebensjahren, in der sensiblen Phase, in der das Miteinander von Mikroben und Menschenzellen sich behutsam etabliert. Da wirkt eine antimikrobielle Maßnahme geradezu verheerend. Abhängig vom Mittel wird ein Teil der Bakterien abgetötet. Die verbleibenden nehmen entweder den entstandenen Freiraum ein oder verändern sich als Schutz vor weiterer Bedrohung ihrer Existenz. Fremde Mikroben siedeln sich an. In der Einrichtungsphase des kindlichen Mikrobioms sind ja zunächst aerobe Bakterien zu finden, die den vorhandenen Sauerstoff aufbrauchen. Dann folgen sogenannte fakultative Anaerobier, die Sauerstoff vertragen, aber gern anaerob leben. Auf sie folgen strikte Anaerobier, die auf ein sauerstofffreies Milieu angewiesen sind. Diese allmähliche Wandlung geht mit der Zellentwicklung in der Schleimhaut einher und hat ihren Sinn. Platzt ein Antibiotikum hinein, wird sie unterbrochen und verläuft anormal. Die inneren Verhältnisse verschieben sich, die Vielfalt nimmt ab, und es kommt zu einem möglichen Überhandnehmen einzelner Arten. Damit ist die zukünftige gesunde Funktion eines Mikrobioms nicht mehr gewährleistet, und es können alle Folgen auftreten, die ein gestörtes Mikrobiom mit sich bringt.

Die verringerte Stabilität des Systems ermöglicht, dass von außen aufgenommene Mikroorganismen leichter die Koexistenz im Darm stören können. In einer im *International Journal of Obesity* veröffentlichten Studie hatten Kinder, die in den ersten sechs Lebensmonaten mit einem Antibiotikum behandelt wurden, 22 Prozent mehr Wahrscheinlichkeit, mit drei Jahren bereits übergewichtig zu sein. Nach dem sechsten Monat waren die Auswirkungen auch feststellbar, aber nicht mehr so stark.

Dabei haben nicht nur therapeutische Gaben von Antibiotika eine Wirkung auf das Mikrobiom. In einem Versuch an jungen Mäusen, der an der New York School of Medicine durchgeführt und 2012 in *Nature* veröffentlicht wurde, fütterte man Mäuse mit einer Unterdosis medizinischer Antibiotika, wie sie beispielsweise zur Tiermast eingesetzt wird, und stellte fest, dass dies sowohl die Zusammensetzung der Arten als auch deren Stoffwechselaktivität veränderte. Sie setzten Fett an, und der Hormonstoffwechsel und die Produktion von kurzkettigen Fettsäuren änderte sich ebenso wie der Fettstoffwechsel in der Leber.

Seit dem Jahr 1950 werden Antibiotika in der Tiermast eingesetzt, besonders in der Massentierhaltung, bei Schwein- und Geflügelmast. Dabei nutzt man die Tatsache, dass geringe Antibiotikadosen zu einer »Leistungsförderung« führen, gemeint ist eine höhere tägliche Gewichtszunahme aufgrund anderer Verwertung der im Futter befindlichen Stoffe. Bei Ferkeln steigert dies das Wachstum um 15 oder mehr Prozent. Sie werden praktisch vom ersten Tag an und dann wiederholte Male im Laufe ihrer etwa 115 Tage dauernden Mast auf etwa 110 Kilogramm Gewicht jeweils mehrere Tage lang mit Antibiotika gefüttert. Bei Masthähnchen steigerten sich die Tageszunahmen von 1970 bis 2007 um fast das Doppelte von 33,3 auf 59,2 Gramm, so dass sich die Mastdauer von 48 auf 27 Tage verkürzte.

Der Antibiotikaverbrauch in der Tierhaltung betrug im Jahre 2011 1,734 Tonnen, damit steht Deutschland im Antibiotikaverbrauch an der Spitze aller europäischen Länder. Weil Antibiotika, insbesondere wenn sie unterdosiert werden, zu Resistenzen führen und zu einem Gesundheitsrisiko für die Menschen, die solche Nahrungsmittel verzehren, wurde der Gebrauch von Antibiotika als Mastbeschleuniger ab dem 1. Januar 2006 in der EU verboten. In den USA allerdings bis heute noch nicht. Erstaunlicherweise ging der Gebrauch von Antibiotika in der Tierhaltung aber in den darauffolgenden Jahren keineswegs zurück, sondern stieg um 7 Prozent im Jahre 2006, um 9,2 Prozent im Jahr 2007 weiter an, und er steigt weiter. Clevere Mäster lassen sich Antibiotika von Tierärzten für Krankheiten verschreiben, geben sie aber anstatt an den für eine medizinische Wirkung vorgeschriebenen fünf Tagen voller Dosis in geringer täglichen Menge über fünfzehn Tage lang, um so die Mastleistung zu steigern. Das Problem der bakteriellen Resistenzaktivierung besteht also fort.

Eine industrielle Tierhaltung mit Massen von Tieren auf engstem Raum kommt ohne Antibiotika und weitere Medikamente schon deshalb gar nicht mehr aus, weil die Tiere in dieser Bedrängnis und unter völlig unnatürlichen Bedingungen eine so wuchernde problematische Bakterienbesiedelung entwickeln würden, dass sie nicht überlebten. Solange »Verbraucher« billiges Fleisch essen wollen und bloß auf den Preis statt auf die Qualität gucken, wird sich diese Situation kaum ändern. Dass ein ganzes Hähnchen im Supermarkt für 3,69 Euro pro Kilo zu kaufen ist, lässt sich nur auf barbarische Weise bewerkstelligen.

Ironischerweise mästen wir mit den Tieren uns Menschen gleich flächendeckend mit. Man muss schon sehr selektiv wahrnehmen, um zu übersehen, dass, wenn Antibiotika Hähne und Schweine zu Übergewicht zwingen, dasselbe auch in Menschen geschieht. Schließlich werden Schweine gerne als Tiere in Forschungseinrichtungen für Humanstudien genutzt, weil das Schwein dem Menschen dafür ähnlich genug ist. Wie wir den Tieren tun, so geschieht uns auch selbst. Trotz gegenteiliger Beteuerungen kann das Fleisch von antibiotikagemästeten Tieren nicht antibiotikawirkungsfrei sein, wenn es im Darm ankommt. Wir essen die mästende Minidosis und ihre Folgen mit, die schließlich zu Übergewicht oder anderen Erkrankungen führen.

Selbst wenn wir die Antibiotika nicht mit Wurst oder Hähnchenbrust, Schnitzel, Hamburger oder Frikadellen schlucken, sind wir ihnen ausgesetzt. Sie machen ja nicht an der Stalltüre halt, sondern werden mit jeder Fliege, Mensch, Mist und Gülle auf Feld, Wald und Wiesen und in die Welt hinausgebracht, von wo sie wieder zu uns zurückkehren. Mikrobiologen von der Michigan State Universität (USA) untersuchten in China, wo die aufstrebende Industrialisierung jetzt auch zu erhöhtem Fleischkonsum führt und fast die Hälfte aller im Land hergestellten Antibiotika in der Tiermast eingesetzt werden, die Böden rund um Tiermastställe und verglichen sie mit entfernten Flächen. Allein in den Böden rund um die Mastanlagen kamen in bis zu 28 000-mal höherer Konzentration Bakteriengene vor, die Resistenzen gegenüber Antibiotika trugen, als anderenorts. Es wäre naiv zu glauben, dass diese sich nicht mit Wasser, Wind und Wetter, Insekten, Tieren und Pflanzen überallhin verbreiten.

Wir mästen uns also auf allen Wegen: mit zu viel Fleischverzehr, zu viel Wurst, tierischen Fetten und Eiweißen, mit den Antibiotika im Fleisch und mit den Antibiotikaresten rund um uns herum. Kein Wunder, dass wir eine Gesellschaft von Übergewichtigen werden.

Was tun?

Wichtig ist, die gesamte Struktur des ineinander subtil verwobenen Miteinanders im Darm wiederherzustellen. Und dies ist, wie wir im nächsten Kapitel sehen werden, um noch eine Dimension komplexer, nämlich durch die Zusammenhänge der Darmbakterien mit unserer Psyche und unserem Gehirn.

8. Bauchgehirn und Kopfgefühle

Das enterische Nervensystem

Satt und zufrieden sitzen wir nach einer guten Mahlzeit da. Der Geist kommt zu Ruhe, das Herz schlägt friedlich, der Körper wird von wohliger Wärme durchflutet. Ein Lächeln malt sich aufs Gesicht, und unwillkürlich reibt man sich den Bauch. Alles ist gut ...

Unsere Verdauung ist direkt mit Gefühlen gekoppelt. Darm und Nervensystem sind miteinander verbunden, und lange bevor Wissenschaftler die Verknüpfung im Körper entdeckt hatten, trugen wir diese Weisheit bereits auf den Lippen mit Redewendungen wie »Ich habe Schmetterlinge im Bauch«, »Ich habe mir vor Schiss in die Hose gemacht« oder »Mir wird ganz schlecht, wenn ich nur daran denke«.

Es gehört zu unserem täglichen Leben, uns über das Essen gute Gefühle zu vermitteln, und andersherum hat weder, wer frisch verliebt, noch, wer vor Angst erstarrt ist, das Bedürfnis, zu essen. Doch offiziell war das Bauchgefühl keine wirklich ernst genommene Angelegenheit.

Als man die ersten Nervenverknüpfungen entdeckte, die für die Abläufe im Darm zuständig sind, nannte man sie das »autonome« Nervensystem (ANS). So als führte etwas in uns ein völlig unabhängiges Eigenleben. Jetzt wissen wir, dass die Bakterien dabei ein Wörtchen mitreden. Es ist nur teilweise autonom, nämlich indem die von ihm ausgehenden Impulse in der Regel unbewusst in uns ablaufen. Zum Beispiel die Darmbewegungen.

In rhythmischen Wellen wird der Darm durch Muskeln bewegt, die ihn ringförmig zusammenziehen und seinen Inhalt hin und her bewegen oder weitertransportieren. Dieser »Peristaltik« genannte Vorgang bestimmt darüber, wie lange der Darminhalt verweilt. Der Darm ist in zahllose Rhythmen eingebettet: Das Blut durchströmt ihn pulsierend, der Bauch bewegt sich mit dem Atem. Die Darmzotten ziehen sich zyklisch zusammen, der Bürstensaum flimmert, alle zugehörigen Verdauungsorgane geben rhythmisch ihre Speisesäfte ab. Über den Liquorpuls werden auch Gehirn und Nervensystem rhythmisch impulsiert.

Die Peristaltik sorgt dafür, dass Speisebrei so lange verbleibt, wie es für die Aufnahme der Nährstoffe und aller weiteren Vorgänge angemessen ist, und dass alles gut mit Speisesäften vermischt und mit den Bakterien vermengt wird. Tiefgreifende rhythmische Einschnürungen an 15 bis 20 Zentimeter auseinanderliegenden Stellen, die bis zu zehnmal pro Minute ablaufen, gefolgt von Erschlaffung und Einschnürungen an anderer Stelle, wechseln sich mit Pendelbewegungen ab, bei denen Längsmuskeln sich zusammenziehen und den Darm gegenüber seinem Inhalt verschieben. Derweil pulsieren die Darmzotten zwischen Zusammenziehen und Erschlaffen und tauchen damit immer woanders im Speisebrei ein. Andere Einschnürungsbewegungen sorgen schließlich dafür, dass dieser weitertransportiert wird. Der schleimhautnahe Brei wird weitergeschoben, und neuer kann direkt an die Schleimhaut gelangen.

Ist die Verdauungsphase abgeschlossen, was frühestens nach vier Stunden der Fall ist, gibt es größere Kontraktionen, die schließlich nach acht bis zehn Stunden alles durch die Ileozökalklappe vom Dünn- in den Dickdarm befördert haben. Dort angekommen, wird der Stuhlinhalt rhythmisch weiterbewegt, mit der neuen Bakterienfülle dort vermengt und durchgeknetet. In ihm verweilt er mindestens zwölf Stunden, manchmal auch Tage. Ein- bis dreimal täglich treten große Wellenbewegungen auf, häufig nach einer Mahlzeit. Man spricht von einem gastrokolischen (Magen-Dickdarm-)Reflex, der, weil er durch Dehnungsrezeptoren vermittelt wird, auch durch Blähungen ausgelöst werden und zu einer verstärkten Peristaltik führen kann. So wird der Inhalt vorangeschoben, bis er schließlich in den Enddarm gelangt, das Rektum. Dessen Ausgang, der Anus, wird von zweierlei Schließmuskeln verschlossen, einem willkürlichen und einem unwillkürlichen, deren Zusammenspiel den Darm entleert. Steigt der Innendruck im Rektum, löst er Stuhldrang aus. Unterdrückt man häufig den Impuls, wird die Schwelle erhöht, und erst ein größeres Volumen löst den Reflex aus. Dies kann Verstopfung verursachen.

Peristaltik im Darm wird über Nerven gesteuert, auf die auch Reflexe einwirken. Darmbeweglichkeit, aber auch Sekretionen von Speisesäften und Schleim und der Flüssigkeitshaushalt werden dadurch unbewusst geregelt.

Der Darm kann als einziges Organ im Körper auch ohne das zentrale Nervensystem (ZNS) seine Bewegungen aufrechterhalten. Entfernt man bei einer Operation ein Stück des Darms, so sieht man, dass seine Reflexe auch unabhängig vom Kontakt zum ZNS ablaufen können und beispielsweise der Darminhalt weiter in Richtung Darmausgang transportiert wird. Bei allen Störungen des Nervensystems kann es also nie vorkommen, dass der Darminhalt auf einmal rückwärts transportiert würde.

Es war in der Mitte des 19. Jahrhunderts, als man entdeckte, dass diese Nervenfunktionen sich nicht auf ein nebensächliches Sicherstellen einfacher Bewegungsfunktionen beschränkte, sondern dass im Bauch ein Nervensystem vorhanden ist, das an Umfang und Funktion dem Gehirn im Kopf um nichts nachsteht. Ein dichtes Geflecht von Nervenzellen zieht sich durch die Verdauungsorgane, darunter in die Muskeln, die in der Darmwand die Peristaltik steuern. Zwischen Muskeln und Epithelschicht liegt ein Geflecht, das die feinen Epithelbewegungen innerviert und Drüsenaktivitäten und immunologische Vorgänge reguliert. Weitere feine Nervengeflechte verbinden diese untereinander. In den Darmmuskeln liegen spezielle Zellen, die ähnlich wie im Herzen als Rhythmusgeber unabhängig von den Nervenzellen Impulse an die Darmmuskeln abgeben und Bewegung anregen. »Enterisches Nervensystem«, kurz ENS, taufte man diese Neuentdeckung. Seither weiß man, dass wir neben dem Kopf- auch ein Bauchhirn besitzen. Es umfasst mehr Neuronen als das Rückenmark, und dass es mit unseren Gefühlen zu tun hat, lässt sich an seiner Entwicklung ablesen: Es stammt nämlich von Zellen ab, die in der Embryonalentwicklung den Vagusnerv entlang in den Darm wandern und sich dort zu Nervenzellen differenzieren. Ihre Herkunft ist das limbische System, ein entwicklungsgeschichtlich alter Teil der Großhirnrinde, in dem Gefühle und Emotionen verarbeitet werden. Das ENS ist sozusagen aus dem Kopf in den Bauch gewachsen. Kein Wunder, dass der Bauch nun mit dem Kopf zusammenhängt.

Im Jahre 1880 begann eine wissenschaftliche Diskussion darüber, ob die Aktivität, die in uns Gefühle bewirkt, im Gehirn, im autonomen Nervensystem oder im Darm beginne. Was ist zuerst da? Ein äußerer Reiz auf das autonome Nervensystem, das im Darm wirkt und dessen Reaktion auf das Gehirn zugehörige Emotionen auslöst? Vor rund hundert Jahren widersprach man und sagte: Das Gefühl entsteht direkt im Gehirn, und die Reaktion im Darm ist bloß eine Nebenwirkung, die keine wesentliche Rolle bei der Bildung eines Gefühls spielt. Damals wurden Körper, Geist und Seele als getrennte Einheiten betrachtet und auch medizinisch so behandelt. Entweder von Kopf in den Bauch oder umgekehrt – als seien sie voneinander unabhängig. Erst vor wenigen Jahren wurde diese Frage als absurd erkannt, und das Fazit war: Es gibt Verknüpfungen, und sie sind eingeflochten in das ganze Spektrum von Erleben, Gefühlen, Absichten und Erinnerungen.

Im Jahre 1994 erschien das Buch *Descartes' Irrtum* des seit 2005 an der Universität von Southern California lehrenden Neurowissenschaftlers António R. Damásio, eine Abhandlung, mit der neue Ideen in die Diskussion eingebracht wurden. Damásio postulierte, dass sämtliche Erfahrungen, die ein Mensch in seinem Leben macht, in einem Erfahrungsgedächtnis gespeichert sind, das im Gehirn lokalisiert und mit dem Körper verknüpft ist. Zwischen Körper und Geist gibt es keine Trennung, sondern beide beeinflussen sich andauernd gegenseitig. Erinnerungen werden über ein Signalsystem vermittelt durch Erfahrungssignale, die er »somatische Marker« nennt. Solche somatischen Marker geben den Menschen Entscheidungshilfen, füttern also das Nachdenken bei einer Entscheidung mit Signalen aus dem Körper, die aufgrund vorhergegangener Erfahrungen gebildet worden sind. Wer sich beispielsweise die Finger auf einer heißen Herdplatte verbrannt hat, würde das dabei entstandene Empfinden und Gefühl im Gehirn im Erfahrungs-

245

gedächtnis speichern, und beim Anblick einer Herdplatte signalisiere die Gefühlserfahrung, dass bei der Frage, ob man darauf fassen kann oder nicht, zunächst zu prüfen ist, ob sie kalt ist oder heiß. Alle Entscheidungen, so Damásio, seien mit dem Erfahrungsgedächtnis und mit Gefühlen verknüpft. Ist diese Verknüpfung aufgrund einer Störung im Gehirn nicht mehr möglich, gelinge es auch nicht mehr, Entscheidungen zu treffen. Starke Gefühle sind also als starke Marker im Körpersystem gespeichert und könnten auch erklären, warum der Darm mit Gefühlen zusammenhängt. Sobald ein Gefühl mit einer für den Darm stressbeladenen Erinnerung gespeichert ist – wenn beispielsweise Angst den Darm verkrampfte, als man irgendwann einmal geschlagen wurde –, dann führen alle Situationen, die einen der damit verbundenen Eindrücke hervorrufen, dazu, dass sich der Darm wieder verkrampft. Das kann beispielsweise ein Geruch sein, eine Farbe oder ein Geräusch. Das Erinnerungsgedächtnis ist mit den Verdauungsorganen verknüpft und reagiert beim Fühlen, Sehen und Denken mit. Positive wie negative Erfahrungen sind auf diese Weise mit körperlichen Reaktionen verknüpft. Das erklärt auch, warum der bloße Gedanke an etwas schon Übelkeit auslösen kann.

Essen hält Leib und Seele zusammen

»Darm-Hirn-Achse« hat man die Nervenverbindungen genannt, die zwischen dem Gehirn und dem Bauch vermitteln und die dazu führen, dass wir als *ein* Mensch leben, als eine Wesenheit, die in einem Fließgleichgewicht befindlich immerzu damit beschäftigt ist, Reize aus Geist und Seele, der Umgebung und dem Körper miteinander in Einklang zu bringen.

Damit das gelingt, enden an der dem Blut zugewandten Unterseite der Darmepithelzellen Nerven, die über die Zelle Informationen entgegennehmen über das, was »oben« in Schleimhaut und Darminnerem so geschieht. Über den Vagusnerv leiten sie diese ins Gehirn sowie gleichzeitig in andere Regionen des Körpers weiter. Der Mensch als Ganzes wird über die Vorgänge im Darm informiert, kein Brötchen, keine Wurst, keine Limonade und kein Antibiotikum kann unge»sehen« durch unseren Körper wandern. Immer isst der gesamte Organismus mit.

Dass Essen etwas mit den Nerven zu tun hat, kann man ablesen, wenn man einmal in eine Hungersituation gekommen ist. Der ganze Körper »schreit« förmlich nach Versorgung, und die Nerven liegen blank. Man wird gereizt, fängt an zu zittern, die Konzentration geht verloren, und alle Gedanken kreisen nur noch darum, wo man etwas zu essen herbekommt. Nicht umsonst gibt man schreienden Kindern Nahrung, um sie zu beruhigen. Anders ist es in einer freiwilligen Fastensituation. Der Geist wirkt mit dem bewussten Entschluss regulierend auf den Körper ein und hilft, die Gedärme zu besänftigen. Der Einfluss geht also tatsächlich in beide Richtungen. Deshalb sollte man niemals gegen inneren Widerstand fasten. Wenn man den vollen inneren Entschluss dazu gefasst hat, signalisiert das Gehirn dies dem Darm. Wenn nicht, erhält die Information auf der Darm-Hirn-Achse zwei gegensätzliche Botschaften, und der Körper gerät in einen Konflikt.

Im Gehirn werden alle Signale aus dem Bauch koordiniert und mit Gefühlen, Erinnerungen, Ideen und Vorstellungen verknüpft. Das sind plastische Vorgänge, die sich einprägen und auch wieder ändern können. Vom Gehirn aus kehren Reflexe wieder in den Darm zurück. Man kennt inzwischen eine ganze Hierarchie von Reflexbögen, die den Darm mit den verschiedenen Ebenen des Körpers in Rückkopplungsschleifen verbinden: jeweils eine innerhalb des Darms, eine vom Darm zu Nervenknoten (Ganglien) im Bauch und zurück, eine zum Rückenmark und zurück, eine weitere zum Kleinhirn und zurück, noch eine weitere zum Mittelhirn und zurück und schließlich eine in die Großhirnrinde, in der es wiederum Verknüpfungen zum Hypothalamus und zur Hirnanhangsdrüse gibt.

Alle Ebenen sind untereinander verknüpft und bewirken, dass ein harmonisches Gleichmaß, ein reguliertes Ganzes entsteht. Äußere Reize werden vom Gehirn bis in den Darm und innere, beispielsweise mit der Nahrung, in den Darm aufgenommene Reize werden bis ins Gehirn verarbeitet. Dabei können starke Reize des Kopfgehirns die Impulse aus dem Darm, beispielsweise das Hungergefühl, völlig überdecken. Eine Erfahrung, die wir machen, wenn bei Schmerz, Angst oder Trauer auf einmal die Gefühle zu groß sind, als dass man seinen Hunger noch bemerkt. Ein plötzlicher Todesfall, eine Depression, ein Unfallschock oder die unerwartete Kündigung setzen die Signale aus dem Bauch schlichtweg außer Kraft. Und während Neurowissenschaftler mühsam erkunden, wo und wie in welchen Hirnanteilen was womit verknüpft wird, gehen wir lebenspraktisch damit um und sagen zu einem vor seelischem Schmerz erstarrten Menschen: »Komm, setzt dich und iss erst einmal ein bisschen.« Ganz instinktiv kümmern wir uns darum, dass das Übermaß an nervlicher Erregung aus der Psyche durch beruhigende Signale aus dem Darm ausgeglichen und der

Mensch auf diese Weise wieder in ein Gleichgewicht geführt wird. »Essen hält Leib und Seele zusammen.«

Autonomes Nervensystem, enterisches Nervensystem und zentrales Nervensystem arbeiten also zusammen, damit wir stets *ein* Mensch bleiben. Dabei spielen sowohl die Nervenfasern eine Rolle, also die Fortsätze der Nervenzellen, als auch die Art, wie sie sich zu Nervenknoten zusammenfügen, und natürlich auch der Ernährungszustand der Nerven, der wiederum von unserer Nahrung abhängig ist. Zu ihrem Stoffwechsel benötigen Nervenzellen zum Beispiel unabdingbar Vitamin B_{12} und Folsäure, die beide, wie wir gesehen haben, mit Hilfe der Darmbakterien aus der Nahrung gebildet werden. Bereits ein geringer Mangel an diesen Spurennährstoffen bewirkt eine Unterversorgung der Nerven, was sich als Nervenschwäche in der Bauch-Hirn-Bauch-Verständigung auswirkt.

Damit Nervenzellen überhaupt Impulse zur nächsten Zelle weitergeben können, bedarf es der Kommunikation und eines allgemein verständlichen Mediums. Dies sind die Nervenbotenstoffe, die Neurotransmitter. Neurotransmitter sind kleine Moleküle, die von einer Nervenzelle in den Raum zur nächsten abgegeben werden. Dieses Signal löst aus, dass der Reiz weitergeleitet werden kann. Neben den kleinen Botenstoffen, die zwischen den Nervenzellen vermitteln und die innerhalb von 10 bis 100 Millisekunden wirken, gibt es größere, die länger als 100 Millisekunden für eine Reizübertragung brauchen und die die kleinen Botenstoffe kontrollieren, indem sie sie fördern oder hemmen. Diese Kotransmitter kennt man noch nicht allzu lange und erforscht sie noch. Sie sorgen für eine Feineinstellung der Neurotransmitter, können den Reiz also verändern und stellen einen Reiz, also die Höhe einer Erregung, auch längerfristig ein. Anders als die kleinen Neurotransmitter üben sie minutenlang, aber auch länger und sogar lebenslang, eine bestimmte Wirkung aus und beeinflussen dadurch die Aufmerksamkeit, das Verhalten, den Schlafrhythmus, Hunger und Durst. Und – man findet alle bislang bekannten Kotransmitter auch im Darm!

Einer dieser Kotransmitter ist die »Substanz P«. Sie wurde 1931 aus dem Darm isoliert und 1970 als ein Kotransmitter erkannt. Sie ist ein Neuropeptid, das heißt, Aminosäuren bilden ihre Struktur, sie zählt also zu den Eiweißen. »Neuro-« heißt, dass sie von Nervenzellen gebildet wird. Die Substanz P spielt bei der Schmerzempfindung und bei Entzündungen eine Rolle. Sie bewirkt, dass sich Blutgefäße erweitern, Gefäßwände durchlässiger werden, dass weiße Blutkörperchen sich bewegen. Sie sensibilisiert auch die Schmerzzentren im Rückenmark für Schmerzwahrnehmung. Dass die Substanz P aus Gewebezellen ausgeschüttet wird, kann auch durch Nahrungsmittel ausgelöst werden, beispielsweise wenn man sein Essen mit Chili oder scharfem Paprika würzt. Sie enthalten, wie auch die Heilkräuter Rosmarin und Salbei, den Wirkstoff Capsaicin, der in den Schleimhäuten Hitzerezeptoren aktiviert, die daraufhin die Substanz P abgeben. Wenig Chili ruft ein Wärmegefühl hervor, viel Chili im Mund tut durch die Substanz P hingegen richtig weh. Das Gewürz täuscht dem Körper zu viel Hitze vor, auf die ja ein Schmerzreiz erfolgt, um vor der Gefahr zu warnen. Durch die Substanz P übermittelt, reagiert das Gewebe auf die scheinbare Überhitzung mit höherer Durchblutung. Die Gefäße weiten sich und der Blutdruck sinkt, gleichzeitig wird der Speichelfluss angeregt. Nach Abklingen des Schmerzes bleibt eine schmerzgedämpfte

Situation zurück, und wenn dieser Schmerzreiz immer wieder stattfindet, verringert sich auf Dauer die Schmerzempfindung insgesamt. Das nutzt man in der Medizin in Form von Wärmepflastern, die mit dem Capsaicin aus der Chilischote präpariert eine größere Durchblutung und Schmerzlinderung bei Muskelverspannungen und Muskelschmerzen bewirken. Man muss jedoch bei der aktiven Verwendung von Kotransmittern Vorsicht walten lassen, weil die Substanz P zusammen mit anderen pflanzlichen Stoffen, die ebenfalls Neurotransmitter beeinflussen, unerwünschte Kräfte entfalten kann. Capsaicin, das die Substanz P ausschüttet, kann zum Beispiel mit Drogen wie Kokain so stark zusammenwirken, dass es zum Tode führt. Das ist deshalb brisant, weil im Pfefferspray ebenfalls das Capsaicin aus Chili enthalten ist und beim Besprühen eines Menschen, der Kokain genommen hat, Lebensgefahr besteht.

Natürlicherweise wird die Substanz P in der Darmwand als Kotransmitter freigesetzt, wenn diese sich durch Nahrungsaufnahme dehnt. Sie regt dabei auch die Peristaltik an, was erklärt, warum scharfes Essen in dem Ruf steht, die Verdauung zu verbessern.

Und die Substanz P ist daran beteiligt, wenn der Darm gereizt und verkrampft ist und dabei Schmerz entsteht. Sie hat auch noch weitere Wirkungen: Sie ist in die Vermittlung von Immunreaktionen eingebunden und koordiniert die Immunaktivität des Darms mit dem zentralen Nervensystem.

Als Botenstoffe regen Neuropeptide die Freisetzung anderer Botenstoffe wie die des Histamins aus Immunzellen an, das an Allergien beteiligt ist. Sie regeln auch das Wachstum von Lymphozyten und die Produktion von Immunglobulinen. Lymphozyten selbst können nun auch wieder Neuropeptide abgeben, nämlich Interleukin und Zytokine, die ihrerseits das enterische Nervensystem über die feinen Nervenenden in den Darmzotten oder die Ganglien in der Darmwand aktivieren, hemmen oder auch irritieren können. Es besteht also eine lebhafte Botenstoffunterhaltung im Darm. All dies wird ins ZNS gemeldet. Von dort kehren regulierende Impulse wieder zurück, und das Hormonsystem wird eingebunden. ENS, vegetative Nerven, Nervenhormone und Immunsystem sind auf diese hochkomplexe Weise verbunden und werden über das ZNS koordiniert. Einflüsse oder Mängel in jedem der vier Systeme können die anderen beeinträchtigen und für ein Ungleichgewicht im Körper sorgen.

Das Glück liegt im Darm

Man kennt bis jetzt 25 verschiedene Transmittersubstanzen, die in Nervenzellen des ENS synthetisiert werden, aber natürlich bei weitem noch nicht alle, die an der Übermittlung der Impulse beteiligt sind. Doch sämtliche Botenstoffe, die man im ZNS gefunden hat und die vielleicht außerhalb davon nur in wenigen Geweben vorkommen, lassen sich auch im Darm finden. Dadurch, dass jede Nervenzelle im Darm verschiedene Botenstoffe gleichzeitig abgeben kann, ergeben sich unzählige Aktionskombinationen, die das System fördern oder hemmen. Dies erhält den Darm in einer Art Plastizität; das heißt, er ist imstande, auf Veränderungen der inneren und äußeren Lebensbedingungen mit Anpassung zu reagieren. Beginnt man beispielsweise während einer Verdauungsphase plötzlich mit körperlicher Anstrengung, sei es Arbeit oder Sport, wird die Aktivität des Darms umgehend reduziert. Allerdings ist diese Flexibilität nur so lange möglich, wie die Voraussetzungen für die Synthese von Botenstoffen durch die Ernährung gegeben sind, wie das System nicht durch Überreizung erschöpft wird und die Struktur im Gewebe erhalten bleibt.

Um die jeweiligen Umstände wahrzunehmen, gibt es innerhalb des ENS Nervenzellen, die speziell auf deren Wahrnehmung ausgerichtet sind, die intrinsischen primären afferenten Nervenzellen (IPAN). Mehrere hundert davon kommen pro Quadratzentimeter im Darm vor. Sie sind empfindsam gegenüber mechanischen und chemischen Reizen, nehmen Nährstoffe, pH-Wert, Wanddehnungen, Osmolalität und andere Qualitäten wahr. Und zwar zum einen aus ihrer direkten Umgebung, und zum anderen erhalten sie Information von besonderen Zellen in der Darmepithelschicht: den enterochromaffinen (EC-)Zellen.

EC-Zellen sind so etwas wie Geschmacksknospen in der Schleimhaut, die ihre Empfindungen an die IPAN weitergeben. Sie sitzen zwischen den Enterozyten, Schleim-, M- und anderen Zellen im Epithel, sind also wie diese mit dem Schleim überzogen, an dem der Speisebrei im Darm ankommt – sofern die Schleimhaut intakt ist. Wenn nicht, kann das System auch dies mitteilen. Alles, was mit dem Essen im Darm ankommt, wird von den EC-Zellen »geschmeckt«, worauf sie reagieren, indem sie am gegenüberliegenden, dem Nervengeflecht zugewandten Ende der Zelle Botenstoffe abgeben. Je nachdem, was der Speisebrei enthält, geben die EC-Zellen ihre Signale ins Gewebe ab, und zwar über den Neurotransmitter Serotonin. Diese treffen auf die IPAN-Nervenzellen, deren Zellfortsätze reichen zu anderen Zellen des ENS, an

Nervenzellen des ANS (Bauchganglien) und zum ZNS. Auf diese Weise erreicht die Information über den Darminhalt alle Bereiche der Regulationssysteme: in Bauchhirn, in vegetativem Nervensystem, Rückenmark und Großhirn.

In Versuchen mit fluoreszenzmarkierten Aromen, wie sie in Gewürzen, künstlichen Düften, Spülmitteln und Kosmetika vorkommen, konnten Forscher an Tieren beobachten, dass diese Aromen in den EC-Zellen wahrgenommen wurden, woraufhin diese Serotonin an die Nervenzellen abgaben. Das bedeutet für uns: Alles, was im Körper aufgenommen wird, hat über die EC-Zellen eine Wirkung auf die Nervenbotenstoffe.

Und es wirkt über die Milieugestaltung auch direkt auf die IPAN-Zellen ein. IPAN-Zellen reagieren auf Serotonin, sie reagieren aber auch auf kurzkettige Fettsäuren, zum Beispiel auf Buttersäure. Buttersäure, so erinnern wir uns, wird in der Schleimhaut von Bakterien freigesetzt.

Zu den Zellen des ENS, an die angeregte IPAN-Zellen ihre Impulse weitergeben, gehören auch die Zellen, die die Darmmuskeln bewegen. Diese stehen eigentlich permanent in Spannung durch einen dauernden Kontakt mit Nervenzellen. Zugleich überwiegt eine Hemmung, die stets nur in dem Maß gelockert wird, wie mehr Darmaktivität vonnöten ist. Das kann plötzlich geschehen. Anspannung und Entspannung halten sich aber normalerweise dabei die Waage. Sobald Nervenzellen dieser flexibel im Gleichgewicht befindlichen Bewegungen geschwächt werden, kommt es zu einem Überwiegen in die eine oder andere Richtung. Dann geraten im ENS die Schaltkreise durcheinander. Dies kann beispielsweise bei Diabetes geschehen.

Nicht nur unsere Gefühle, auch unsere Muskelaktivität wird also vom Inhalt des Darms und somit von der Nahrung beeinflusst.

Serotonin wurde im 20. Jahrhundert als Botenstoff ausgemacht und hat seinen Namen von dem Serum und dem Tonus, der Spannung der Blutgefäße, die es zu regulieren vermag. Es kommt in Einzeller, Pflanze, Tier und im Menschen vor, und zwar überwiegend im Darm. Circa 95 Prozent des Serotonins findet man dort. 90 Prozent davon finden sich in den EC-Zellen, 10 Prozent in den Nervenzellen des ENS und kleine Mengen in Blutplättchen und anderen Zellen. Es wird durch Enzyme in mehreren Schritten aus der Aminosäure L-Tryptophan synthetisiert, hauptsächlich in den EC-Zellen im Darm, aber auch im Gehirn, und kommt in Lebensmitteln vor, besonders in Walnüssen, Bananen, Kakao und vielen anderen Früchten. Nachdem es aus der Nervenzelle in den Zwischenraum abgegeben worden ist, um dort einen Reiz auszuüben, wird es in die Zelle wiederaufgenommen und bei Bedarf wieder ausgeschüttet. Seine Wirkungen im Körper umfassen alle zentralen Lebensbereiche: Herz und Kreislauf, Blutgerinnung oder Augendruckregulierung. Und es übermittelt eben im Magen-Darm-Trakt die Reize aus der Schleimhaut ans Gewebe, woraufhin die Bewegungen der Organe koordiniert werden. Zudem ist es direkt oder indirekt an nahezu allen Gehirnfunktionen im ZNS wie im ENS beteiligt: Allgemeine Wahrnehmung, Temperatur-, Müdigkeits- und Schmerzempfindung, Gedächtnisfähigkeit, Reizverarbeitung, Hormonausschüttung und Sexualverhalten werden mit Serotonin reguliert.

Ist ausreichend Serotonin im Körper vorhanden, ist der Mensch ausgeglichen. Bei Serotoninmangel treten gedämpfte Stimmung bis hin zu Depressionen auf, Unzufriedenheit, Gereiztheit, Angst und aggressives Verhalten. Als man Psychopharmaka entwickelt hat, die die Wiederaufnahme von Serotonin in die Zelle verhindern, konnte man beobachten, dass Menschen bei einer Überdosis von Serotonin unruhig wurden, Halluzinationen entwickelten und den Appetit verloren.

Serotonin sorgt für gesunde Rhythmen im Körper. Im Gehirn sind Serotonin abgebende Nervenzellen entweder aktiv, und man ist wach, oder inaktiv, und man wird schläfrig. Es kommt in der Hirnanhangsdrüse vor, wo es zu Melatonin umgewandelt wird, das den Tag-Nacht-Rhythmus steuert. Serotonin ist also einer der bedeutendsten Neurotransmitter, und sein Hauptvorkommen ist im Darm. Sein Zusammenhang zur Lebensqualität ist so offensichtlich, dass man es auch »Glückshormon« nennt. Bei depressiven Menschen ist sein Blutspiegel im Schnitt um 50 Prozent erniedrigt. Die Vorstellung einer Wiederherstellung des Glücks über das Essen von Walnüssen und Schokolade ist allzu verlockend, allerdings kann man nicht so viel davon essen, um sein Ziel dadurch zu erreichen. Kein Wunder, dass man versucht hat, den Spiegel indirekt zu erhöhen, indem man die Vorstufe Tryptophan im Körper vermehrt. Reich an Tryptophan sind zum Beispiel Cashewkerne, ungesüßtes Kakaopulver, Haferflocken, Kalbsfleisch, Sonnenblumenkerne, Thunfisch, Hähnchenbrust, Speisekleie und Erdnussmus. Eine Methode ist, nach einer Mahlzeit mit tryptophanreichen Eiweißen viele leicht lösliche Kohlehydrate zu verzehren. Diese werden in Glucose gespalten, lösen eine Insulinausschüttung ins Blut aus, und ein erhöhter Insulinspiegel lässt Aminosäuren außer Tryptophan in die Muskeln wandern, wo sie in die Zellen eingebaut werden.

Übrig bleibt das Tryptophan, das – so der Gedanke – dann vermehrt durch die Blut-Hirn-Schranke aufgenommen wird – auf dass wir glücklicher werden.

Ist durch die insulingeschobene Tryptophanaufnahme ins Gehirn der Serotoninspiegel im Blut tatsächlich erhöht worden, steigt die Konzentration, die kognitiven Leistungen bessern sich, die Stimmung steigt, und auf Herausforderungen werden weniger Stresshormone ausgeschüttet. Mehrere Studien bestätigten, dass eine kohlehydratreiche und eiweißarme Kost die Tryptophanaufnahme ins Gehirn unterstützt. Viel Getreideprodukte, Obst, Gemüse sowie Nüsse zu verzehren und wenig Fleisch und Käse hebt also auch die Stimmung und reduziert Unruhe und aggressives, gereiztes Verhalten. Kombiniert man das noch mit frischer Luft und Sonnenschein, steht dem Glück nichts mehr im Wege. Auch das durch Sonnenlicht gebildete Vitamin D fördert die Serotoninbildung im Gehirn.

Aber auch andere Einflüsse aus der Ernährung spielen beim Serotoninhaushalt eine Rolle. So stellte man an Ratten fest, dass ein Mangel an Omega-3-Fettsäuren im Gehirn den Serotoninumsatz steigerte, also den Blutspiegel reduzierte, und dass dies mit verstärkten Entzündungsprozessen im Körper einhergeht. Omega-3-Fettsäuren sind im Körper Vorstufen zu Gewebehormonen. Nährstoffversorgung, Serotoninspiegel und Entzündungsneigung haben also einen gemeinsamen Nenner.

Man braucht Omega-3-Fettsäuren in der Nahrung, weil im Körper nur geringe Mengen davon in der Leber und in Blutzellen gebildet werden. Es gibt Omega-3-Fettsäuren, die sich aus Algen und Kleinstlebewesen als Futter in Fischen finden wie Makrele, Hering, Lachs und Forelle, und andere, die in Ölpflanzen vorkommen, vor allem in Leinöl und Leindotteröl, aber auch in Hanf-, Walnuss- und Rapsöl. Man weiß, dass sie auch bei chronisch entzündlichen Darmerkrankungen über die Ernährung zu einer Verbesserung der Symptome beitragen.

Mikroben machen mutig

Verdauung, Nervenfunktion und unser Wohlergehen hängen also innig zusammen. Ein kompliziertes Netzwerk aus Zellen und Botenstoffen im Gewebe reguliert alles, was es im Körper nur zu regeln gibt, und ist ständig bestrebt, diesen in gesundem Gleichgewicht zu erhalten. Das Bewusstsein greift vom ZNS beständig in diese Regelkreisläufe ein, koordiniert sie nach den persönlichen Erfahrungen, und auf eine geheimnisvolle Weise entwickelt sich so unser Lebensweg, unser Erleben und Gestalten der Welt, unser Dasein. Mit der Ernährung bestimmen wir, wie wir fühlen, wie wir Entscheidungen fällen können, wie aktiv wir sind. Freud und Leid und unsere Angst oder unser Friede sind durch den Darm getriggert. Fehlt irgendetwas in diesem gesunden Mitteilen aller Ebenen, erleben wir uns als geschwächt, als unglücklich oder nicht in der Lage, unser Potenzial zu leben.

So weit, so interessant. Während es noch Menschen gibt, die daran zweifeln, dass der Darm und die Ernährung wirklich etwas mit dem Fühlen, mit Entscheidungsfähigkeit, mit Stressanfälligkeit und Verhalten zu tun haben, sind die Wissenschaftler bereits einen Schritt weiter. Mit Hilfe der neuen Mikrobiomforschung erkennen sie auf einmal, dass in der Verständigung des Darms mit dem Nervensystem die Bakterien ein gewichtiges Wörtchen mitreden. Ob wir Bakterien im Darm haben und welche es sind, spielt für die Gestaltung unserer psychischen Fähigkeiten und unser Seelenleben, unser Denken, Fühlen und Wollen eine elementare Rolle. Schon hat man entdeckt, dass bei psychischen Erkrankungen bestimmte Bakterien im Darm fehlen, überwiegen oder im Chaos versunken sind. ADHS und Alzheimer, Autismus und multiple Sklerose und viele mehr sind auf einmal als Mikrobiomerkrankungen zu erklären.

Vorerst untersucht man die Umstände vorsichtshalber an Ratten und Mäusen. Man weiß ja nicht, welcher Mensch in unseren Breiten psychisch gesund und was eine ganz gesunde Mikrobiomzusammensetzung ist. So ließen Forscherinnen vom Karolinska-Institut in Stockholm Mäuse mit und ohne Bakterien im Darm parallel aufwachsen. Die Mäuse ohne Darmbakterien zeigten weniger Vorsicht, rannten länger herum und entwickelten eine insgesamt größere Bewegungsaktivität als die mit Mikroben. Dabei hatten sie mehr spontane Aktivität, aber auch mehr verlangsamte Phasen als die normalen Mäuse. Sie waren gewissermaßen extremer. In speziell dafür angelegten Versuchsanordnungen gingen sie mehr riskante Situationen ein als die anderen. Als die Forscherinnen die Mäuse genauer untersuchten, fanden sie heraus, dass in den bakterienfreien weniger Gene aktiviert waren: für die Synthese von Botenstoffen und auch für die Bildung der Nerven, die mit der Reizübertragung für motorische Kontrolle und umsichtigem Verhalten zu tun haben. Im Gehirn fand sich in bestimmten Gebieten ein größerer Neurotransmitterumsatz, so auch der des Serotonins, sowie eine geringere Ausbildung derjenigen Hirnareale, die mit dem Verhalten einhergingen. Die Stoffwechselprozesse im Gehirn waren verändert.

Dann gingen die Forscherinnen noch einen Schritt weiter: Erhielten bakterienfrei geborene Mäuse am Lebensanfang Bakterien, so entwickelten sie normale Hirnfunktionen. Jedoch nur, wenn es frühzeitig geschah. Waren die Mäuse bereits länger als sechs Wochen keimfrei aufgewachsen, blieben die Gehirnveränderungen bestehen, selbst wenn sie danach eine Bakterienbesiedlung erhielten. Die Forscherinnen vermuten, im Laufe der Evolution habe sich herausgebildet, dass die Belebung durch Bakterien die Gehirnentwicklung einschließlich Bewegungskontrolle und Verhalten mitprogrammiert, und zwar innerhalb des sensiblen Zeitraumes ganz am Anfang des Lebens. Und sie schließen nicht aus, dass Stoffwechselprodukte der mütterlichen Bakterien bereits während der Embryonalzeit die Gehirnentwicklung mitgestalten.

In einem anderen Versuch, den man in Kanada durchführte, brachte man die Darmflora von gesunden erwachsenen Mäusen mit einem Antibiotikum durcheinander. Daraufhin wurden sie unvorsichtiger und ängstlicher. Im Gehirn konnte man messen, dass die Genaktivität des Wachstumsfaktors BDNF[44] verändert wurde. BDNF ist für den Schutz von Nervenzellen zuständig und fördert das Wachstum neuer Nerven. Man findet ihn beim Menschen besonders in Gehirnbereichen, die für das Langzeitgedächtnis und abstraktes Denken zuständig sind. Man hat BDNF aber auch in Speichel entdeckt. Ein Mangel oder Überschuss an BDNF wurde nicht nur bei Depressionen und Schizophrenie gemessen, sondern auch bei Demenz und Morbus Alzheimer, ebenfalls bei Magersucht und Esssucht. Wurde das Antibiotikum bei den Mäusen abgesetzt, normalisierten sich ihre Darmbesiedelung und ihr Verhalten. Um zu beweisen, dass tatsächlich die geänderte Bakterienzusammensetzung die Ursache der Veränderungen war, nahmen die Forscher keimfreie Mäuse zweier Arten, die genetisch entweder ein passiveres oder ein aktiveres Verhalten angezüchtet bekommen hatten als normale Tiere. Gaben sie den passiven Mäusen die Darmbakterien der aktiven, wurden sie aktiver und mutiger. Erhielten normale Mäuse die Bakterien von passiven, wurde ihr Verhalten passiver. Bakterien haben also über die Körperzellen einen Einfluss auf Gehirn und Verhalten.

In zahlreichen Laboratorien der wissenschaftlichen Welt entwerfen seither Forscher die verschiedensten Fragestellungen, schicken Mäuse mit und ohne Bakterien, mit gesundem Mikrobiom oder krankem durch Helldunkel-Kammern oder über Parcours, lassen sie im Wasserbecken um ihr Überleben strampeln und geben ihnen Aufgaben zu lösen. Sie kontrollieren Mut, Antrieb und Überlebenswillen, Konzentrations- und Lernfähigkeit, messen Stressanfälligkeit und Futteraufnahme, beobachten Reproduktionsbereitschaft und Sexualverhalten. Und sie stellen immer wieder fest: Die Darmbakterien machen den Unterschied. Sie lassen Nerven wachsen oder nicht, lassen Verknüpfungen entstehen oder hindern sie, sie hemmen, fördern oder regulieren. Sie bestimmen über die Art der Gehirnaktivität, von ihnen sind Blut- und Gewebespiegel von Neurotransmittern, Hormonen und Blutzellen abhängig genauso wie die Entwicklung von Entzündungen und vegetativen Reaktionen einschließlich der des mit den Nerven verknüpften Immunsystems. Darmbakterien sind ein Teil unserer Gehirnentwicklung und lebenslang Teil unserer Fähigkeit, zu empfinden, uns zu verhalten und auch zu denken. Ohne sie sind wir keine vollständigen Menschen.

Nun ist die Versuchung groß, die Wirkung auf einzelne Bakterienstämme zu fokussieren. So fütterten Forscher im irischen Cork zwei Wochen lang Ratten mit *Bifidobacterium Infantis* und fanden tatsächlich in den gefütterten Tieren höhere Plasmaspiegel des Tryptophans als in den anders gefütterten. Auch weitere Parameter des Neurotransmitter- und Hirnstoffwechsels waren verändert. Jetzt hoffen die Forscher, mit Bifidobakterien Depressionen behandeln zu können. Andere Ratten bekamen *Lactobacillus helveticus* zusammen mit *Bacterium bifidum longum* gefüttert und waren weniger angstvoll. *Lactobacillus rhamnosus,* für vier Wochen an weitere Ratten gefüttert, ließ sie weniger stressanfällig werden und verringerten depressives Verhalten. Im Gehirn war die Aktivität von GABA verändert, einem Neurotransmitter, der aus Buttersäure synthetisiert wird. Andere Lactobazillen vermochten die Schmerzempfindung im Darm zu verändern, indem sie die Rezeptoren des Endocannabinoidsystems (siehe Kapitel 7) so triggerten, dass es wirkte, als hätten sie Morphine als Schmerzmittel bekommen.

Andere Bakterienstämme wirkten nachteilig. *Clostridium difficile* beispielsweise löst in Kontakt mit den Darmnerven krankmachende Veränderungen aus. Gab man gesunden Mäusen *Citrobacter rodentium,* das gewöhnlich nicht in ihrem Darm vorkommt, störte es das Mikrobiom und löste aus, dass die Tiere nach sieben bis acht Stunden auf einmal ängstlicher wurden. Nach etwa zehn Tagen funktionierte stressbedingt ihr Gedächtnis nicht mehr. Gab man den Mäusen eine probiotische Bakterienmischung ins Futter, bevor man sie mit *Citrobacter* fütterte, blieben die Störungen aus. Keimfrei aufgezogene Mäuse jedoch bekamen die negativen Auswirkungen von *Citrobacter* auf jeden Fall zu spüren, egal, ob man sie zuvor mit

Probiotika zu schützen versuchte oder nicht. Nicht eine Bakterienart allein ist es also, die etwas Bestimmtes auslöst, sondern es kommt auf das Zusammenwirken verschiedener Bakterien unter bestimmten Umständen an.

Fest steht, dass für eine Übermittlung der Information durch Bakterien der Vagusnerv im Körper intakt und gesund sein muss. Wenn nicht, haben die Bakterien des Darms auch keinen besonderen Einfluss auf das Gehirn.

Wir sind nicht »normal«

Schon seit langem hatte man zwischen psychischen Leiden und frühen bakteriellen Erkrankungen Zusammenhänge festgestellt, wusste sie aber nie so recht zuzuordnen. Mütter, die während der Schwangerschaft, insbesondere während der letzten drei Monate, einen Husten oder Schnupfen, eine Blasenentzündung oder eine Grippe hatten, haben statistisch betrachtet ein hohes Risiko, Kinder zu gebären, die später eine Schizophrenie erleiden.

Bei Kindern, die Autismus entwickelten, wusste man, dass dies häufig nach einer Behandlung mit Antibiotika begann. Laut einer Studie in Dänemark nach Krankengeschichten zwischen 1980 und 2005 entwickelten Kinder dann signifikant eher Autismus, wenn ihre Mütter in den ersten drei Monaten der Schwangerschaft eine Immunschwäche mit Virusbelastung hatten. Außerdem beobachtet man schon lange, dass Menschen mit psychischen Erkrankungen geradezu immer auch eine gestörte Darmfunktion aufweisen. Verstopfung, Durchfall, Reizdarm, Unverträglichkeiten und entzündliche Darmerkrankungen gehören zum Alltag der Nöte, die Patienten zu ihrem Psychiater tragen. Seit man dank der neuen Techniken ohne weiteres Einblick in das Mikrobiom psychisch Kranker nehmen kann, finden die Forscher jetzt Zusammenhänge zwischen ihren Symptomen und der Darmbesiedelung heraus. Sie entdecken, dass sie sich im Vergleich zur Darmbesiedelung Gesunder unterscheidet, oft sogar auf eine spezielle Art und Weise.

Dazu eine Bemerkung vorweg: Wann ein Mensch als »psychisch krank« bezeichnet und entsprechend behandelt wird, ist von den Gegebenheiten abhängig. Gesund- zum Kranksein geht fließend ineinander über und ist oftmals eine Frage der Toleranzschwelle in der sozialen Umgebung. Sobald wir von psychischen Krankheiten sprechen, dürfen wir uns erinnern, dass wir in unserer Gesellschaft bestimmte Normen angelegt und zum Maßstab erhoben haben, in die wir uns in der Annahme stellen, dies sei »normal«. Was die meisten Menschen mit anderen teilen können, gilt als »normal« und alles andere nicht. Es besteht die Neigung, alles, was außerhalb dieser letztendlich statistischen Normgrenzen lebt, als unnormal oder als krank zu betrachten. Für unser gesellschaftliches Miteinander ist es hilfreich, gelegentlich zurückzutreten und die Verschiedenheit von Menschen einmal aus unbefangenem und wertfreiem Abstand zu betrachten. »Anders« kann auch »besonders« sein. So wie es wichtig ist, die Vielseitigkeit des Lebens in Pflanzen, Tieren und Mikroorganismen zu würdigen, ist es notwendig, die Vielfalt unter Menschen wertzuschätzen. Jeder trägt auf ihre oder seine Weise zur Menschheit bei, egal ob dieser Beitrag außerhalb statistischer Normen liegt. Ein Kind, das in der Schule nicht still sitzen kann, ist vielleicht eine geborene Tänzerin und will sich bewegen. Eines, dessen Begabung eine Kommunikation mit Tieren ist, ist in der

Schule mit Computern fehl am Platz. Es gibt Leute, die spielend lauter verschiedene Sprachen sprechen können, aber Angst haben, vor die Tür zu gehen. Wer jemals mit »geistig behinderten« Menschen gearbeitet hat, weiß, mit welcher Hingabe und Zuwendung sie ihre Authentizität und Herzenswärme versprühen. Sie mögen sehr verschieden sein von einem Kreis hochrangiger Firmenmanager, die in einem Meeting bei PowerPoint-Präsentationen oder harten Verhandlungen mit kühlem Kopf ihre verantwortlichen Führungsaufgaben erfüllen. Aber: Wer gibt uns das Recht, dieses oder jenes zu bewerten? Jeder Einzelne von uns hat Facetten seines Seins mit Schwächen und Begabungen und trägt zum bunten Bild der Welt bei. Und wer einmal zu schwach und hilfsbedürftig ist, um selbständig leben zu können, gibt gerade dadurch womöglich anderen Menschen die Chance, ihre Begabung für Hilfsbereitschaft zu entfalten.

Letztendlich führen die derzeitigen Normen schließlich dazu, dass alle, die »normal« sind, Angst haben müssen, dies aus irgendeinem Grund nicht mehr zu sein, oder Eltern oder Kinder zu haben, die nicht »normal« sind. Auch die Angst, dafür abgelehnt, verlacht oder ausgegrenzt zu werden, ist ein Stress, der sich letztendlich mindernd auf die Darmgesundheit auswirkt. Allein eine solche Schwächung des Darms kann in den Wechselwirkungen mit den Bakterien Störungen hervorbringen. Mit einem respektvollen, bejahenden und wertfreien Blick aufeinander und der Einsicht, dass jeder Mensch wertvoll ist, so wie er ist, unterstützen wir daher unsere Gesundheit.

Von »Hyperaktivität«, »Autismus«, »Parkinson« oder »Demenz« zu sprechen bedeutet also nicht, dass Menschen mit dieser Diagnose unbedingt geändert werden müssen, um wieder »normal« zu sein. Wir wären sonst permanent damit beschäftigt, von anderen Menschen zu erwarten oder gar zu fordern, dass sie sich gemäß der Vorstellung ändern, die wir von ihnen entwickelt haben. Wichtiger ist es, auf Wunsch ihre Leiden zu lindern, und dies kann in einer Heilung des Mikrobioms gründen.

Mikroben wirken bei ADHS

Die am häufigsten diagnostizierte psychische Störung im Kindesalter ist das »Aufmerksamkeitsdefizit-Hyperaktivitätssyndrom«, abgekürzt ADHS. 2 bis 7 Prozent der vier- bis siebzehnjährigen Kinder und Jugendlichen in Deutschland sind davon betroffen, in unterschiedlichem Umfang bis ins Erwachsenenalter hinein. Was einst das »Zappelphilipp«-Syndrom war und vor etwa fünfzig Jahren »minimale zerebrale Dysfunktion« genannt wurde, ist zum Standardprogramm jedes Kinder- und Jugendpsychiaters geworden. Der Barmer Krankenkasse zufolge stellte man die Diagnose im Jahr 2011 bei 620 000 Kindern und Jugendlichen, davon bei 472 000 Jungen. Dies war im Vergleich zum Jahr 2006 eine Steigerung um 42 Prozent. Oft lag die Diagnosestellung vor dem Wechsel aus der Grundschule zu einer weiterführenden Schule.

Kernauffälligkeit der Kinder mit ADHS sind veränderte Aufmerksamkeit, Impulsivität und ausgeprägte körperliche Unruhe. Um diese zu ändern, werden bislang verhaltenstherapeutische Maßnahmen mit Medikamenten kombiniert. Die Mittel der Wahl sind solche, die die Wirkung bestimmter Nervenbotenstoffe verstärken. Dabei stellte man fest, dass diese Wirkung vom Umfang und von der Zusammensetzung der Ernährung abhängt. Bei einem Viertel bis zu einem Drittel der mit Medikamenten für ADHS behandelten Menschen blieb die Wirkung gänzlich aus. Gleichzeitig gab es bestimmte Diäten, bei deren Einhaltung sich die Symptome ohne eine Medikamenteinnahme verbesserten.

Im Jahr 2011 veröffentlichten Forscher der Universität Nijmegen in der Fachzeitschrift *The Lancet* eine vielbeachtete Studie, in der sie vier- bis achtjährigen Kindern fünf Wochen lang eine sogenannte »Eliminationsdiät« gaben, die als Basis nur aus Reis, Gemüse, Fleisch, Birnen und Wasser bestand, mit individuellen Zugaben von Kartoffeln, Obst oder Weizenprodukten. Eine andere Gruppe von Kindern erhielt zum Vergleich bloß einen Ernährungsplan mit allgemeinen Hinweisen zur Ernährung. Mit der Eliminationsdiät sollte Ruhe in einen möglicherweise wegen Lebensmittelunverträglichkeiten irritierten Darm und damit in die Nervenaktivität der Kinder einkehren – was auch gelang. Bei 32 von 41 Kindern nahmen die ADHS-Symptome signifikant ab. Kehrten sie zu ihrer vorigen Ernährung zurück, kamen bei 63 Prozent der Kinder auch die Symptome wieder. Es ließen sich keine Immunparameter für Lebensmittel im Blut oder Unverträglichkeiten finden. Jedenfalls empfahlen die Forscher eine achtsame Ernährung für Menschen mit ADHS.

Der Zusammenhang zwischen Ernährung und Verhalten bei ADHS-Kindern ist inzwischen bewiesen. Dabei spielen nicht die Nahrungsmittel selbst die Schlüsselrolle, sondern das Miteinander in der Darmschleimhaut, auf die sie treffen. Dies ist offenbar immer gestört. Berühmt geworden ist eine gluten- und kaseinfreie Ernährung, GFCF-Diät, also ohne jegliche Getreide- und Milchprodukte. Gluten aus Getreide und Kasein aus Molkereiprodukten sind Sammelbegriffe für jeweils eine ganze Reihe von Eiweißeinheiten, die verschiedene Zusammensetzungen und räumliche Anordnungen haben, je nachdem, wie sie entstanden sind. Kaseine schließen in ihre Knäuel Wasser und andere Partikel ein, in der Kuhmilch hauptsächlich Phosphor und Calcium, es können aber auch je nach Futter Schadstoffe wie Schwermetalle und Pestizide sein.

Eiweiße, darunter die bei Fermentation (zum Beispiel der Käsebildung) entstandenen Strukturen, erfordern für ihre Verdauung die passenden Enzyme und ein bestimmtes Milieu in Magen und Dünndarm. Daran ist das Mikrobiom beteiligt. Die Nahrungseiweiße werden in zahlreiche Fragmente geteilt. Darunter hat man Verbindungen entdeckt, die Nervenfunktionen in Regelkreisläufen steuern, beispielsweise Gliadorphin und Casomorphin, die nun in den Verdacht geraten sind, nervliche Störungen mitzubewirken. Sie sind natürlicherweise in geringen Mengen in Brot, Milch, Käse und Joghurt zu finden und gehören zur normalen Nahrung – sofern diese gesund hergestellt ist. Ihre Menge wird durch das Mikrobiom reguliert. Liegt allerdings eine Mikrobiomstörung vor, verändert sich mit dem Milieu die Eiweißverdauung, und sie können im Übermaß entstehen.

Gliadorphin und Casomorphin gelten als Neurotransmitter und üben fördernde oder hemmende Wirkung auf sogenannte Opioidrezeptoren auf Nervenzellen aus. Diese kommen im gesamten Nervensystem, überwiegend im ZNS, aber auch im ENS, auf endokrinen Zellen, Immunzellen und im Darm vor. Dabei reagieren sie auf den Kontakt mit Eiweißen, und zwar aufgrund der bestimmten Faltung der Aminosäuren. Passen Form und Rezeptor zusammen, wird eine Reaktion in der Zelle ausgelöst.

Diese Rezeptoren sind nach dem Opium benannt, das auf ihnen wirkt. Morphin aus dem Opium, dem Saft des

Schlafmohns, war als schmerzstillendes und Schlafmittel schon sehr lange bekannt. Dann entdeckten schottische Forscher, dass auch der Körper selbst Opioide besitzt. Man nannte sie »Endorphine«. Man fand auch in verdauter Nahrung Eiweiße, die auf die Rezeptoren einwirkten, zum Beispiel in Getreideprodukten, Milch und Soja, die Exorphine. Sie alle können – sofern die räumliche Struktur ihrer Aminosäurenanordnung die passende Faltung besitzt – die Opioidrezeptoren auf den Nervenzellen kontaktieren. Das führt zu einer allgemeinen Dämpfung der physischen Vorgänge: zu Beruhigung, Schmerzdämpfung, Verringerung von Atem, Blutdruck, Herzschlag und Darmbewegungen. Auch Hormonsystem und autonomes Nervensystem werden durch Aktivierung der Opioidrezeptoren gesteuert.

Exorphine, die den Opioidrezeptor aktivieren, und Eiweiße, die ihn hemmen, entstehen bei der Verdauung natürlicher Nahrung gleichzeitig, so dass es zu einem Gleichgewicht kommt. Und geschlossene Kittleisten erlauben Eiweißen nur in einem geringen Maß den Übertritt ins Gewebe. Der Rest wird durch Darmbakterienenzyme im Bürstensaum weiter in Aminosäuren zerlegt, die der Ernährung dienen. Fehlen allerdings diese Bakterien oder sind die Kittleisten beim *leaky gut* zu durchlässig, können Gliadorphin und Casomorphin als Exorphine in den Blutraum übertreten. Dann können die Opioidrezeptoren im ENS und ZNS mit Aktivierung einer Morphinwirkung überflutet werden, mit verminderter Schmerzwahrnehmung und verändertem Hormonhaushalt, Appetitsteigerung, Darmverstopfung, veränderten Verhaltensweisen und Emotionen. Man hat bei Patienten mit Depressionen, Schizophrenie, Autismus, Epilepsie, ADHS und anderen psychischen Erkrankungen Exorphine im Urin gefunden, wohin sie über das Blut gelangt sein müssen. Gelangen sie durch die Blut-Hirn-Schranke ins ZNS, weil sie beispielsweise durch Stress, Infektionen, Schädel-Hirn-Trauma oder elektromagnetische Strahlen durchlässiger wurde, führen Exorphine dort zu Vergesslichkeit und Verhaltensveränderungen.

Um diese Wirkungen auszuschließen, wird Menschen, die psychisch erkrankt oder verhaltensauffällig geworden sind, nahegelegt, auf Getreide- und Milchprodukte zu verzichten. Eine drastische Maßnahme, die bei manchen zum Erfolg führt, nicht jedoch bei allen, was in Anbetracht der damit verbundenen dauernden Entbehrungen gerade für Kinder nicht rechtfertigt, sie grundsätzlich zu empfehlen. Die GFCF-Diät ist schließlich noch keine Therapie, sondern ein Ausweichen vor den Folgen der Ursache, nämlich der Zusammensetzung der Darmbakterien und dem Zustand der Darmschleimhaut. Es ist, wie wenn im Auto die Warnleuchte blinkt, und man stellt es in der Garage ab und steigt aufs Fahrrad um, anstatt es reparieren zu lassen. Dies mag zwar umweltfreundlicher sein, aber man kommt nicht mehr sehr weit damit. Bevor man jemand Krankem Brot und Käse, Kakao und Keks, Joghurt und Müsli vom täglichen Speiseplan streicht, gilt es, die Notwendigkeit dafür erst einmal nachzuprüfen. Sobald man eine solche Diät in Erwägung zieht, lässt man zunächst im Labor die Höhe von Gliadorphin und Casomorphin im Urin bestimmen. Führt man die Diät durch, sollten nichtsdestotrotz Mikrobiom und Darm kuriert werden, damit man, wenn die Ursache der ungleichen Entstehung von Exorphinen und die Schädigung der Darmschleimhaut geheilt ist, eines Tages wieder zur Normalkost zurückkehren kann. Dazu wird in jedem Fall eine biologische Ernährung mit gift- und schwermetall-freien Eiweißen und eine gesunde Bakterienzufuhr empfohlen (siehe Kapitel 10). Synthetische Zusätze sind auch nach wiedererlangter Schleimhautgesundheit weiterhin grundsätzlich zu meiden, wenn man ein erneutes Entgleisen des Mikrobioms vermeiden will. Dazu gehört jegliche Chemie in der Nahrung, insbesondere Aromen, Lebensmittelfarben und Zusatzstoffe. Wissenschaftliche Studien zeigen, dass nicht nur Kinder mit, sondern auch Kinder ohne ADHS auf künstliche Substanzen in der Nahrung mit Verhaltensstörungen reagieren.

Eine andere Richtung nahmen Forscher, die auf eine Vollversorgung des Körpers mit Mikronährstoffen setzten. Eine neuseeländische Forscherin schildert den Fall einer 21-jährigen Frau, die an ADHS und zusätzlichen Angststörungen litt und trotz fortdauernder psychotherapeutischer und medikamentöser Behandlung acht Jahre lang keine Linderung ihrer Beschwerden fand. Sie bekam zu ihrer Ernährung ein Vitamin- und Mineralstoffpräparat hinzu. Acht Wochen nach Beginn der Einnahme des Präparats besserte sich ihre Stimmung, die Angst, Hyperaktivität und Impulsivität ließen nach. Obwohl der Versuch auf ein Jahr ausgelegt war, setzte die Frau das Präparat ab, und nach kurzem kehrten die Symptome zurück. Daraufhin nahm sie die Vitamine und Mineralien für den Rest des Jahres wieder zu sich. Sie wurde von jeglichen ihrer psychischen Beschwerden befreit.

Dass eine Vollversorgung mit Vitaminen psychische Probleme lösen kann, sollte nicht verwundern. Wie bereits beschrieben, ist allein das Vitamin B_1 für ein gesundes Funktionieren von Gehirn und Nervensystem unabdingbar. Es ist dabei im Neurotransmitterstoffwechsel beteiligt. Da eine ausreichende Versorgung mit Vitaminen und Mineralien auch die Darmbesiedelung verbessert und Darmbakterien selbst Neurotransmitter wie Dopamin und Serotonin abgeben, hängen Vitaminversorgung, Bakterien und psychische Gesundheit untrennbar miteinander zusammen.

Was zu viel im Essen ist und was darin fehlt, kann offensichtlich zu ADHS beitragen. Trotz der zahlreichen Hinweise, Erfahrungen und wissenschaftlichen Untersuchungen ließ sich jedoch weder die *eine* Ursache noch die *eine* heilsame Ernährung für Menschen mit der Diagnose finden. Jetzt hält man die Darmbakterien für den Schlüssel. Ihre Zusammensetzung und ihre Stoffwechselaktivität geben vor, wie gesund Speisebrei, Mikroorganismen und Schleimhaut mit dem enterischen Nervensystem zusammenspielen, wie sich Verhalten und Empfinden daraus entwickeln, und natürlich auch, ob Medikamente wirken, die man wegen der Symptome schluckt.

Darmbakterien können potenziell alles aus der Nahrung in nervenwirksame Moleküle umsetzen. Die hellgelben Pigmente, die natürlicherweise in Äpfeln und Zwiebeln vorkommen, werden durch *Bacteroidetes, Lactobacilli* und Bifidobakterien zu Stoffwechselprodukten (3,4-Dihydroxyphenyessigsäuren), die angstlösend wirken. Diese Umwandlungsfähigkeit gilt natürlich auch für chemisch-synthetische Stoffe, deren Wirkungen je nach den Umständen dann aber möglicherweise psychodestruktiv sind. Auch Medikamente kommen in Kontakt mit den Darmbakterien, und ihr unterschiedlicher Wirkungsgrad je nach Essen kann sehr wohl von einer darmbakteriellen Verwertung abhängig sein.

Bestimmten Bakterienwirkungen ist man bei Autismus-Spektrum-Störungen auf die Spur gekommen. Darunter fasst man verschiedene Krankheitsbilder zusammen, die landläufig »Autismus« genannt werden. Er ist durch eine Vielzahl von Auffälligkeiten charakterisiert, die in der Regel mit einer veränderten Kommunikation mit den Mitmenschen einhergehen und Schwierigkeiten in Verständigung und sozialem Miteinander mit sich bringen. Sinneswahrnehmungen und Sinnesverarbeitung sind außergewöhnlich. Angewohnheiten, die autistische Menschen haben, wie das ständige Wiederholen derselben Handlungen, können auf andere befremdlich wirken, und sie scheinen in ihrer eigenen Welt zu leben, zu der andere Menschen nur bedingt Zugang finden. Unter ihnen gibt es Persönlichkeiten, die man als geistig behindert betrachtet, und Menschen, die man hochbegabt nennt, mit zum Teil außerordentlichen Fähigkeiten in einzelnen Gebieten wie Musik, Zeichnen, Kopfrechnen oder Gedächtnisleistung. Rückblickend schreiben manche Menschen auch Wolfgang Amadeus Mozart und Albert Einstein autistische Züge zu. Wenn dem so ist, verdanken wir die Zauberflöte womöglich einem Bakterium der Gattung *Clostridium*. Denn durch Stuhluntersuchungen autistischer im Vergleich zu nichtautistischen Personen stellte man fest, dass sich bei allen Autisten ein Übermaß gewisser Clostridien im Darm findet, darunter neun Arten, die man nur im Darm von Autisten und nirgendwo sonst gefunden hat. Bei einer Studie war die Menge der Gesamtclostridien bei Autisten 46-mal höher als die der Kontrollgruppe.

Clostridien bilden Neurotoxine aus, also Nervengifte. Und sie überleben, wenn andere Bakterien bereits sterben, zum Beispiel nachdem ein Mensch die Antibiotika Trimethoprim-Sulfamethoxazol geschluckt hat. Es wurde beobachtet, wie Kinder auf die Gabe dieser Antibiotika hin Autismussymptome entwickelten. Gab man dann das Antibiotikum Vancomycin, das Clostridien tötet, besserte sich die autistische Symptomatik. Bald danach traten die Symptome allerdings wieder auf, wahrscheinlich weil Clostridien, indem sie sich in einen Sporenzustand begeben, überleben und sich anschließend wieder in die aktive Form zurückverwandeln können.

Als Forscher der Columbia-Universität New York Kindern Biopsien der Enddarmschleimhaut entnahmen, fanden sie Bakterien der Gattung *Sutterella,* die nur bei autistischen Kindern, aber nicht im Darm einer Kontrollgruppe vorkamen. Sie waren ungewöhnlicherweise die häufigsten Bakterien im autistischen Darm. Urin und Blut waren voll ihrer Stoffwechselprodukte. Auch das Verhältnis der *Firmicutes* zu *Bacteroidetes* war bei autistischen Kindern im Vergleich zu normalen gestört.

Welche Untersuchungen auch immer gemacht wurden: Immer fand sich bei autistischen Menschen eine Mikrobiomstörung im Darm, und mittlerweile macht man diese für die veränderten Verhaltensmuster verantwortlich.

Ob das gezielte Schlucken von Bakterien dabei einen Unterschied macht, wollten Forscher des California Institute for Technology wissen, und fütterten autistische Mäuse mit *Bacteroides fragilis,* einem Bakterium, das bei Mäusen als Probiotikum gilt. Tatsächlich verbesserte sich die Darmproblematik, und auch einige der hauptsächlichen autistischen Verhaltensweisen verschwanden. Dabei entdeckte man, dass autistische Mäuse einen *leaky gut* und dass die Darmbakterien Metaboliten gebildet hatten, die durch die löchrige Schleimhaut ins Blut und auch ins

Gehirn gelangen konnten. Die Forscher planen derzeit die Entwicklung von Probiotika für Neugeborene, deren Mutter in der Schwangerschaft einen Virusinfekt oder eine Immunschwäche hatte. Allerdings erwarten sie, dass *Bacteroides fragilis* allein nicht allen Autisten in gleicher Weise hilft.

Andere Forscher wollten wissen, ob Menschen im Nervensystem generell positiv auf das Schlucken von Bakterien reagieren. Dazu gab ein Forscherteam der University of California in Los Angeles einem Drittel von 36 Frauen zwischen achtzehn und fünfundfünfzig Jahren Joghurt mit vier verschiedenen Bakterienstämmen als probiotischen Mix, einem zweiten Drittel Joghurt ohne diese Bakterien und dem dritten gar keinen Joghurt, welchen sie zweimal täglich über vier Wochen zu sich zu nehmen hatten. Davor und danach untersuchte man mit Magnetresonanztomographie die Gehirne der Frauen und sah voller Verblüffung, dass es tatsächlich Unterschiede darin gab. Dann gab man den Frauen einzelne Aufgaben zu lösen, während ihre Gehirne beobachtet wurden, man ließ sie zum Beispiel Bilder von angstvollen oder wütenden Gesichtsausdrücken nach Emotionen zusammenordnen. Tatsächlich zeigten sich signifikante Unterschiede bei der Aktivierung verschiedener Hirnareale und deren Verknüpfungen untereinander, und bei den Frauen, die probiotische Bakterien geschluckt hatten, reagierten bestimmte Hirnregionen weniger stark auf negative Reize als bei den anderen.

Ob wir dieselben Bakterienkulturen tatsächlich eines Tages im Joghurt im Geschäft finden, können wir nicht wissen, sogar dann nicht, wenn er damit beworben werden sollte, dass er Gehirne positiv beeinflusst. Beachtenswert ist jedoch, dass nicht ein einzelner Bakterienstamm einen

Unterschied machte, sondern ein Bakterienmix. Schon ist man auf der Suche nach gezielt zusammengestellten Mikrobenmischungen, die man »Psychobiotika« nennen will: solche bei Ängsten, solche bei Niedergeschlagenheit oder solche bei bestimmten psychischen Diagnosen.

Auf einmal stellt man fest, dass nicht etwa nervenkranke Patienten nebenbei Verdauungsprobleme haben, sondern dass die Störung des Darmmikrobioms zum Teil ursächlich für Krankheiten des Nervensystems sind. Dies gilt beispielsweise für die multiple Sklerose (MS). Bei MS finden in der weißen Nervensubstanz von Gehirn und Rückenmark chronische Entzündungen statt, und Antikörper werden gegen die Myelinscheiden aktiv. Werden Myelinscheiden geschwächt oder zerstört, kommt es zu Nervenausfällen. Erste Symptome sind häufig Seh- oder Sensibilitätsstörungen wie Taubheitsgefühle, oft mit Schmerzen oder Krämpfen. Später erschweren Schluckbeschwerden, Schwindel und Lähmungserscheinungen das Leben der Betroffenen. Wie diese erscheinen, ist individuell verschieden, häufig kommt es zu Krankheitsschüben.

Die Diagnose ist schwierig, und wegen der vielfältigen Ausprägung wird MS gelegentlich als »Chamäleon unter den Krankheiten« bezeichnet. Bisher hielt man ihre Ursache für unbekannt und diskutierte Einflüsse von Infektionen, zu viel Hygiene, dem Vitamin-D-Stoffwechsel, Impfungen, Umweltgiften und Übergewicht in der Kindheit. Doch nichts davon ließ eine eindeutige Erklärung finden. Dies ändert sich durch die Mikrobiomwissenschaft.

Ist die Mikrobiota im Darm geschockt und verändert worden, kann es zum *leaky gut* kommen, Eiweiße treten hindurch, und das Immunsystem reagiert darauf. Einmal auf solch eine Reaktion programmiert, reagieren die

Immunzellen gewissermaßen irrtümlich auch gegen körpereigene Eiweiße, in diesem Fall gegen das Myelin. Wahrscheinlich sind Alkohole dabei beteiligt, die beispielsweise von Pilzen im Darm produziert und durch die Schleimhaut aufgenommen werden.

Hefepilze kommen in geringer Anzahl im gesunden Mikrobiom vor und erfüllen dort ihre Aufgaben. Überwiegen sie aber, beginnen sie, Zucker, der aus der Nahrung aus Kohlehydraten im Darm ankommt, in großen Mengen zu Alkohol zu vergären. Dabei entsteht als Zwischenprodukt eine Substanz namens Acetaldehyd. Dieses Acetaldehyd taucht ebenso nach übermäßigem Alkoholkonsum vermehrt im Körper auf und ist für den Kater am nächsten Morgen ursächlich. Auch aus den Verbrennungsvorgängen beim Zigarettenrauchen gelangt es ins Blut. Kommt Acetaldehyd in Kontakt mit Eiweiß, kann es dessen Struktur verändern, so dass es sich anders knäuelt, woraufhin es an den Zellrezeptoren nicht mehr seine Aufgabe als Hormon, als Signalbotenstoff oder Enzym erfüllen kann. Obendrein wird es vom eigenen Immunsystem als »fremd« und als zu eliminieren angesehen. Dies wird offenbar das Schicksal des Myelins, wenn durch gestörte Bakterienbesiedelung dazu aktivierte Pilze im Darm zu viel Acetaldehyde abgeben, das bei gestörter Schleimhaut in den Körper einströmt.

Alzheimer, Parkinson und Bauchgehirn

Gefaltete Eiweiße, die, im Gehirn abgelagert, die Nervenfunktion stören, sind auch kennzeichnend für den Morbus Alzheimer, die hierzulande häufigste Demenzerkrankung beim Menschen. Sie führt zum fortschreitenden

Verlust von Nervenzellen. Zwischen den Zellen entstehen aus Eiweißen sogenannte Plaques, die man Beta-Amyloid nennt und die im gesunden Körper bei der Informationsübertragung zwischen Nervenzellen beteiligt sind. Beim Morbus Alzheimer sammeln sie sich jedoch zwischen den Zellen an, blockieren die Übertragung, und mit der Zeit sterben die Zellen ab. Das Gedächtnis lässt nach, der Mensch verliert die Orientierung und die Fähigkeit, sich selbst zu versorgen. Die Ursache für die Entstehung des Morbus Alzheimer galt bislang als völlig ungeklärt. Man merkte allerdings, dass typische Zivilisationskrankheiten die Wahrscheinlichkeit erhöhten, an Alzheimer zu erkranken, und dass das Risiko in Ländern höher ist, in denen bessere Hygiene und mehr städtische Kultur praktiziert werden. Je mehr Mikroben man im Leben ausgesetzt ist, so die Schlussfolgerung der Forscher, desto geringer ist das Risiko, beim Älterwerden einen Morbus Alzheimer zu entwickeln. Andererseits kann eine gesunde Ernährung, so stellte man fest, eine volle Vitaminversorgung, die Zufuhr von Antioxidanzien und eine Entgiftung des Körpers ihr Fortschreiten erheblich verlangsamen oder sogar stoppen. Pflanzenwirkstoffe, beispielsweise aus Schwarz- und Grüntee, vermögen die Entstehung von Plaques zu verhindern, und in Tierversuchen an Mäusen ließen sich vorhandene Plaques damit auch wieder auflösen.

Bisher dachte man, das Beta-Amyloid, das der Plaquebildung zugrunde liegt, sei eine Art Fehlprodukt des Körpers. Als Forscher aus Boston prüften, wie es sich denn gegenüber Bakterien verhält, stellten sie verblüfft fest, dass es antimikrobielle Eigenschaften hat und somit imstande ist, die Bakterienzusammensetzung zu regulieren. Es gehört offenbar zu einer Eiweißgruppe, die Teil des angeborenen Immunsystems ist. Eine mögliche Erklärung für die Ausbildung eines Morbus Alzheimer ist daher in ihren Augen eine chronische leichte Entzündung im Gehirn aufgrund eines mikrobiellen Ungleichgewichts im Körper. Und tatsächlich: In Gehirnen von Alzheimer-Patienten fand man Bakterien und Viren, die man in gesunden Gehirnen nicht findet. Man entdeckte Beta-Amyloid-Plaques auch im Gehirn von Patienten mit HIV, mit einem Schädel-Hirn-Trauma oder einem Schlaganfall, bei denen das Mikrobiom, allein schon durch einen Sauerstoffmangel im Darm, und damit das mit ihm ja gekoppelte Immunsystem mitbetroffen sein können.

Für die Rolle des Mikrobioms bei Morbus Alzheimer spricht auch, dass Darmbakterien im Normalfall Schutzstoffe für Nervenzellen produzieren, wie die Indol-3-Propionsäure, ein Stoffwechselzwischenprodukt des Tryptophans, das Nervenzellen nachweislich vor den Amyloidablagerungen bei Morbus Alzheimer schützt. Mit einer wissenschaftlichen Untersuchung an der Mongolischen Wüstenrennmaus wiesen Forscher aus Südkorea nach, dass Indol-3-Propionsäure Nervenzellen auch im Fall einer Mangeldurchblutung im Gehirn vor Schäden schützt. Das würde bedeuten, dass ein gesundes Mikrobiom die Folgen von Arteriosklerose im Gehirn mildert. *Faecalibacterium,* welches normalerweise zu den häufigsten Bakterien im menschlichen Darm zählt, findet sich im Darm von Alzheimer-Patienten gar nicht.

Jetzt sind auch alle anderen Erkrankungen auf dem Prüfstand, die man bisher im Gehirn lokalisierte: darunter die amyotrophe Lateralsklerose und der Morbus Parkinson.

Parkinson, auch »Schüttellähmung« genannt, entsteht bei einem Mangel des Neurotransmitters Dopamin.

Dopaminbildende Nervenzellen im Mittelhirn sterben ab, wodurch es zu verlangsamten Bewegungen, Muskelzittern und einer starren Haltung bis hin zur Bewegungslosigkeit kommt. Ein Gesichtsausdruck ohne Mimik erschwert die Kommunikation mit Mitmenschen. Typisch ist ein Zittern wie das langsame Schütteln der Hand in Ruhe, während eine Bewegung wie der Griff zur Tasse ohne dieses Zittern ausgeführt werden kann.

Bisher galt die Ursache des Parkinsons als ungeklärt. Mit dem jüngsten Blick auf den Darm und die Bedeutung des ENS stellte man auf einmal fest, dass die degenerativen Veränderungen zuerst im Bauchgehirn auftreten, bevor sie sich im Kopfhirn manifestieren. In Patienten mit Parkinson-Krankheit fand man im Vergleich zu gleichaltrigen gesunden Personen in Biopsien der Darmschleimhaut signifikant höhere Entzündungswerte beispielsweise von Zytokinen, und die Eiweiße von Stützzellen im Bauchgehirn waren verändert. Inzwischen geht man davon aus, dass Schluckbeschwerden, verzögerte Magenentleerung und Darmverstopfung frühe Anzeichen einer Parkinson-Krankheit sind, lange Zeit bevor zentralnervöse Störungen auftreten.

Die Tatsache, dass, wer raucht und viel Kaffee trinkt, weniger häufig an Parkinson erkrankt, ließ ebenfalls vermuten, dass er mit der Mikrobiota im Darm und einer veränderten Zellaktivität zusammenhängt. Was jetzt nicht heißen soll, dass Rauchen und Kaffeetrinken die Zellaktivität wieder in ein gesundes Gleichmaß führen.

Die übliche Therapie besteht in Medikamenten, die die Dopaminmenge im Gehirn wieder erhöhen sollen. Vor dem Hintergrund der Tatsache, dass man inzwischen weiß, dass Darmbakterien Dopamin produzieren, lässt dies aufhorchen. Es werden Vorstufen des Dopamins eingesetzt, die die Blut-Hirn-Schranke überwinden, oder Rezeptorenblocker im Gehirn oder Stoffe, die dopaminabbauende Enzyme hemmen. Sie alle werden über den Darm eingenommen. Eine Heilung geschieht dadurch nicht.

Als man das Leben von Zwillingen, von denen einer an Parkinson erkrankt war und der andere nicht, auf Ursachen hin rückwirkend beleuchtete, kam man Chemikalien auf die Spur. In der Regel war zu zeigen, dass beispielsweise die Substanzen Tri- und Tetrachlorethen (TCE) dabei eine Rolle spielten. TCE wurde früher zur Dekoffeinierung von Kaffee eingesetzt und wird heute noch als Lösungsmittel in der chemischen Reinigung und der Asphaltindustrie verwendet. TCE wird intensiv in der chemischen Reinigung eingesetzt und ist dermaßen leicht löslich, dass es häufig ein Problem im Grundwasser darstellt. Der Zusammenhang zwischen Umweltgiften und Krankheit beim Parkinson wurde bewiesen, und die früher angenommenen genetischen Ursachen wurden widerlegt.

Im Jahre 2012 zeigten Forscher der Universität Dresden an Mäuseversuchen, dass ein in der Landwirtschaft eingesetztes Insektizid, wenn es durch die Darmschleimhaut hindurch Nerven erreicht, bewirkt, dass sie ein Eiweiß namens Alpha-Synuclein abgeben. Es wird über den Vagusnerv ins Kopfhirn transportiert, wo es sich ablagert und die Zellen auf Dauer zerstört, so dass sie kein Dopamin mehr synthetisieren können.

Alle Gifte greifen in das Mikrobiom ein, und manche können offensichtlich dabei Parkinson auslösen. Dies sollte man sich vor Augen halten, bevor man aus Bequemlichkeit mit der Giftspritze über Terrassenplatten, den Gehweg oder Wegränder entlanggeht, um Kraut zu beseitigen.

Das am häufigsten angewendete Pestizid, nämlich Glyphosat (»Roundup«), fand sich bei einer 2013 durchgeführten Laboruntersuchung von stichprobenartig genommenen Urinproben von 182 Personen aus achtzehn verschiedenen europäischen Ländern bei 10 (Bulgarien und Mazedonien) bis 90 Prozent (Malta) der Menschen. In Deutschland fand es sich in 70 Prozent der Proben, obwohl die Personen Stadtbewohner waren, die selbst keinerlei Umgang mit Pestiziden hatten. Sie hatten Glyphosat wahrscheinlich mit dem Essen aufgenommen.

Bei Untersuchungen in Nordamerika fand man eine positive Korrelation zwischen dem Pestizidgehalt im Hausstaub und der Ausscheidung der Bewohner im Urin. Glyphosat wirkt für eine Vielzahl von Bakterien toxisch, indem es zum Beispiel ihre Enzymaktivität hemmt. In Frankreich wurde im Mai 2012 die Parkinson-Erkrankung als Berufskrankheit bei Landwirten anerkannt, die zehn Jahre lang oder länger mit Pestiziden gearbeitet hatten.

Alle Gifte, die auf Nahrungspflanzen gespritzt werden, können sich auch in Lebensmitteln wiederfinden. Gelangen sie in den Darm, ist es von dessen Mikrobiom abhängig, ob sie unschädlich gemacht und ausgeschieden werden können oder in Wirkstoffe zerlegt werden, die zu Nervenzerfall und Krankheiten führen. Fehlen die zur Entgiftung fähigen Bakterien oder ist die Menge, die dem Körper zugemutet wird, zu groß, sammeln sie sich im Körper an, und die Nervenschäden können sogar erst nach zehn bis vierzig Jahren in Erscheinung treten.

Weiß man also, dass man in hohem Maße Chemikalien ausgesetzt war, ist es besonders ratsam, zu entgiften und seine Darmbakterien zu fördern.

Die Eingangspforte solcher Gifte liegt also offensichtlich im Darm, und dort hält man nun Ausschau nach frühen Symptomen der Parkinson-Krankheit. Neurologen der französischen Universität Nantes entwickelten anhand von Biopsien der Dickdarmschleimhaut Kriterien, um typische Gewebeveränderungen beurteilen zu können. In ihren Augen ließe sich zukünftig auch die Früherkennung der übrigen neurodegenerativen Krankheiten wie Morbus Alzheimer möglich machen.

Darmuntersuchungen als Früherkennung für psychische, für Nerven- und Gehirnerkrankungen – darüber hätte man sich vor wenigen Jahren noch köstlich amüsiert. Deutlicher lässt sich kaum ablesen, welche Revolution in Medizin und Mikrobiologie zur Zeit stattfindet. Wir sind auf dem besten Wege, uns als Menschen ganz neu kennenzulernen, als Mensch, der mehr ist und mehr kann, als seine Zellgene vermögen. Vielleicht schütteln wir in ein paar Jahren den Kopf darüber, wie blind und ignorant wir sein konnten.

Wie welche Bakterien mit den verschiedenen Krankheiten zusammenhängen, wird die Forschung der kommenden Jahre noch zeigen. Eins steht allerdings bereits fest: Die ursächliche Prophylaxe und Heilung für diese Erkrankungen liegt im Darm.

Dann endet auch die bisherige Praxis, bei Parkinson-Kranken mit antibiotischer Beseitigung des Magenbakteriums *Helicobacter pylori* eine bessere Resorption des Parkinson-Medikaments Levodopa herbeizuführen. Damit greift man massiv in ein Mikrobiom ein, das offensichtlich bereits überfordert ist, wobei natürlich ebenfalls die Kapazität, Fremdstoffe im Darm zu zerlegen, verringert wird. Und das, obwohl es keinen ursächlichen Zusammenhang zwischen *Helicobacter* und der Entstehung einer Parkinson-Erkrankung gibt. Welche weitreichenden Folgen dies für den ganzen Organismus hat, wird im folgenden Kapitel deutlich. In einer Publikation bemerkt eine britische Autorin nur lapidar, dass sich die Parkinson-Symptome bei Patienten, bei denen es nicht gelang, *Helicobacter* im Magen auszurotten, durch die Antibiotikagabe verschlimmerten.

Vom Kopf in den Bauch scheint nicht nur unsere Nahrungsaufnahme zu verlaufen, sondern auch der Weg unserer wissenschaftlichen Menschheitsentwicklung. Und sie rehabilitiert alle, die schon immer lieber auf ihr »Bauchgefühl« vertrauten.

9. Wenn sich das Mikrobiom erschreckt

Appell zur Ausrottung

»Gesundheit« wird bei Umfragen in Deutschland als höchstes Gut genannt, als oberste Priorität unter allen Wünschen im Leben. Wer krank ist, sucht Heilung. Meistens nimmt man dann ein Medikament. Wie wirkt das auf den Darm? Heilung zu bewirken setzt, wie wir jetzt wissen, die Unterstützung der Mikroben im Darm voraus. Eine Förderung ihrer Vielfalt, ihrer Ernährung, ihrer Kommunikation untereinander, der Schleimhautgewebe und mit den Körperzellen. Dazu gehört eine vollständige gesunde Nahrung, Ruhe und Raum für Änderung äußerer Umstände. Ein Heilmittel sollte also die Darmbakterien in ihren zahlreichen existenziellen Aufgaben unterstützen.

Tun sie das? Wir haben wirksame Medikamente entwickelt, die Symptome lindern, die Prozesse im Körper ändern, die Defizite substituieren und mehr. Aber ihre Wirkung auf die eigentlich dahinterstehende Ursache, das gestörte Mikrobiom, kennen wir noch nicht.

Unter den zwanzig häufigsten in Deutschland verkauften Medikamenten sind laut Arzneimittelreport der Barmer Krankenkasse zehn Mittel gegen verschiedene Schmerzen, gegen Husten und Schnupfen, eine Wundsalbe, ein Rheumamedikament und ein Schilddrüsenhormonersatz. Jetzt wissen wir, dass Schmerzwahrnehmung durch Darmbakterien und Bauchgehirn vermittelt und moduliert werden. Wir wissen, dass Husten und Schnupfen aus dem Ungleichgewicht der Darmbakterien in Bezug auf das Immunsystem bestehen, Wundheilung ebenfalls. Erkrankungen der Schilddrüse und Rheuma zählen zu den Autoimmunerkrankungen, denen ein gestörtes Mikrobiom und Fehlregulationen des Immunsystems zugrunde liegen.

Jetzt könnte man sagen: Dass die Bakterien der Schlüssel für die Gesundheit sind, hat man ja noch nicht gewusst. Aber was ist mit den Krankheiten, von denen man bereits seit Jahrzehnten weiß, dass eine gesunde Bakterienbesiedelung eine Rolle spielt – den sogenannten Infektionskrankheiten? Welche Medikamente entwickelte man dafür? Antibiotika, übersetzt »*gegen* das Leben«!

Ist es nicht erstaunlich, dass die Menschheit zum Mond fliegt, aber sich im eigenen Bauch so erbärmlich wenig auskennt, dass man als Heilmittel das krasse Gegenteil von etwas entwickelte, was tatsächlich heilsam wäre? Wer erkrankt ist, braucht eine bessere Bakterienversorgung – und erhält stattdessen ein Mittel für ihre Beseitigung. Statt die Bakterien im Mikrobiom in voller Kraft wiederherzustellen, wird das Chaos vergrößert. Was hat zu der Blindheit geführt, die uns solch eine Einseitigkeit mit negativen Folgen globalen Ausmaßes beschert? Wie konnte das den vielen hochgebildeten, gründlich forschenden, ernsthaft um die Heilung von Krankheiten bemühten Ärzten und Forschern passieren?

Die Antwort auf diese Frage ist so simpel wie erschütternd: Man projizierte menschliche Vorstellungen auf Lebewesen, die für unsere Augen unsichtbar sind und deren Verhalten daher beliebig interpretiert werden konnte. Der Mensch sieht sich als Maßstab und Mittelpunkt des Geschehens, nicht nur auf der Erde. Da werden andere

Lebewesen schnell als unwesentlich betrachtet, vielleicht noch als nötiges Beiwerk oder als Mittel zum eigenen Zweck. Sie als Lebenspartner anzuerkennen ist für viele offenbar eine befremdlich anmutende Einstellung. Dass wir sie respektieren, nicht nur weil wir existenziell mit ihnen verbunden sind, sondern als Teil des universellen Lebens an sich, fällt anscheinend schwer. In Dankbarkeit mit den Mikroben zusammenzuleben, selbst wenn wir vieles von ihnen noch nicht verstanden haben, und ihnen das Beste zugutekommen zu lassen, was es gibt, klingt in den Ohren der allermeisten Menschen wahrscheinlich noch geradezu abstrus. So tief steckt in uns der Glaubenssatz, Bakterien machten womöglich krank.

Wirft man zur Abwechslung einen unvoreingenommenen Blick zurück in die Geschichte der Mikrobiologie und fragt man nach dem Ursprung dieser bakterienfeindlichen Einstellung, so landet man im 19. Jahrhundert. Damals war die Bakteriologie durch Neuentwicklungen ähnlich in den Fokus der Aufmerksamkeit gerückt wie heute – allerdings unter anderen Vorzeichen. Fortschritte in der Mikroskopie ermöglichten es, Einzeller so zu vergrößern, dass sie sich sehen ließen. Färbemethoden machten sie je nach Aufbau ihrer Zellwand unterschiedlich sichtbar. Dies ließ für sich genommen noch alle Optionen für das Verständnis ihrer Bedeutung offen. Entscheidend für die darauffolgende Entwicklung war jedoch die Vereinzelung von Bakterien, ihre völlige Ablösung aus ihrem natürlichen Zusammenhang. Sie wurden auf Nährstoffplatten im Labor zu Reinkulturen herangezüchtet. Deren Entwicklung war die Erfindung Robert Kochs (1843–1910). Man entnimmt dazu Bakterien ihrem Lebensraum, streicht sie auf eine mit speziellen Nährstoffen versehene Glasschale, wo sie sich vermehren, sofern ihnen die Lebensbedingungen zusagen. Heute wissen wir, dass dies nur für ganz wenige Bakterienarten zutrifft. Die im Darm überwiegenden Anaerobier können so beispielsweise nicht gedeihen. Man hielt jedoch damals die Bakterien, die man fand, für diejenigen, die in dem betreffenden Lebensraum lebten. Man kultivierte Bakterienklons so lange, bis nur noch eine einzelne Bakterienart übrig war: die Reinkultur einer Bakterie. Aus dem vielfältigen Miteinander unzähliger Mikroben eines Lebensraums wurden im Labor Monokulturen von Einzellern, die es in der Natur nirgends gibt. In der Natur gibt es nirgendwo Leben in »Reinkultur«.

Mit diesen Reinkulturen ließ sich nun beliebig hantieren. Man ließ sie im Labor sich über Monate hinweg immer weiter verdoppeln, um sie jederzeit für Versuche verfügbar zu halten. Dass diese Kulturen mit der Wirklichkeit eines natürlichen Umfelds nichts mehr zu tun haben, bedachte man nicht. Das spielte daher für die Deutung von Ergebnissen auch keine Rolle.

Diese erarbeitete Robert Koch an ebenfalls unter isolierten Bedingungen herangezogenen Labortieren. Sie erhielten mikrobielle Reinkulturen gespritzt, um den Effekt zu testen. Choleravibrionen in den Darm von Mäusen, Tuberkelbazillen in die Augen von Kaninchen und Ähnliches mehr. Starben die Tiere, wurden ihre Organe, zum Beispiel die Milz von Mäusen, unter die Rückenhaut eines lebenden Froschs befördert oder mit Augenkammerwasser vom Kalb gemischt, um zu beobachten, ob dann eine Krankheit entstehe. Wenn ja, war das eingespritzte Bakterium »schuld«, und die Bakterien wurden zu Krankheitserregern erklärt. Dass die Vorgehensweise an sich bereits Krankheit bewirken könnte, sah man nicht. Der scheinbar logische Folgeschritt war, die Krankheit sei ohne dieses Bakterium nicht entstanden, es sei für die Gesundheit also notwendig, dass es verschwinde. Da es dies nicht von alleine tut, müsse der Mensch vernichtend eingreifen. Mit markigen Worten rief er zum Kampf gegen Bakterien auf: »Sollte es gelingen, zunächst nur bei einer bakteriellen Infektionskrankheit des mikroskopischen, aber bis dahin übermächtigen Feindes im menschlichen Körper selbst Herr zu werden, dann wird man auch, wie ich nicht zweifle, sehr bald bei anderen Krankheiten das Gleiche erreichen«, sagte Koch vor 5500 Ärzten in einem 1890 vor dem 10. Internationalen Medizinischen Kongress in Berlin gehaltenen Vortrag »Über bakteriologische Forschung« und beendete diesen mit den Worten: »Und so lassen Sie mich denn diesen Vortrag schließen mit dem Wunsche, dass sich die Kräfte der Nationen auf diesem Arbeitsfelde und im Kriege gegen die kleinsten, aber gefährlichsten Feinde des Menschengeschlechts messen mögen und dass in diesem Kampfe zum Wohle der gesamten Menschheit eine Nation die andere in ihren Erfolgen immer wieder überflügeln möge.«[45]

Die fehlgedeutete Mikrobenwelt

Um diesen uns befremdlich klingenden Tonfall zu verstehen, muss man wissen, dass im 19. Jahrhundert das Kämpfen als Grundprinzip des Miteinanders für ein adäquates Mittel gehalten wurde. Kampf, Krieg und Duellieren war in den Köpfen der damaligen Menschen allgegenwärtig. Somit war Robert Kochs Denken Ausdruck des damaligen Zeitgeists. Zahlreiche Kriege in Europa, in denen Soldaten als Helden galten, waren in den Köpfen der

Menschen präsent, erst kurz zuvor hatte Charles Darwin (1809–1882) mit der Veröffentlichung des *Kampfs ums Dasein* das Kämpfen als wissenschaftlich belegt und zum scheinbar notwendigen Überlebensprinzip erhoben. Gute Ärzte wurden in der Regel in Militärkrankenhäusern ausgebildet und hatten kriegerisches Denken und Feindbilder verinnerlicht. All das übertrug sich – den in ihrer Zeit offensichtlich gefangenen Forschern unbewusst – auf die Forschungsergebnisse in der Bakteriologie. Wie eine Nation sich vor einem fremden Heer schützen musste, um nicht von ihm überrannt und beherrscht zu werden, so befürchtete man, der menschliche Körper könne von »fremden« Bakterien überrannt und zu Fall gebracht, also krank werden. Die biochemischen Beweise, dass der Mensch aufgrund seiner ganzen Organvorgänge, seines Hormonhaushalts und seines Gehirnstoffwechsels auf Kooperation, Miteinander und Füreinander ausgelegt ist, dass im Gegensatz dazu Kampf immer mit Stress und Minderung der Lebensqualität einhergeht, kannte man damals noch nicht.

Bis zum heutigen Tage ist das mikrobielle Vokabular von militärischen Begriffen nicht nur durchzogen, sondern maßgeblich geprägt. Da ist nicht von Kommunikation und Regulation die Rede, sondern von »Angreifern«, gegen die sich das Immunsystem zur Wehr setzen muss, von bösen Bakterien, die wie »Heerscharen« oder als eine »Armee« von Eindringlingen uns an den Kragen gehen wollen, weshalb man »Strategien« zur »Ausrottung« und eine »Unterstützung« der körperlichen »Abwehr« entwickeln musste. Auch der Begriff Bakterien»kolonie« entstammt der Politik des 19. Jahrhunderts, als man von Europa aus auf anderen Kontinenten »Neuland« eroberte und so tat, als sei das Land, das man zur Kolonie erklärte, nicht eigenständig besiedelt. Nach Zerstörung der dort heimischen Kulturen, später Einsicht und schließlich der Rückgabe der Kolonien in deren Hände sind wir eines Besseren belehrt; und ebenso geht es uns jetzt in Bezug auf die Besiedelung unseres Darms. Man hätte die Bakterien, die auf einer »leeren« Nährstoffplatte heranwachsen, statt »Kolonie« auch »Familie«, »Gruppe«, »Sippe« oder ähnlich nennen können und damit ihre Gemeinschaft zum Ausdruck gebracht. Mit dem Begriff Bakterien»kolonie« wurde jedoch sogleich ein Bestreben nach ihrer Beherrschung impliziert, das sich in Hinblick auf die Welt der Kleinstlebewesen bis heute fortsetzt.

Beobachteten die Forscher auf Nährplatten ein Bakterienwachstum, sahen sie, wie die meist als runde Plättchen sichtbaren Bakterienklone im Moment ihrer Berührung aneinander oder sogar bereits davor ihr Verhalten änderten. Hörte das Wachstum der einen zugunsten der anderen Bakterienart auf, interpretierte man dies als »Macht« der einen über die andere Art, als gegenseitige Konkurrenz und Beherrschung – so wie die Menschen sich vielleicht verhalten würden. Sie projizierten ihre eigene Psyche auf die mikrobiellen Beobachtungen und deuteten diese als Kampf. Auf die Idee, dass die Mikroben – wie wir heute wissen – auf subtile Weise kommunizieren und sich darüber untereinander verständigen, welches Wachstum hier angemessen ist, kamen sie aufgrund ihrer eigenen fehlenden friedlichen Koexistenz nicht. Blickte ein Außerirdischer von oben auf eine Großstadtstraßenkreuzung und sähe er die Autos im Wechsel fahren und anhalten und hätte er die Vorstellung, sie würden sich bekämpfen, könnte er denken, dass die einen über die anderen siegen. Für die Autofahrer gilt jedoch bloß, dass die Ampel Rot oder Grün zeigt, Signale, auf die man sich geeinigt hat, damit der Verkehr fließt und nicht Chaos entsteht. Der Außerirdische irrte sehr, wenn er sich zum Richter erheben und die in Fahrt befindlichen Autofahrer zu Übeltätern erklären und ausrotten wollte. Berechtigterweise würden sie sich wahrscheinlich vehement dagegen wehren.

Es kamen also im 19. Jahrhundert zwei schwerwiegende Fehldeutungen zum Tragen, die letztendlich zur heutigen Situation geführt haben: Man projizierte die damals vorherrschende menschliche Ansicht von Kampf, Krieg und Konkurrenz auf die Mikroben, und man isolierte aus der Vielseitigkeit eines natürlichen Lebensraums einzelne Bakterienstämme, züchtete sie im Labor zu reinen Monokulturen heran, experimentierte mit diesen in Tieren – später übrigens auch in Menschen – und schloss kurzerhand daraus auf die Entstehung von Krankheiten. Damit schien die vorher geführte Diskussion beendet. Aus den Ergebnissen solcher Experimente leitete man ab, dass Bakterien Krankheits»erreger« seien, eine Krankheit immer von außen in den Menschen eindringe und eine Krankheit beseitigt werden könne, wenn man den Eindringling tötet. Zu diesem Zweck wurden Mittel gesucht und gefunden, die Bakterien hemmen oder töten, die Antibiotika. Dass damit aber niemals mehr eine heile Bakterienzusammensetzung da sein, sondern das Problem noch größer würde, war eigentlich vorhersehbar.

Das Ganze ist, bildlich übertragen, wie als wollte jemand ändern, dass ein Orchester unsauber spielt (Krankheit). Vielleicht hatten sich die Instrumente verstimmt. Er entnähme der Musik einen Takt (Isolation), kultivierte daraus einen Ton (Bakterienart), beispielsweise das Cis, und kultivierte es (Reinkultur), indem er eine CD nur mit Cis bespielt (Nährstoffplatte). Er führte einem der

Musiker diese CD nur mit Cis in großer Lautstärke ins Ohr (Tierversuch). Würde dieser dann unsauber spielen, wäre nach bisheriger Denkart das Cis daran schuld, weshalb es aus der Musik eliminiert werden müsste (Antibiotikum), damit die Musik wieder sauber klingt. Es müsste dann nicht verwundern, wenn ohne Cis die daraus resultierende Isolationsmusik stattdessen noch stärker schräg klingen würde.

Die Suche nach einem »Bösewicht« kann niemals erfolgreich sein, weil Leben keine lineare Abfolge kausal aneinandergereihter Schritte in einer immer gleichen Folge von Ursache und Wirkung ist, sondern ein dynamisches Miteinander unzähliger ineinandergreifender Kreisläufe und Bezüge, deren einzelne Elemente immer nur im Zusammenhang verstehbar und zu deuten sind. Unsere Medizin bezog sich seit über einhundert Jahren auf eine Ansicht über die Bakterien, die keiner unvoreingenommenen Betrachtung der Bakterien entsprang, sondern einseitiger Deutung. Die scheinbar präzise wissenschaftlich, doch in Wahrheit menschliche Projektionen eigener Vorstellungen aus dem dahinterstehenden Welt-, Menschen- und Mikrobenbild waren. Niemals darf man mikrobielle Forschungsergebnisse aus dem künstlichen Milieu eines Labors auf die wahren Verhältnisse im Lebendigen übertragen. Sie können Hinweise geben und Tendenzen aufzeigen, aber Schlussfolgerungen und Verallgemeinerung sollten sehr zurückhaltend gezogen werden. Das gilt auch für die Gegenwart.

Dass Robert Kochs Ausführungen damals großes Gehör fanden und euphorisch aufgenommen wurden, ist einem allgemeingültigen psychologischen Muster zu verdanken. Er benannte einen Schuldigen für die damals bestehende Not, beispielsweise für die Seuchen, und stellte ihre Beseitigung in Aussicht. Für die Zukunft prophezeite er die Beherrschung aller »Infektions«krankheiten. Das machte ihn in den Augen seiner Mitmenschen und bis heute zum Helden. Es werden ihm sogar Leistungen zugesprochen, die er gar nicht erbracht hat, zum Beispiel die Entdeckung des Milzbranderregers. Tatsächlich wurde dieser vom Biologen Casimir Joseph Davaine (1812–1882) entdeckt.

Robert Koch, dessen Namen bis heute in Deutschland jeder kennt, entwickelte kein einziges Heilmittel. Sein Versuch, das »Tuberkulin« als Tuberkulosemedizin anzuwenden, scheiterte kläglich. Paradoxerweise war er als Professor für Hygiene wegweisend für die Verbesserung der Trinkwasserversorgung, was seither Choleraseuchen verhindert, womit er sich selbst hätte beweisen können, dass die Gesundheit aus einem Milieu in hygienischen Bedingungen unter angemessener Mikrobenbesiedelung besteht. Die Vorstellung eines mikrobiellen Kreislaufs des Lebendigen von Boden, Pflanze, Tier und Mensch, einschließlich Luft und Wasser, war ihm jedoch fremd. Vielmehr wurde die mikrobielle Welt fortan in »gute« und »böse« Bakterien geteilt, in »pathogene« und »nichtpathogene« Keime. Desinfektion wurde zum Gesundheitsprinzip erhoben und »Keimfreiheit« zum erstrebten Ziel. Ein gigantischer Markt stützt sich heute auf diese Idee. Für die allermeisten modernen Menschen herrscht die Vorstellung, steril sei gesund. Für sie bedeutet es ein erhebliches Umdenken, dass in Wahrheit auf der Erde eine angemessene Mikrobenbesiedelung die natürliche Gesundheit darstellt – auch in unserem Darm. Deshalb versetzt die neue Mikrobenforschung viele in Staunen. Wir blicken gerade quasi ungläubig vom Ende einer Sackgasse zurück und erkennen, dass wir uns gedanklich erst einmal zurückbewegen müssen, um von da aus einen gesünderen Weg in die Zukunft zu wählen.

Bereits im 19. Jahrhundert gab es Ärzte, die eine einseitigen Ursache-Wirkungs-Kette von Bakterie zu Krankheit nicht akzeptierten, sondern den großen Zusammenhang betrachtet sehen wollten. Zu ihnen gehörte der Arzt Max von Pettenkofer (1818–1901), ab 1865 erster Ordinarius auf einem deutschen Lehrstuhl für Hygiene. Weil er gegenüber den Ansichten Robert Kochs kein Gehör fand, griff er zu einer demonstrativen Maßnahme: Am 7. Oktober 1892 schluckte er vor Zeugen eine Bouillonkultur an Choleravibrionen, um zu beweisen, dass die Bakterien allein nicht krank machen. Um selbst Zweifler zu überzeugen, hatte er zuvor seine Magensäure mit Biocarbonat neutralisiert. Er blieb gesund. Wir würden heute sagen: Sein Darmmikrobiom war intakt. Trotzdem setzte sich die Kochsche Denkweise durch und bescherte uns in den darauffolgenden Jahrzehnten die Entwicklung der Antibiotika. Anfangs nannte man sie »Chemotherapeutikum«, also eine chemisch-synthetische Therapie. Erst im Jahr 1942, als Penicillin zum ersten Mal an Patienten angewendet wurden, setzte man den Begriff »Antibiotikum« dafür ein. Seither wurden immer ausgefeiltere Strategien entwickelt, um Einzeller im menschlichen Körper, in Tieren und auch an Pflanzen zu verringern oder abzutöten. Mensch und Mikrobe, so dachte man, könne man vollkommen getrennt voneinander betrachten und behandeln. Dass dies ein Irrtum war, ist nun offensichtlich geworden. Was wir Einzellern in und auf (und um) uns und überall auf der Erde antun, ist untrennbar mit unserer Gesundheit und unserem ganzen Sein verknüpft. Die

Idee, wir könnten gesünder werden, indem wir anderes Leben töten, hat getrogen. Wer Tod sät, wird immer auch Tod ernten. Die Beseitigungen von Kleinstlebewesen, sei es durch Antibiotika oder durch Desinfektion, und die Vorstellung, ohne sie könnten wir in »unserer« Welt ungestörter und gesünder leben, ist vielleicht der größte Irrtum des vergangenen Jahrhunderts.

Dies zwingt uns, unser Verhältnis zum Leben völlig neu zu überdenken. Wie gehen wir mit dem Lebendigen um? Als was betrachten wir uns hier auf der Erde? Mit welcher Arroganz greifen wir in die uralten und subtilsten Vorgänge ein, die die Vielfalt der Erde im Laufe von Jahrmilliarden hervorgebracht haben? Wir bilden uns ein, besser zu wissen als die hinter der Entwicklung dieses Planeten stehende Weisheit, was gut und hilfreich für das Wohl der Menschen ist, und sprechen Lebewesen, die ihn einige Milliarden Jahre vor uns bereits belebt, ja ihn und uns in die heutige Gestalt gebracht haben, einfach ihre Existenzberechtigung ab. Die Suche nach Mitteln zum Herrschen über Leben und Tod hat uns nicht von ungefähr krank gemacht. Um in der Zukunft wieder Heilung zu finden, sind wir auf ein würdiges Miteinander in unserer Kommunikation mit den Mikroorganismen angewiesen.

Um Bakterien zu töten, haben wir uns sogar in einer Weise verhalten, die man getrost als perfide betrachten kann: Die meisten Antibiotika greifen nämlich in die Kommunikation der Mikroorganismen untereinander ein. Penicillin, Streptomycin und andere Stoffe waren ursprünglich bakterielle Signalbotenstoffe, mit denen Mikroorganismen ihr Miteinander regulieren. Man hätte sie eigentlich »Probiotika« nennen müssen, Mittel »für das Leben«.

Da sie natürlicherweise in winzigen Mengen vorkommen, musste man diese kleinen Moleküle erst isolieren, vermehren, dann in großer Menge produzieren und dem Körper zuführen, damit dort die gewünschte Wirkung eintritt. Dabei wäre es eigentlich naheliegend gewesen, gleich die Kommunikation untereinander und mit dem Körper zu verbessern. Dieses Vertrauen in die Selbstregulationskräfte der Bakterien im Körper hatte man in der Bakteriologie damals nicht. Die Zukunft wird zeigen, ob wir es erlangen werden.

Mit den Antibiotika greift man also hemmend und tötend durch große Konzentrationen natürlicherweise in kleinen Mengen vorkommender Signalbotenstoffe ein und torpediert das Miteinander im – wie wir jetzt wissen – Mikrobiom. Die Vielfalt der als Antibiotika entwickelten Wirkmechanismen unter den mittlerweile etwa 2800 als verkehrsfähig zugelassenen Medikamenten beim Menschen umfasst inzwischen die ausgefeiltesten Methoden. Die Pläne für die zusätzliche Entwicklung neuartiger antibiotischer Mechanismen lesen sich für jemanden, der Bakterien sympathisch findet, wie Grüße aus einem Horrorkabinett. So manipulierten Mikrobiologen der Universität Singapur 2011 die Gene von *E. coli* künstlich so, dass sie als eine Art terroristisches Kommando gegen ihre Artgenossen eingesetzt werden können. Kommen sie im Körper in Kontakt mit Bakterien der Zielart, sorgen sie dafür, dass sie selbst und diese explodieren. Die Mikrobiologen planen, diese Selbstmordmikroben in Joghurt Kranken zu geben, um in deren Körper gezielt mit Mikroben aufzuräumen.

Es wurden also Mittel entwickelt, die das normale Miteinander der Mikroben unmöglich machen, und dass man sich dabei deren Kommunikationswege bedient, ist eine ziemlich perfide Angelegenheit. Und das im Namen der Heilkunde. So etwas hat für jegliches Mikrobiom, sei es das unseres Darm, sei es das der Erde, gravierende Auswirkungen: Erstens verschwinden Bakterien aus dem Zusammenleben, zweitens verändert sich die Zusammensetzung der Bakterienarten, und drittens verändern sich die Eigenschaften der Bakterien selbst. Nach Jahrzehnten antibiotischer Praxis betreffen die beide letzten Folgen bereits die gesamte Erde. Weil wir übersehen haben, dass Mensch und Mikrobe eine gemeinsame Evolution teilen – an welcher der *Homo sapiens* erst seit vergleichsweise kurzer Zeit überhaupt teilnimmt –, sind wir dabei, uns von einem gesunden Leben immer weiter zu entfernen. Robert Kochs Wunsch, die Nationen mögen einander im Kriege gegen die Bakterien überflügeln, ging in Erfüllung, aber er würde sich wahrscheinlich ungläubig die Augen reiben, wenn er erfasste, was daraus geworden ist und welche weltweite Tragweite es hat. Und vielleicht würde er uns aus seiner jetzt himmlischen Perspektive zeigen wollen, welch große Tragik es haben kann, wenn scheinbar wissenschaftliche Beobachtungen ganz menschlich nach persönlichen Wertmaßstäben beurteilt werden.

Die Rehabilitation des *Helicobacter pylori*

Ein Beispiel dafür ist das Bakterium *Helicobacter pylori*. Übersetzt: das gewundene Bakterium des Magenpförtners. *Helicobacter pylori* wurde in den achtziger Jahren berühmt, als es erstmals beschrieben wurde, zu einer Zeit, als man glaubte, kein Bakterium könne die Säure im Magen lebend überstehen. Jedenfalls dachte man, alle Bakterien darin müssten Krankheitserreger sein. Als diese betrachtete auch der australische Pathologe die kleinen gekrümmten Einzeller, als er sie in Biopsien der Magenschleimhaut entdeckte. Wo er sie fand, waren auch Immunzellen aktiv, was er als Entzündung deutete. Daraufhin schrieb er ihnen zu, ursächlich für Magenschleimhautentzündung zu sein. Nicht Stress, nicht falsche Ernährung oder die Lebensweise seien an Magengeschwüren schuld, sondern *Helicobacter pylori*. Er müsse demzufolge mittels Antibiotika verschwinden. Zusammen mit einem Mikrobiologen gelang es ihm, im Labor eine Reinkultur von *Helicobacter* zu züchten, was schwierig war, weil er dort sehr langsam wächst. Und da man ihnen nicht glaubte, dass sie die Ursache der Magengeschwüre gefunden hätten, griff einer der beiden zum gleichen Mittel wie einst Max von Pettenkofer und schluckte eine Portion *Helicobacter*-Reinkultur. Tatsächlich bekam er Magenprobleme, womit für alle der Beweis der bakteriellen Schuldigkeit angetreten war. Im Jahre 2005, hundert Jahre nach Robert Koch, erhielten die beiden Forscher den seinerzeit mit 1,07 Millionen Euro dotierten Nobelpreis für Medizin. Man würdigte das Bakterienschlucken à la Pettenkofer als Heldentat, wobei man genauso gut der Ansicht sein könnte, dass es einen gewaltigen Unterschied macht, ob man wie Max von Pettenkofer die Unschuld eines Bakteriums beweisen oder seiner Behauptung, sie bekämpfen und ausrotten zu müssen, Nachdruck verleihen möchte. Jedenfalls galt fortan die Antibiotikabehandlung als die Therapie für Magengeschwüre, und zwar gleichzeitig mit zwei verschiedenen Antibiotika plus einem Protonenhemmer, der die Säureproduktion im Magen reduziert. Man hatte nämlich festgestellt, dass *Helicobacter* ein Enzym produziert, das in einer sauren Umgebung Ammoniak freisetzt und somit die Magensäure neutralisiert. Die sei der Auslöser für die Aktivitäten der Immunzellen mit Entzündungsfolge, so die Logik der Mediziner.

Fakten, die hätten nachdenklich stimmen können, wurden unter dem Aspekt »Es sind noch Fragen offen« beiseitegeschoben. So stellte man beispielsweise fest, dass die meisten Menschen weltweit *Helicobacter* im Magen trugen, doch nur 10 bis 15 Prozent davon tatsächlich ein Magengeschwür entwickelten. Man fand auch keinen »Infektionsmodus«, außer der Übertragung von Eltern zu Kindern. Bei nicht allen Menschen wiederum, die ein Geschwür entwickelten, fand man *Helicobacter pylori*. Dass mikrobiologische Untersuchungen in ägyptischen Mumien ebenso *Helicobacter pylori* aufwiesen wie Ötzi, die 5000 Jahre alte Gletscherleiche aus den Alpen, interpretierte man dahin gehend, dass die Menschen damals wohl auch schon an Magengeschwüren litten. Das dachte man auch noch, als ein internationales Forscherteam 2007 in der Zeitschrift *Nature* veröffentlichte, dass die verschiedenen genetischen Ausprägungen des *Helicobacter* in Europa, Asien und Afrika einen gemeinsamen genetischen Ursprung haben, und zwar vor etwa 60 000 Jahren in Ostafrika, also genau dort, von wo aus man die menschliche Besiedelung der Kontinente vermutet. Darauf, dass *Helicobacter* folglich zum gesunden und natürlichen Begleiter menschlicher Evolution gehört, kam man trotzdem noch nicht. Zu klar schienen die Zusammenhänge zwischen Magenentzündung, *Helicobacter*-»Infektion« und der Therapie mit Antibiotika. Diese führte, statistisch berechnet, tatsächlich zur Verminderung von Geschwüren und Abnahme der Häufigkeit von Magenkrebs, was ihre Anwendung vollkommen gerechtfertigt erscheinen ließ ... So lange, bis plötzlich neue Zusammenhänge ersichtlich wurden. Auf einmal stellte man fest, dass zwar die Häufigkeit des Magen*aus*gangsgeschwüres und -krebses durch die Ausrottung von *Helicobacter* in den vergangenen Jahren abgenommen, dass aber nun die Häufigkeit des Magen*ein*gangskrebses zugenommen hatte. Die Rate an Reflux, also dem krankhaften Rückfluss von Mageninhalt in die Speiseröhre, nahm seither ständig zu, die Krebshäufigkeit in der unteren Speiseröhre erhöhte sich in den USA seit Beginn der *Helicobacter*-Bekämpfung um das Sechsfache, und man entdeckte auf einmal, dass die Anwesenheit von *Helicobacter pylori* im Magen vor genau diesen Erkrankungen bewahrt. Was zuvor als Raffinesse gedeutet wurde, nämlich, dass der sogenannte »Ammoniakmantel« das Bakterium vor der Verdauung durch Magensäure schützt, dass es mit feinen Geißeln im Magen umherwandern kann, mit deren kleinen Häkchen es sich im Epithel der Magenzellen festhält, um nicht mit dem Speisebrei fortgetragen zu werden, erschien auf einmal als sinnvolle Errungenschaft der Natur. Dann verglichen Forscher den »alten«, also *Helicobacter-pylori*-besiedelten Magen mit dem modernen, weitgehend *Helicobacter-pylori*-freien und mussten ihr Magenbild revidieren. Ohne *Helicobacter* in selbigem hat der Mensch ein höheres Risiko, Übergewicht, Allergien, Zöliakie, Schlaganfall und Tuberkuloseaktivierung zu erleiden. Kinder, deren Eltern ihnen keine *Helicobacter* weitergeben, weil er in ihrem Magen bereits nicht mehr vorhanden ist, haben ein signifikant höheres Risiko, an Asthma zu erkranken. *Helicobacter,* so weiß man jetzt, gibt den Magenepithelzellen ein Eiweiß namens CagA[46], das in der Zelle in Kontakt mit verschiedenen Signalübertragungen Zellwachstum, -gestalt und -lebenszyklus regulieren. Er ist Teil einer komplexen gesunden Magenschleimhautökologie. Auch die Immunantwort des

Körpers wird durch diesen Kontakt gesteuert, indem entzündungsfördernde Zytokine, die in der Magenschleimhaut aktiviert werden, zu einer gesunden Reaktion gegenüber Fremdsubstanzen angeregt werden. Ohne *Helicobacter* kommt es zu überschießenden Reaktionen, zu Unverträglichkeiten und Allergien. Durch den ständigen Kontakt, den *Helicobacter* als Begleiter des Menschen seit Beginn dessen Seins mit den Schleimhautzellen hat, hält er das Immunsystem in einer steten Reaktionsbereitschaft. Er reguliert die Hormonsekretion im Magen und die Enzymaktivität, beispielsweise den der Alkohol abbauenden Dehydrogenase, sorgt für angemessene Säureproduktion, damit Eiweiße gut verdaut werden können, und reguliert die Aktivität der immunregulierenden T-Zell-Lymphozyten. Nun stellt man Überlegungen an, in den Industriestaaten, wo – anders als in den von dieser Entwicklung verschonten »Entwicklungs«ländern – *Helicobacter pylori* kaum noch beim Mensch zu finden ist, Kinder früh im Leben mit *Helicobacter pylori* als Schluck»impfung« zu versorgen, damit sie vor Schäden geschützt bleiben. *Helicobacter* wurde vom Feind zum uralten Freund, den man nun reumütig wiederentdeckt. Vielleicht hat das Nobelpreiskomitee noch einen Betrag übrig, um diese Wiedergutmachung zu finanzieren.

Die Elastizität des gesunden Mikrobioms

Inzwischen hat man viele Magenbakterien gefunden. Was sie dort alles tun, weiß man nicht, aber ohne sie wären wir nicht gesund.

Wie kommt es dann zu dem Zusammenhang zwischen *Helicobacter*, Magengeschwür und Magenkrebs? Wahrscheinlich durch ein Ungleichgewicht. *Helicobacter* ist nicht allein im Magen. Und wir wissen, dass Mikroben als Team tätig sind. Wenn andere Bakterien fehlen, kommt es offenbar zu einem *Helicobacter*-Übergewicht. Dies hängt augenscheinlich mit Ernährung und Lebensweise zusammen. Schon längst weiß man, dass die Nahrung Einfluss auf die *Helicobacter*-Besiedelung im Magen hat. Kaffeetrinker von täglich mindestens drei Tassen haben zweieinhalbfach mehr *Helicobacter* im Magen als andere Personen. Eine Omega-3-Fettsäuren-reiche Ernährung reguliert den *Helicobacter*-Bestand. Laut einer im Jahre 2006 veröffentlichten Studie namens EPIC (European Investigation into Cancer and Nutrition), die Ernährung von rund 500 000 Menschen aus zehn europäischen Ländern erfasste, erhöht sich das Risiko, zusammen mit *Helicobacter pylori* im Magen ein Magenkrebs zu entwickeln, dann, und zwar um ein Fünffaches, wenn jemand täglich mehr als 100 Gramm Fleisch zu sich nimmt. Auch eine abnehmende Magensäuerung führt zur Verschiebung der Mikrobenverhältnisse im Magen. Diese wird in den Industrienationen im Laufe des Alterns festgestellt. Und jedes bakterielle Ungleichgewicht führt letztendlich zu Krankheit.

Die Lösung ist also nicht, *Helicobacter* zu bekämpfen und auszurotten, sondern das gesunde Magenmikrobiom wiederherzustellen. Darauf, dass dies möglich ist, weisen Studienergebnisse von 1995 hin, wo man nachwies, dass das Schlucken von Probiotika, in diesem Fall Milchsäurebakterien, die Menge an *Helicobacter* in der Magenschleimhaut reduzierte. Auch die Erfahrungen in mikrobiologischer Therapie zeigen, dass dieser Weg gangbar ist. Der Verlust der evolutionären Anbindung an die genetische Entwicklung des *Helicobacter* lässt sich in

Menschen, die ihn ganz verloren haben, durch das Schlucken von Kulturen ersatzgezüchteter *Helicobacter* indes so leicht nicht wiederherstellen. Durch die Eliminierung des *Helicobacters* in einem Teil der Menschheit haben wir in die Evolution unwiederbringlich eingegriffen, und was diese Unterbrechung des Stroms des Lebendigen für die Zukunft der Menschheit bedeutet, ist noch nicht absehbar. In jedem Fall ist es von allerhöchster Dringlichkeit, zum Miteinander in unserm Leib zurückzukehren. Diesem Miteinander im Darm, das nicht nur in einer Anhäufung von Mikroben auf einer Oberfläche besteht, sondern auf einem Vernetztsein in zahllosen Zusammenhängen beruht, die auf unfassbare Weise eine Ganzheit bilden, die dem Lebenserhalt des Gesamtorganismus dient.

Um auf äußere Einflüsse, sei es die Nahrung oder andere, flexibel reagieren zu können, braucht dieses Zusammenwirken von Mikrobiom und Körperzellen, nennen wir es einmal die Mikrobiom-Darm-Einheit, eine Elastizität. Diese Elastizität ist umso größer, aus je vielfältigeren Vernetzungen das System besteht. Je mehr lebendige Verbindungen Elemente eines Ökosystems untereinander haben, desto stabiler ist das Ganze. Die Elastizität der Mikrobiom-Darm-Einheit ergibt sich aus Vielfalt, Fülle und Gesundheit der Zellen und ihrem Interagieren. Es ist wie ein Fachwerkhaus, das mit zahlreichen Gefachen und Verstrebungen untereinander bei einer Erschütterung viel elastischer reagiert als ein Haus, das mit nur wenigen Eckbalken gebaut wurde. Ein elastisches Haus wird bei einem Erdbeben durchgeschüttelt, bleibt aber stehen, ein starr zusammengezimmertes fällt in sich zusammen. So ähnlich verhält sich unsere Mikrobiom-Darm-Einheit. Ihre Elastizität ist bei möglichst üppiger Mikrobenvielfalt und ungestörtem umfangreichem »Teamwork« groß.

Wissenschaftler sprechen von Resilienz.[47] Ein gesundes menschliches Mikrobiom hat eine erstaunliche Elastizität, jedenfalls nachdem sich sein inneres Miteinander eingerichtet und stabilisiert hat. Ein Mensch, dessen Mikrobiom gesund ist, kann Bakterien in gewissen Mengen schlucken, ohne dass sein Mikrobiom davon beeindruckt wird. Es bleibt in seiner Aktivität bestehen und kehrt nach einer vorübergehenden Störung wieder in seine Ausgangsverfassung zurück. Dies war offensichtlich der Fall, als Max von Pettenkofer seinen Choleratrunk zu sich nahm. Beim *Helicobacter*-Trunk war es anders. Das Magenmikrobiom des Trinkenden war der Störung nicht gewachsen, sie war größer, als die Elastizität seines Mikrobioms ertrug – folglich wurde er krank. Die Elastizität des Mikrobioms bestimmt also über Gesundheit und Krankheit. So gesehen fördern wir im Namen der Gesundheit seit siebzig Jahren das Krankwerden.

Dass sich die Zusammensetzung der Bakterienstämme durch Desinfektionen, Ernährung mit degenerativem und industrialisiertem Essen, eine nicht artgerechte Speisezusammensetzung und Zusatzstoffe in der Nahrung nachteilig verändert und sich die Vielfalt der Mikrobiota dadurch verringert, ist offensichtlich. Sie mindern die Elastizität. Die stärkste Strapaze für ein Mikrobiom ist jedoch die Konfrontation mit bakterienhemmenden oder sie tötenden Substanzen. Wenn ein Mikrobiom antibiotischen Stoffen ausgesetzt ist, ändert sich immer seine Zusammensetzung. Man hatte die Vorstellung, nach einer Antibiotikabehandlung kehre die Darmflora irgendwann wieder in ihren Ursprungszustand zurück. Notfalls könne der Verzehr von Joghurt oder Sauerkraut dabei helfen. Dies ist jedoch nicht der Fall.

Bereits vorgeburtlich kann dies relevant sein. Bei

Schwangeren, die Antibiotika ausgesetzt waren, änderte sich die Zusammensetzung der Vaginalmikrobiota, wie ein Forscherteam aus Kopenhagen 2013 nachwies. Wurde eine Blasenentzündung antibiotisch behandelt, traten mehr Staphylokokken auf, bei Antibiotika gegen Atemwegserkrankung waren es mehr *E. coli.* Damit erhält auch das Kind mit der Geburt andere Bakterien.

Je früher und häufiger bei einem Kind danach ein Kontakt mit Antibiotika erfolgt, desto geringere Elastizität kann das sich entwickelnde Mikrobiom entfalten. Signifikante Zusammenhänge zwischen früher Antibiotikagabe und beispielsweise Übergewicht oder Unverträglichkeiten im späteren Leben wurden bereits nachgewiesen.

Es gibt erst wenige Studien, die die genauen Auswirkungen von Antibiotika auf das Mikrobiom erforschten. In jeder zeigten die Ergebnisse Veränderungen der Mikrobiota. Diese geschieht bei einer Antibiotikatherapie prinzipiell überall im Körper, da die Wirkmenge, die angereichert werden muss, um bestimmte Bakterien, beispielsweise in der Blase, zu töten, groß genug sein muss und es dann nicht nur dort, sondern im ganzen Organismus wirkt. Nach einer kurzen Gabe kommt es beim Erwachsenen nach einigen Wochen bis Monaten zu einer Rückkehr in der Zusammensetzung der großen Gruppen. Eine mögliche Erholung dauert jedoch bei den verschiedenen Arten und Stämmen unterschiedlich lange, und nicht alle kehren tatsächlich in der ursprünglichen Unterart wieder zu ihrer Ausgangsdichte zurück. Selbst wenn sie es tun, haben sie dabei womöglich nicht ihre ursprünglichen Stoffwechseleigenschaften, ihre Enzymaktivität, ihr Kommunikationsvermögen und ihr Gemeinschaftsverhalten beibehalten. Es kann also etliche Monate nach einer Antibiotikabehandlung dergestalt zu einer Erholung des Mikrobioms gekommen sein, dass alle Bakterienstämme wieder vertreten sind, ihre Unterarten sich jedoch verändert haben können, und zwar in jeglichen ihrer Eigenschaften, einschließlich Resistenzentwicklung. Voraussetzung für eine Wiederherstellung ist, dass überhaupt ausreichende Restbestände der zuvor im Darm lebenden Bakterien überlebten.

Mikrobiologen der Stanford University in Kalifornien untersuchten den Stuhl von Patienten, die das Antibiotikum Ciprofloxacin erhalten hatten. Ein Drittel der Bakterienstämme im Darm wurden sofort in Vielfalt, Dichte und dem Gleichmaß ihres Zusammenwirkens vermindert. Ein Großteil der Anpassungsbakterien hatte sich nach vier Wochen wieder eingerichtet, etliche Arten erholten sich bis zum Ende der Studie nach sechs Monaten nicht.

Forscher des Stockholmer Karolinska-Instituts beobachteten Darmbakterien von Menschen, die sich einer siebentägigen Clindamycin-Behandlung unterzogen hatten, zwei Jahre lang und verglichen sie mit denen unbehandelter Vergleichspersonen. Direkt auf die Antibiotikaeinnahme folgte eine drastische Verringerung der Vielfalt beispielsweise unter den *Bacteroidetes*-Stämmen, und die Resistenzaktivierung der Darmbakterien nahm »dramatisch« und dauerhaft zu. Am Ende der Studie nach zwei Jahren waren die *Bacteroidetes* nicht wieder zu ihrer ursprünglichen Vielfalt und Zusammensetzung zurückgekehrt.

Ein internationales Forschungsprojekt ging der Frage nach, wie sich die übliche Kombibehandlung des *Helicobacter pylori* mit Clarithromycin und Metronidazol auf die Bakterien in Rachen und Darm auswirkt. Die Actinobakterien gingen überall radikal zurück und kehrten auch bis zum Ende der Studiendauer nach vier Jahren nicht bei allen Patienten wieder zur Normalität zurück. Die durch die Antibiotika ausgelösten Resistenzaktivitäten bestanden nach vier Jahren in hohem Maße fort. Forscher der irischen Universität Cork verglichen die Darmflora von neun Babys, die innerhalb der ersten beiden Lebenstage eine Antibiotikainfusion mit Ampicillin und Gentamicin erhalten hatten, mit nicht behandelten Kindern. Unter Antibiotika waren vier Wochen nach Behandlungsende mehr Proteobakterien und weniger Actinobakterien, zu denen Bifidobakterien und Lactobazillen gehören. Nach acht Wochen gab es immer noch vermehrt Proteobakterien, die anderen Stämme hatten sich insgesamt wieder angereichert, aber bestanden aus weniger Artenvielfalt als zuvor.

Es lässt sich leicht ausmalen, was passiert, wenn noch während der langsamen Erholungsphase des Mikrobioms binnen Monaten bis Jahren eine weitere Antibiotikaeinnahme erfolgt. Es ist wie mikrobielles Roulette. In der Regel kommt es zum Mikrobiomschock, aus dem keine Rückkehr zum Ausgangszustand mehr möglich und das Ergebnis unvorhersehbar ist.

Bedenkt man, dass laut *Germap Report*[48] alleine im Jahre 2010 70 Prozent der Kinder im Alter bis fünf Jahren ein Antibiotikum verordnet bekamen, ahnt man, wie tiefgreifend das Darmmikrobiom vieler Menschen für den Rest des Lebens verletzt ist.

In den USA hält ein Kind in den beiden ersten Lebensjahren, also in einer Zeit, in der sich das Mikrobiom erst bildet und noch wenig Elastizität aufweist, durchschnittlich drei antibiotische Behandlungszyklen und fast elf bis zum zehnten Lebensjahr. Überhaupt werden Kindern mehr Antibiotika verschrieben als Erwachsenen. Laut

Faktencheck Gesundheit (Forum der gemeinnützigen Bertelsmann Stiftung) erhält jedes zweite Kind im Alter zwischen drei und sechs Jahren in Deutschland ein- oder mehrmals jährlich Antibiotika verordnet.

Bakterien retten sich in Resistenz

Dass Antibiotika nicht gesund sind, hätten wir schon wissen können, denn die Mikroben taten alles, um uns auf die Folgen aufmerksam zu machen. Dass sie nämlich »Resistenzen« entwickeln, sich also auf eine Antibiotikabehandlung hin so verändern, dass sie überleben, heißt ja nichts anderes, als zu zeigen, dass sie dorthin gehören. Ihr Dienst ist es, für das Leben da zu sein, wo und wie sie hingehören, und sie tun alles, um dies zu bewahren – allen menschlichen Irrtümern zum Trotz. Wie verbohrt wir Menschen hingegen unverbesserlich an unseren Glaubenssätzen festhalten, lässt sich daran ablesen, dass wir trotz mikrobieller Resistenzaktivierung weiter auf genau dieselbe Art, also antibiotisch, gegen sie vorgehen, mehr Resistenzen in Kauf nehmen, gegen diese weiter antibiotisch handeln und angesichts der Erfolglosigkeit dieser Praxis nicht etwa innehalten, um das Vorgehen einmal zu hinterfragen, sondern stattdessen immer lauter nach effektiveren Antibiotika rufen. Kein Firmenmanager dürfte bei einer solchen Strategie der offensichtlichen Erfolglosigkeit, zumal angesichts der horrenden Folgen, seinen Job behalten. Denn es ist ja nicht etwa so, dass »Infektions«krankheiten durch die Erfindung der Antibiotika tatsächlich weniger geworden sind. Vielmehr haben sie weltweit zugenommen und tun dies weiterhin. Zählt man die Folgekrankheit des Mikrobiomschocks und die Auswirkungen der Resistenzentwicklungen dazu, haben sich Krankheiten in den westlich antibiotisierten Ländern abenteuerlich vermehrt. Den Einwand, ohne Antibiotika wären viele Menschen gestorben, kann man derweil nicht gelten lassen. Entscheidend für die Gesundheit und den Rückgang früherer Seuchen – die Mikrobiomkrankheiten zählt man noch nicht darunter – ist die Hygiene. Und die ist nicht mit dem Töten von Bakterien gleichzusetzen, sondern mit Reinlichkeit bei gleichzeitig harmonischer, üppiger und vielseitiger Bakterienmischung. Antibiotika haben ihre Hoffnung als Allheilmittel nicht erfüllt. Wir leben dank guter Wasserversorgung, sachgemäßer Abfallbeseitigung, ausreichend Nahrung, Kleidung und Wohnraum besser als früher. Nicht wegen besserer Medizin. Unsere längere Lebenserwartung ist nicht mit größerer Gesundheit gleichzusetzen und, betrachtet man die Kurve ab der Lebensmitte, in Wirklichkeit kaum gestiegen. Tatsächlich gesunken ist die Kindersterblichkeit.

Heutzutage haben Antibiotika eine Art magischen Charakter angenommen: »Akute Erkrankung – Antibiotikum – Krankheit weg« ist der von den weitaus meisten Menschen, Laien wie Ärzten, angenommene Glaubenssatz. In einer Befragung der Europäischen Kommission glaubten unter über 25 000 Teilnehmern 48 Prozent der Befragten, dass Antibiotika gegen Viren helfen könnten, 49 Prozent meinten, sie hülfen bei Grippe und Erkältungen. Beides ist falsch. Dass die Krankheitsdauer bestenfalls verkürzt wird und dass unnützerweise bei Viruserkrankungen gegebene Antibiotika neue Symptome hervorrufen können, im harmlosesten Fall Durchfall, Hautausschläge und Ähnliches, scheint den Ruhm dieses

Rituals nicht in Frage zu stellen. Die Beschwerden werden ja dann auch nicht »Krankheit«, sondern »Nebenwirkung« genannt, obwohl sie länger andauernd und schwerwiegender sein können als die Ausgangsprobleme. Vielleicht ist eine »Nebenwirkung« nicht so »schlimm« wie eine Krankheit, weil man meint, deren Herkunft zu kennen. Sie trägt die Vorstellung des Unvermeidlichen in sich, obwohl sie doch vermeidbarer ist als das Schicksalhafte einer Erkrankung, die einen Menschen unvermittelt trifft.

Wären all die Forschungsgelder der vergangenen Jahrzehnte statt in die Entwicklung von Antibiotika in Wege zur Unterstützung des Mikrobioms geflossen, wären wir gewiss um Dimensionen gesünder. Gegenwärtig wäre bereits viel dadurch geholfen, in der Zeit, bis die Mikrobiomstütztherapien allgemein anerkannt sind, das Credo der Hygieniker umzusetzen, die seit Jahr und Tag predigen, Antibiotika, wenn überhaupt, ausschließlich bei Gefahr für Leib und Leben einzusetzen. In der Tierhaltung und Lebensmittelproduktion haben sie nichts zu suchen, und bei einer artgerechten Tierhaltung, gegebenenfalls mit Einsatz probiotischer Mikroorganismenmischungen, sind sie erfahrungsgemäß überflüssig.

Antibiotika bleiben nie am Einsatzort. Sie kursieren überall im lebendigen Kreislauf. 30 bis 90 Prozent der bei Mensch und Tier eingesetzten Antibiotika verlassen den Körper unverändert. Mit den Ausscheidungen gelangen sie in die Kanalisation und durch die Kläranlage hindurch in Gewässer. Sie vermischen sich, und sofern dortige Bakteriengesellschaften überleben, aktivieren auch sie ihre Resistenzgene, die sie wiederum beliebig austauschen und weitergeben, so dass jedes Abwasser neue mikrobielle

Kreationen hervorbringt. Bakterien, die mit Antibiotika konfrontiert werden, reagieren mit einer sogenannten SOS-Reaktion, die mit einer Erhöhung der Mutationsrate, der Frequenz neuer Genkombinationen und verstärktem Genaustausch einhergeht. Derart aufgemischt, verbreiten sich restliche Antibiotika und die Mikroorganismen aus den Gewässern überallhin: Sie verdunsten in die Luft, werden mit Regen und als Bewässerung in Grundwasser und Trinkwasserversorgung ausgebracht. Von dort aus können sie potenziell der nächsten Antibiotikatherapie begegnen. An jedem Tag erhalten weltweit durchschnittlich allein 1 bis 3 Prozent der Menschen gerade eine solche. Aus der Tierhaltung gelangen sie mit Dünger direkt in den Boden, und auch über Hausmüll geraten antibiotische Stoffe ins Ökosystem. Bei den meisten handelt es sich um kleine Botenmoleküle, die auf die Genablesung in Zellen wirken. Inzwischen greifen Bakterien hemmend in alle bekannten Ökosysteme ein. Man hat ermittelt, dass bereits bei etwa 5 Prozent der Umweltgene durch die ständigen unterschwelligen Antibiotikakontakte die Ablesung verändert wurde und dass dies das Erscheinungsbild und die Aktivität der daraus resultierenden Eiweiße verändert.

Resistenz an sich ist keine neue Erscheinung, sondern Teil der Kommunikationsmittel, mit denen Mikroben ihren Bestand natürlicherweise regulieren. Die Gene, die von Natur aus für die Signalmoleküle codieren, welche als Antibiotika seit siebzig Jahren angereichert und verwendet werden, sind im Ursprung in den Bakterien bereits sehr alt. Die Syntheseschritte für Erythromyzin und Streptomyzin beispielsweise älter als 600 Millionen Jahre, die für Beta-Lactamase zwei Milliarden Jahre. Und seit es diese Moleküle gibt, gibt es »Resistenzen« als natürlichen Ausgleich dafür.

Der Begriff stimmt nicht wirklich für ihre Funktion, denn beide sind Teil eines Regulationssystems. Man hat in 30 000 Jahre alten Permafrostböden und aus einer vier Millionen Jahre lang isolierten Höhle Bakterien entnommen, die diese Fähigkeit besitzen. Neu ist, dass Menschen in diese Kommunikation eingreifen, indem sie Botenmoleküle der einen Richtung einseitig in so übermäßig großer Menge produzieren und freisetzen, dass Einzeller weltweit notgedrungen zum Ausgleich in gleichem Maße verstärkt ihre Resistenzgene aktivieren müssen, um ein Gleichgewicht so gut wie möglich aufrechtzuerhalten. Da der Bestand der Bakterien aber gleichzeitig reduziert wird und da viele Antibiotika künstliche Varianten der ursprünglichen Botenstoffe sind, gelingt dies inzwischen nicht mehr. Für sie muss die antibiotische Massenkommunikation so sein, als würden bei uns statt eines leisen Handyklingeltons aus der Handtasche als Signal ringsumher Lautsprecher aller Art mit verzerrten Tönen dröhnen. Wir würden uns sicherlich die Ohren zuhalten, die Decke über die Ohren ziehen oder sonst etwas versuchen, um unsere Nerven zu retten. Die Bakterien retten sich in Resistenz.

Führende Ökologen warnen, dass die Gesamtheit der Gene auf der Erde, das Pangenom, deren größter Teil sich ja in den Mikroorganismen befindet, bereits so verändert ist, dass es unvorhersehbare und bedrohliche Konsequenzen für die Evolution auf dem Planeten hat. In Wasser und Erdreich ereignen sich bereits so dramatische mikrobielle Selektionen, dass die daraus resultierenden Lebewesen irgendwann nicht mehr in das natürlicherweise gebildete Mit- und Füreinander aller Lebensvorgänge passen. Im Klartext: Die Wahrscheinlichkeit für Krankheiten steigt. Bereits jetzt erleiden allein in deutschen Krankenhäusern offiziell 400 000 bis 600 000 Menschen jährlich Infektionen, die resistenzaktivierten Bakterien zugesprochen werden.

In Anbetracht all dieser Fakten können die Zahlen zum derzeitigen Antibiotikaverbrauch nur schockieren: 100 000 bis 200 000 Tonnen Antibiotika werden schätzungsweise jedes Jahr auf der Erde verbraucht und somit dem Ökosystem zugeführt. Und der Verbrauch steigt. In Deutschland waren es nach den letzten Erhebungen geschätzte 650 Tonnen für Menschen (2011) und 1706 Tonnen für Tiere (2012). 2429 verkehrsfähige Antibiotika sind im Zuständigkeitsbereich des Bundesamtes für Arzneimittel- und Medizinprodukte im Jahre 2014 zugelassen. 358 Millionen Tagesdosen für einen Umsatz von 684 Millionen Euro wurde Menschen allein ambulant verordnet, das macht auf tausend Menschen an jedem Tag vierzehn Personen, die Antibiotika einnehmen. Über den Zeitraum von 2003 bis 2009 gemittelt wurden allein von den gesetzlichen Krankenkassen jährlich 44 Millionen Packungen systemisch wirkender Antibiotika finanziert, durchschnittlich 2,5 Packungen pro behandelten Patienten pro Jahr. Laut *Krankenhaushygiene up2date* 2012 waren allein davon geschätzt die Hälfte der Verordnungen »unnötig oder inadäquat«.[49]

Grund genug für die verantwortlichen Wissenschaftler von 23 führenden Universitäten und Forschungsinstituten aus fünf Kontinenten der Welt, im Dezember 2013 in der führenden Zeitschrift *The Lancet* einen Aufruf zu schreiben, in dem sie die weltweite Situation der Antibiotikaresistenzen darstellen und dringende Änderungen fordern. »In nur wenigen Jahren«, so heißt es, »können wir mit den schlimmsten medizinischen, sozialen und wirtschaftlichen Verschlechterungen konfrontiert sein, wenn nicht sofort wirkliche und noch nie da gewesene weltweite konzertierte Aktionen unternommen werden.«[50]

Die vom Bundesministerium für Gesundheit zusammen mit dem Bundesministerium für Ernährung, Landwirtschaft und Verbraucherschutz und dem Bundesministerium für Bildung und Forschung sowie mit 45 weiteren Bundes- und Landesbehörden, den medizinischen Verbänden, den führenden Universitäten und Institutionen in Berlin im Jahre 2008 ins Leben gerufene »Deutsche Antibiotika-Resistenzstrategie« beginnt gleich im Vorwort der 2011 erschienenen Publikation schon in der Überschrift mit den Worten: »Gemeinsam antimikrobielle Resistenzen *bekämpfen.*« Der Irrtum geht also bisher weiter. »Die Hauptsache für die Zunahme von Antibiotika-Resistenzen sind die unsachgemäße Verordnung und Anwendung von Antibiotika sowie Mängel in der Hygiene«, heißt es einleitend in der 112 Seiten starken Publikation, in der man »Strategien« angesichts der »Herausforderung« entworfen und Managementrichtlinien aufgestellt hat. Selbstkritische Fragen zum grundlegenden Verhältnis zu Bakterien oder Ideen zu einem artgerechteren Umgang mit ihnen finden sich nicht. So wird das Problem nicht gelöst.

Hyperaktive Candidapilze

Die Folgen einer Antibiotikatherapie im Organismus können kurz- und langfristig sein, wobei üblicherweise nur die kurzfristig auftretenden Symptome den Antibiotikafolgen zugesprochen werden. Bei Problemen, die Jahre später auftreten, weil das Mikrobiom sich nicht wieder erholt hat, weiß man in den seltensten Fällen, dass ein früherer Mikrobiomschock ursächlicher Auslöser dafür war. Sie können ja prinzipiell alles umfassen, was physiologisch mit dem Mikrobiom zusammenhängt. Deshalb sollte nach einer Antibiotikatherapie in jedem Fall das Mikrobiom unterstützt und wiederaufgebaut werden, egal, ob man gleich Veränderungen bemerkt oder nicht (siehe Kapitel 10).

Der Klassiker unter den Nebenwirkungen von Antibiotika ist der Durchfall. Durch Absterben verschiedener Stämme und plötzliches Überwiegen anderer und der SOS-Reaktion im Mikrobiom gerät abhängig von Dauer, Art und Wirkstärke das subtile Miteinander aller Zellen und Prozesse im Darm durcheinander, Peristaltik und Wasserhaushalt ändern sich. Der dabei entstehende Flüssigkeits- und Salzverlust kann unterschiedlich groß, schlimmstenfalls lebensbedrohlich werden. Tragischerweise wird dieser Zustand häufig fehlgedeutet, und zwar dahin gehend, dass »Krankheitserreger« im Darm überhandnehmen und bekämpft werden müssen – wiederum mit einem Antibiotikum. Tatsächlich kann der Darm dadurch sogar unter Umständen kurzfristig wieder »verstopft« werden, doch nur, um danach in einen womöglich heftigeren Durchfall überzugehen. Es gibt Menschen, auch häufig alte Menschen, besonders nach Operationen, die geradezu eine Antibiotikakarriere mit immer weiteren Krankenhauseinweisungen absolvieren, bis schließlich die Situationen so eskaliert, dass man nicht mehr ein noch aus weiß. Dann befindet sich der Darm womöglich im Zustand einer »pseudomembranösen Kolitis«, auch »antibiotikainduzierte Kolitis« genannt, einer Darmentzündung, bei der überwiegend Clostridien unter den Bakterien im Darm übrig geblieben sind. Der Organismus reagiert mit Bauchschmerzen, Durchfall, Fieber und schließlich einem schweren Krankheitsbild, bei dem die gesamte Darmwand Schaden gelitten hat und das unter Nierenversagen zu Sepsis und zum Tode führen kann. Auf dem Wege dahin erhalten die Menschen als Therapie bislang womöglich noch stärkere Antibiotika.

Als Rettung aus dem Teufelskreis griff man jüngst erfolgreich eine alte Idee auf, nämlich in den Darm des Betroffenen fremden Stuhl einzuflößen. Bei dieser landläufig »Stuhltransplantation« genannten Behandlung werden 200 Gramm frischer Stuhl eines gesunden Spenders, möglichst eines nahen Angehörigen, in physiologischem Kochsalz aufgelöst und mittels einer Sonde in den Darm des Empfängers übertragen. Auch nach der Stuhltransplantation treten Durchfälle, Übelkeit und Darmprobleme auf, erfahrungsgemäß jedoch wohl nur kurzfristig. Schon erwogen Ärzte, auch bei chronisch entzündlichen Darmerkrankungen oder anderen Mikrobiomstörungen Stuhlbakterien zu transplantieren. Auch Kotkapseln zum Schlucken, die Stuhl ohne das Einführen einer Sonde in den Empfängerdarm befördern sollen, sind im Gespräch.

Essen wir in der Zukunft also zur Verbesserung unserer Gesundheit frischen Stuhl statt vollwertiger Nahrung? Immerhin ist Stuhl natürlicherweise ein persönliches Ausscheidungsprodukt. Es enthält auf jeden Fall eine Menge an individuellen Genen. Was die Übernahme eines fremden Mikrobioms für einen Menschen längerfristig bedeutet, weiß man noch nicht. Schon gilt die Stuhltransplantation dennoch als große Hoffnung für eine Bakterienerfrischung im Inneren. Auch für Übergewichtige halten manche sie für die gefundene Lösung.

Werden Bakterien im Darm reduziert, können sich leicht andere Mikroben darin breitmachen, darunter Viren, Parasiten und Pilze. Pilze kommen im gesunden Darm in geringer Menge vor, und ihre Aktivität wird durch die Bakterienbesiedelung reguliert. In Mäusedärmen fand man bereits 200 verschiedene Pilzarten aus fünfzig Gattungen. Die meisten von ihnen leben auf der dem Darminneren zugewandten Schleimhautoberfläche. Welche Aufgaben sie im Mikrobiom erfüllen, weiß man bislang nicht, es gibt jedoch Hinweise auf Zusammenhänge mit dem Immunsystem.

Durch plötzliches Bakteriensterben wie unter Antibiotika oder wegen einer anderen Milieuveränderung im Darm, zum Beispiel bei Durchblutungsmangel oder Gewebeübersäuerung, verändern die Pilze ihre Aktivitäten. Es entstehen säuernde Stoffwechselprodukte, die den pH-Wert im Darm unphysiologisch tief senken und das Milieu für die verbliebenen Bakterien noch weiter verändern. Ist die Schleimhaut geschädigt, breiten sich Pilze in der Epithelzellschicht aus, die es dann zu allen anderen Problemen mit ungewohnten Dialogpartnern zu tun hat. Auf diese Weise kann sich das ganze Darmleben verändern. Die Folgen können umfangreich sein und das Immunsystem sowie alle Organe im Körper betreffen, so dass die Pilze als Auslöser oft nicht in Erwägung gezogen werden.

Berühmtester Darmpilz im Menschen ist *Candida albicans* aus der Gattung *Candida*. Er gehört zu den sprossbildenden Hefen und ist bei 96 Prozent aller Neugeborenen bereits im ersten Lebensmonat im Darm zu finden. Außerhalb des Menschen findet man ihn nur bei warmblütigen Tieren, er scheint also diesen und uns evolutionär verbunden zu sein. Candidahefe ist nicht mit der Brot- und Bierhefe *Saccharomyces cerevisiae* zu verwechseln.

Candida albicans kann verschiedene Formen annehmen: die rundliche Hefezellform oder die fadenförmige Schlauchform. Der Übergang wird durch bakterielle Botenstoffe mitgesteuert, gewöhnlich liegen sie in der runden Form vor. Zerfallen jedoch plötzlich, beispielsweise wegen eines Antibiotikums, Bakterien, werden aus ihnen im Übermaß Eiweiße freigesetzt (Peptidoglykane), die bei den Pilzen den Übergang von der Rundform in die Schlauchform auslösen. Damit verlieren sie aber ihren natürlichen Kontakt zum Immunsystem, das daraufhin den Bestand der Candida nicht mehr regulieren kann. Ihr Wachstum nimmt überhand. Im gesunden Fall können auch die Epithelzellen selbst die Bestandsdichte von Candida regulieren, doch nach einem Mikrobiomschock sind sie mangels Bakterienversorgung selbst geschwächt und dazu nicht mehr imstande. An Mäusen stellte man fest, dass die durch Antibiotika bewirkte Candidawandlung zu einer erhöhten Allergiebereitschaft im Körper führt. Offensichtlich fehlt das gesunde Regulativ, die die *Candida*-Hefe für das Immunsystem darstellt. Die Schlauchfäden drängen sich zwischen die Epithelzellen und bewirken einen *leaky gut*. Sie können ins Gewebe einwachsen, ins Blut gelangen und eine »Candidose« auslösen, eine Blutbesiedelung. Die Schlauchform bindet die *Candida* stärker an die Epithelzellen, was bei einer Zerstörung der Schleimschicht durch antibiotikabedingte Reduzierung der Schleimhautbakterien noch erleichtert wird. Dort bilden *Candida* Biofilme aus, eine Hülle, die sie vor weiteren Einflüssen schützt. In diesem Zustand sind sie von Veränderungen des Milieus unabhängig.

Ob sich pH-Wert, Sauerstoffpartialdruck, Nährstoffverfügbarkeit und Mineralienkonzentration ändern, ist Candida in seinem schützenden Kokon ziemlich egal.

Einem Menschen ist es das eher nicht, vielmehr trägt er seine Beschwerden zum Arzt. Anhand einer Stuhlprobe wird festgestellt, ob sich *Candida* vermehrt findet, allerdings bildet diese nur die bakterielle Situation im Enddarm ab. Bei zu vielen *Candida*-Pilzen im Dünndarm können die Stuhlproben sogar normal erscheinen, und wenige in einer Stuhlprobe schließen eine *Candida*-Hyperaktivität im Darm nicht aus. Man kann diese dann anhand anderer Laborwerte differenzieren.

Ist die *Candida*-Hyperaktivität festgestellt, besteht die offizielle Therapie in – richtig: einem pilztötenden Mittel, einem Antimykotikum. Dieses trifft neben dem Rest des Mikrobioms einen Teil der Pilze, doch nicht die Fäden in ihrem schützenden Kokon. An den Membranen der übrigen *Candida*-Zellen werden kleinere Pumpen aktiviert, die bereits ins Zellinnere gelangte Antimykotika wieder nach außen befördern. Für diese Patienten beginnt dann ein oft langer Leidensweg. Ist eine mühsame Behandlungskur erfolgreich absolviert, hat der Mensch Ruhe, bis die verbliebenen Pilze resistenzaktiviert wieder nachgewachsen sind und die Überbesiedelung erneut auftritt. Pilztötende Mittel, monatelanger Verzicht auf alles in der Nahrung, was nach Zucker riecht … diese Prozedur kann sich fortsetzen. Dabei kann jedes Kohlehydrat zu Zucker verdaut werden. Die therapeutisch verkleidete Vorstellung, man könne Pilze im Darm durch Kohlehydratentzug »aushungern«, ist schon deshalb abstrus, weil die Darmschleimhaut selbst aus Kohlehydraten besteht und es sogar in einem Leichnam noch genug davon zu futtern gäbe. Kein Brot, kein Obst, nichts, was mit Hefe zu tun haben könnte, und das, obwohl die Bäckerhefe überhaupt nichts mit Candida zu tun, sondern tatsächlich therapeutische Wirkung hat. »Anti-Pilz-Diäten« füllen Bücher und Bäuche meist vergeblich. Mühsamer Verzicht und Nährstoffmangel bringen vielmehr Stresssignale mit sich, die den Übergang von der Rund- zur Schlauchform verstärken, die Kräfte des Immunsystems reduzieren und die Beschwerden vergrößern. Kaum zu seiner Normalkost zurückgekehrt, wird der oder die Betroffene von den Symptomen wieder eingeholt.

Auch hier hilft der Gebrauch des gesunden Menschenverstands: Um Frieden im Bauch zu schließen, ist zwingend der Übergang der *Candida* von der Fadenform in die Rundform erforderlich. Und diesen Schalter bedienen die sie umgebenden Mikroben, vor allem die Bakterien. In ihrer Rundform wird *Candida* vom Immunsystem wiedererkannt, dieses sorgt für eine Regulation, und der Bestand kehrt auf ein Normalmaß zurück. Natürlich wird dies von einer besonders achtsamen Ernährung unterstützt. Das Essen von Glucose und Saccharose, wie sie in Zucker, Süßem und Limonaden vorkommt, ist in einem geschwächten Körper – und das ist er in jedem Fall – ohnehin fehl am Platz. Gleichzeitig empfiehlt sich unterstützend eine Vollversorgung mit natürlichen Mikronährstoffen, um das Immunsystem des Körpers sowie seine Entgiftungsfunktionen zu unterstützen. Da bei der folgenden Ausscheidung von Giften aus dem Körper Haut, Niere und Leber in Anspruch genommen werden, ist naturheilkundliche Begleitung in solch einer Situation angeraten.

Pilze haben die Fähigkeit, Schwermetalle in ihren Zellen einzulagern. Eine hohe Pilzbesiedelung im Darm lässt sich auch als Hilfe verstehen, Schwermetalle im Darminneren zu binden und so aus tieferem Gewebe fernzuhalten. Sterben diese Pilze plötzlich ab, kann es passieren, dass die Metalle schlagartig ins System freigesetzt werden. Sie können Übelkeit und Erbrechen, Durchfall, Müdigkeit, Konzentrationsstörungen, Stimmungsdämpfung, Unverträglichkeiten und anderes mehr hervorrufen. Die mikrobiologische Regulationstherapie umfasst daher neben den übrigen Maßnahmen auch eine Schwermetallausleitung. Und natürlich eine Behandlung der ursächlich hinter der auslösenden Schwäche liegenden Erkrankung.

Der Aufnahme von Schwermetallen lässt sich im Alltag kaum entgehen. Blei kommt in Farben, Kunststoffen und Batterien vor, Quecksilber in Energiesparlampen und Batterien, in Amalgam sowie zur Konservierung in Schminke und Abschminkmitteln, in Kontaktlinsenflüssigkeiten, in Augentropfen sowie in manchen Impfstoffen. Cadmium ist Bestandteil von Farben, Metalllegierungen, auch bei Schmuckstücken, sowie von Zigarettenrauch, Kupfer vieler Metallgegenstände, auch von Elektroteilen, Münzen und Essbesteck. Viele Metalle befinden sich in Kunststoffprodukten. Insbesondere Kinder, die Plastikspielzeug gerne anlutschen oder damit baden, kommen intensiv damit in Kontakt. Quecksilberverbindungen wurden seit alters als Desinfektionsmittel eingesetzt. Alle beeinflussen die Aktivitäten im Miteinander von Körperzellen und Mikroben. Es lohnt sich, diese Metalle jährlich mindestens einmal aus dem Körper zu eliminieren, beispielsweise mit Hilfe von Heilpflanzen und Mineralbädern.

Unter Stress vergären Hefen Kohlehydrate anders als gewöhnlich. Aus Glucose entstehen dabei Äthanol und Kohlendioxid. Während Letzteres im Darm bläht, wird Äthanol je nach Aktivität der Schleimhaut entweder durch Enzyme weiter abgebaut oder über die Pfortader in die Leber aufgenommen. Dort wird es – soweit die Enzyme reichen – unter Energie- und Sauerstoffverbrauch in Acetaldehyd beziehungsweise Azetat überführt, die überall im Körper wirken können.

Das bedeutet, dass jemand bei Mikrobiomschock und Pilzhyperaktivität im Körper im Extremfall einen Alkoholspiegel im Blut erreichen kann, der in einem gesunden Menschen die Folge von alkoholischen Getränken wäre. Ein solcher verändert nebst anderem Enzym- und Hormonhaushalt, wirkt toxisch auf Muskel-, Blut- und Nervenzellen, hemmt die Aktivität des Immunsystems und stört die Verdauung. In der Schwangerschaft kann eine *Candida*-Hyperaktivität zu Alkoholschäden beim Kind führen, denn der pilzgebildete Alkohol tritt über die Nabelschnur in Plazenta und Baby über und beeinträchtigt dessen Entwicklung. Auch deshalb ist jede Antibiotikagabe in der Schwangerschaft riskant. Und: Alkohol ist ein Desinfektionsmittel. Er verändert die Molekülbindungsformen und die räumliche Anordnung von Strukturen. Dadurch tötet er Bakterien ab, auch im Darm. Diesem Teufelskreis kann ein Mensch nur entkommen, indem die Pilze im Darm durch Zufuhr einer dominanten gesunden Mikrobenmischung, durch Entgiftung plus der oben aufgeführten Maßnahmen reguliert werden.

Antibiotika finden auch in Dingen des täglichen Gebrauchs Anwendung: Antibakterielle Flüssigseifen, Mundwasser, Zahnpasta und Deodorants, Einlegesohlen, Wandfarben, Sportkleidung oder Spülbürsten – vom Matratzenüberzug bis zur Computertastatur ist beinahe jeder Gebrauchsgegenstand inzwischen in einer angeblich keimreduzierten Variante erhältlich. Als »rein«, »sauber«, »frisch« oder mit dem Spruch »… schützt vor …« beworben, sollen diese Produkte Bakterien im Umfeld abtöten. Das tun sie teilweise auch, allerdings unter Zerstörung des mikrobiellen Miteinanders vor Ort und der Resistenzaktivierung bei den Überlebenden.

Auch Medikamente können das Mikrobiom beeinträchtigen, darunter Schmerzmittel wie Aspirin, Ibuprofen und Diclofenac. Diese sogenannten nichtsteroidalen Antirheumatika reduzieren in Magen und Darm die Schleimhautaktivität. Es kommt zu Reizdarmsymptomen, die Epithelschicht wird geschädigt, so dass Geschwüre und ein *leaky gut* die Folge sein können. Auf die Dauer treten bei manchen Mangelerscheinungen auf. Dazu unter Umständen alles, was ein gestörtes Mikrobiom mit sich bringt. Mehr als zwei Drittel der längerfristig damit behandelten Kranken weisen eine Darmschleimhautentzündung auf, obwohl es entzündungshemmende Mittel sein sollen. Auch hier können zusätzliche Probiotika helfen.

Im Übrigen kann auch Darmdiagnostik ins Mikrobiom eingreifen. Kontrastmitteluntersuchungen und Endoskopie des Darms stellen aufgrund der damit verbundenen völligen Entleerung verändernde Eingriffe dar.

Besonders pikant ist die Wirkung bei Medikamenten, deren Indikation Darmerkrankungen sind, beispielsweise dem Standardmittel zur Behandlung von Colitis ulcerosa und Morbus Crohn, dem Aminosalicylat Sulfasalazin. In Studien, die bereits in den 1970er und 1980er Jahren durchgeführt wurden, fand man heraus, dass sie antibakteriell wirken. Um überhaupt wirksam werden zu können, muss Sulfasalazin im Darm durch bakterielle Enzyme in Sulfapyridin und 5-Aminosalizylsäure gespalten werden. Das Sulfapyridin, das gewissermaßen nur als Transportmittel des gewünschten Wirkstoffes in den Darm dient, ist ein Sulfonamid und gehört zu den synthetischen Antibiotika.

Welche alltäglichen Chemikalien in welchem Ausmaß Bakterien hemmen oder töten, wurde im Einzelnen nicht erforscht. 4800 verschiedene Chemikalien hat man aus Tabakrauch extrahiert, 35 000 Tonnen Pestizide werden jährlich auf deutsche Äcker ausgebracht, deren Früchte wir selbst oder die Tiere essen, die uns Nahrung spenden. Die Auswahl ist also groß. Hinzu kommen chemische Verbindungen, die erst in unserem Darm entstehen, wenn Bakterien sie dort zersetzen. Alle synthetischen Fremdstoffe, die in den Darm gelangen, können mikrobiell zerlegt oder umgewandelt werden, um sie aus dem Körper zu entgiften.

Auch von dreißig verschiedenen Medikamenten, darunter Herzmedikamente, Parkinson-Mittel und diverse Krebstherapeutika, ist dies nachgewiesen. Man kann davon ausgehen, dass ihre Wirkung sehr verschieden ist, je nachdem, in welchem individuellen Zustand sich die Mikrobiom-Darm-Einheit gerade befindet. Das Mikrobiom entscheidet also außer über Gesundheit und Krankheit auch darüber, ob und in welchem Umfang Medizin im Körper wirkt.

Welche Chemie wie auf die Bakterien wirkt, wissen wir

noch nicht. *Dass* sie die gesunde Bakterienbesiedelung im Darm verändert, ist inzwischen klar. Für die Zukunft wird es daher zwingend erforderlich sein, dass wir unser Verhältnis zum Mikrokosmos des Lebens gründlich überdenken. Es ist jetzt Zeit, dass wir aufhören, antibiotisch zu denken und zu handeln, und stattdessen *mit* dem Leben, also *con*biotisch denken, fühlen und handeln.

Glücklicherweise besteht Grund zur Hoffnung. Nachdem bereits seit Jahrzehnten Pflanzen, Vögel, Bäume, Moose, Flechte, Käfer … »des Jahres« ernannt werden, denen ein Jahr lang positive Zuwendung und Aufmerksamkeit entgegengebracht wird, kürte die »Vereinigung für Allgemeine und Angewandte Mikrobiologie« im April 2014 zum allerersten Mal eine »Mikrobe des Jahres«. Erwählt wurde *Nostoc pruniforme* mit Artgenossen, Cyanobakterien, deren Vorfahren einst vor rund 2,5 Milliarden Jahren als Erste Sauerstoffgas abgaben und dadurch die Atmosphäre um die Erde bildeten, die uns heute das Atmen ermöglicht.

Unsere persönliche und die Gesundheit aller Lebewesen des Planeten Erde steht auf dem Spiel. Wir sollten nicht weiter zuschauen, wie die Evolution in eine lebensfeindliche Richtung gebracht wird.

In diesem Sinne können wir in Erneuerung der Worte Robert Kochs nach 124 Jahren dieses Kapitel mit dem Wunsche schließen, dass sich die Kräfte der Nationen auf diesem Arbeitsfelde und in friedlichem Zusammenleben mit den kleinsten, aber hilfsreichsten Partnern des Menschengeschlechts bündeln mögen und dass in diesem friedlichen Miteinander zum Wohle der gesamten Menschheit und unserer Planetin Erde eine Nation die andere in ihren Erfolgen immer wieder überflügeln möge.

10. Der Schlüssel zur Heilung

Keine neue Diät

Was also ist ein gesundes Darmmikrobiom? Die Wissenschaftler sagen übereinstimmend: Sie wissen es nicht. Sie sind auf der Suche nach *der* gesunden Zusammensetzung, analysieren auf allen möglichen Wegen mit unterschiedlichsten Methoden einzelne Stämme, klassifizieren ihre Gene nach Gattungen und Arten, betrachten Stoffwechsel, Gene, Zellstrukturen und die Beziehungen untereinander und mit dem Körper – und sind überfordert von der Vielzahl der Informationen. Die Menge ist überwältigend. Mit den bereits erhobenene Daten ließen sich endlos Computer füttern. Allein die Analyse eines einzigen Mikrobioms bietet unüberschaubare Informationen. Wo ist darin der Weg zur Heilung?

Und wo auf der Welt findet man Menschen, von denen man überhaupt sagen kann, dass sie kerngesund sind, mit einem gesunden Mikrobiom? In Amazonien? In Burkina Faso? Von Urwaldbewohnern sammeln Forscher bereits Darmmikroben ein. Aber wohin in der Welt sind die Veränderungen, die wir ihr mit Desinfektion und Antibiose zumuten, noch nicht gelangt? Das wissen wir nicht. Daher halten sich die Wissenschaftler mit ihren Aussagen zurück und warten auf noch mehr Ergebnisse. Sie hoffen, eines Tages Bakterienpräparationen zu entwickeln, die bei einzelnen Krankheiten unter kontrollierten Bedingungen gezielt als Therapie eingesetzt werden können ...

Doch darauf brauchen wir nicht zu warten, denn der

Darm zeigt bereits, was wir für ein gesundes Mikrobiom brauchen. Fassen wir hierfür zusammen, welche Eigenschaften wir kennengelernt haben:

- Es setzt sich aus einer Vielzahl verschiedener Bakterienstämme zusammen.
- Es gibt innerhalb des Darms verschiedene Schichten von Bakteriengesellschaften: direkt auf den Epithelzellen, im unteren Bereich der Schleimschicht, in deren Mitte, auf der Schleimschicht und im Speisebrei – sowie Bakterien, die zwischen den verschiedenen Schichten vermitteln.
- Bakterien kommunizieren als Einzelne, als Stämme und als Gruppen mittels Botenstoffen, Genaustausch und auf anderen Wegen untereinander – und mit den Enterozyten, Becherzellen, Nervenzellen und weiteren Epithelzellen in der Darmschleimhaut.
- Darmbakterien regulieren das Immunsystem.
- Bakterien sind miteinander in Aktivitätsgemeinschaften vernetzt.
- Diese Vernetzung führt zu einander ergänzenden Stoffwechselprozessen.
- Dadurch potenzieren sich die Einzeleigenschaften der verschiedenen Stämme.
- Je mehr verschiedene Stämme vorkommen, desto stabiler ist das System.
- Die Bakterien vermehren sich abhängig von der Nahrungszufuhr und dem Zustand des Mikrobioms.
- Das Milieu wird durch Durchblutung, Speisebrei, Säuregrad, Nervenimpulse, Hormone und andere Körpereigenschaften gestaltet.
- Bakterien sorgen für die Bildung der Schleimschicht.
- Bakterien ernähren durch Fettsäuren die Epithelzellen.

- Bakterienstoffwechsel der Nahrung stellt die Endphase der Verdauung vor dem Stoffwechsel in die Zelle dar.
- Bakterien aus dem Darm gelangen in den gesamten Körper.
- Das Mikrobiom ist einem Rhythmus unterworfen, der dem wechselnden Nahrungsangebot entspricht.
- Jeder Mensch lebt mit einem individuellen Mikrobiom, es ist unverwechselbar.
- Die Darmschleimhaut spiegelt als innere Grenzfläche seelisch-geistig-körperliche Erfahrungen mit äußeren Grenzen wider.
- Das Mikrobiom reagiert elastisch auf Einflüsse und reguliert diese so, dass es möglichst erhalten bleibt.
- Bakterien passen sich Veränderungen an mit dem Ziel, die Mikrobiom-Darm-Einheit zu erhalten.
- Übersteigt eine Wirkung auf das Mikrobiom seine Toleranzbreite, zum Beispiel durch Chemikalien, Nährstoff- oder Durchblutungsmangel, extreme Einseitigkeit, Antibiose oder Ähnliches, kommt es zum Mikrobiomschock. Seine innere Struktur wird gesprengt, und es kehrt danach nicht wieder in seine Ausgangsverfassung zurück.
- Ein Mikrobiomschock hat weitreichende Folgen für die Gesundheit, die alle Organsysteme betreffen können.

An alldem lässt sich gut ablesen, was für Pflege und Heilung des Mikrobioms benötigt wird. Es ist genau das, was wir bereits als gesunde Lebensweise kennen, neu darin ist jedoch die Wichtigkeit der Bakterien und das Wissen, dass tatsächlich Gesundheit und die Heilung bei Krankheiten von ihnen abhängen. Ein Mikrobiom braucht also:

- eine artgemäße Ernährung,
- eine gesunde Lebensführung und
- die Zufuhr lebensfördernder Bakterien.

Die natürliche Versorgung des Darms mit Bakterien geschieht über die Mikroben in der Nahrung und durch die Besiedelung in der Umgebung, in der man lebt. Was für jeden Menschen eine mikrobiomgesunde Ernährung im Einzelnen ist, lässt sich nicht pauschal beantworten. Es gibt also keine neue Darm-Mikrobiom-Diät. Vielmehr geht es darum, zu essen, was an sich guttut. Dies unterscheidet sich natürlich beim darmgesunden vom darmkranken Menschen. Trotzdem gibt es Kriterien, die aus Liebe zum Mikrobiom grundsätzlich beherzigt werden sollten. Dabei sind nicht so sehr Diätvorschriften wichtig, sondern dass man zu einem gesunden Appetit und einem natürlichen Verhältnis zu seinem Körper zurückfindet, anhand dessen man spürt, was man braucht. Also Essen nach dem Bauch und nicht nach Vorschrift, aber mit Köpfchen. Sich den Anweisungen einer Diät zu unterwerfen impliziert die ungesunde Abkehr vom eigenen Gefühl und Verantwortung für den eigenen Körper. Die Rückkehr zu einem achtsamen Umgang mit ihm ist daher Teil der Gesundheit.

Die wichtigsten Kriterien für eine mikrobiomgemäße Ernährung sind der Ballaststoffgehalt, die Zusammensetzung der Nahrung, die Qualität der Lebensmittel, ihr Bakteriengehalt und ihre Giftfreiheit. Auch Esskultur und Mahlzeitenrhythmus sind wichtig. Dass die Nahrungsmenge den Bedarf nicht überschreiten sollte, ist klar.

Die Zusammensetzung der Nahrung sollte artgerecht sein und sich innerhalb der Verhältnisse bewegen, die natürlicherweise in der eigenen Lebensumgebung ökologisch gegeben wären. Das ist faktisch schwer zu sagen, wenn man sein Essen im Discounter oder im Supermarkt einkauft. Angemessen wären in unseren Breiten nach den gängigen Empfehlungen zum größten Teil pflanzliche Kohlehydrate, unter 20 Prozent Fette, etwa 15 Prozent Eiweiße, wenige Zucker und reichlich Ballaststoffe. Es geht dabei um eine gesunde abwechslungsreiche Mischkost. Gesunde Fette stammen von Pflanzenölen, Ölsaaten, Fleisch von Tieren aus artgerechter Aufzucht und Nüssen.

Die Nahrung sollte *so frisch und so natürlich wie möglich sein*. Je stärker verändert eine Pflanze oder ein tierisches Produkt ist, desto mehr entfernt ist es von den natürlichen Gegebenheiten im Darm. Einzige Ausnahme davon sind mikrobiell fermentierte Lebensmittel.

Da die Nahrungsbestandteile zu den Verdauungsenzymen aller Zellen im Darm passen sollten wie ein Schlüssel ins Schloss, birgt jeder technische Verarbeitungsschritt das Risiko einer Unstimmigkeit. Nahrungsteile, die nicht gut verdaut werden, fördern das Wachstum von Zersetzungsbakterien, deren Stoffwechselprodukte den Körper mehr belasten als nähren.

Daher sollte die Nahrung auch *möglichst naturnah angebaut* sein. Pflanzen nehmen beim Wachstum über die Wurzeln Bakterien und lose Gene in sich auf, beispielsweise bakterielle Plasmide. Diese nehmen wir beim Essen als Teil des natürlichen Kreislaufs zu uns. Die Folgen jeder Bodenbearbeitung kommen also in unserem Körper an. Wir können nicht gesünder sein als der Boden, in dem unsere Nahrung gewachsen ist. Jegliches Gift im Essen, auch in Quentchen, ist nicht nur selbst wirkend, es erfordert eine Zersetzung oder Umwandlung durch Bakterien. Die dabei zusätzlich entstehenden toxischen Stoffe können Bakterien töten, die Darmzellen schädigen, das Mikrobiom schwächen und in den Körper aufgenommen werden. Gifte im Darm können Enzyme unwirksam machen, bakterielle Stoffwechselschritte stören und die Verdauung beeinträchtigen.

Zu Giften gehören auch Bestandteile von Verpackungsmaterialien wie chemische Weichmacher in Kunststofffolien und Aluminium. Für das gesunde Mikrobiom ist eine *giftfreie* Nahrung empfehlenswert.

Lebensmittel sollten vor dem Essen *so frisch wie möglich zubereitet* werden. Gemüse, Obst und Fleisch verlieren nach Lagerung, nach Putzen und Schneiden an Vitaminen. Aufgeschnittene Tomaten verlieren jede Stunde 50 Prozent ihres Lykopingehalts, geputzte Salate und zerkleinerte Gemüse durch den Kontakt mit Luft und Licht jede Stunde 30 Prozent ihres Vitamingehalts. Enthält ein frisch geernteter Apfel noch circa 10 Milligramm Vitamin C pro 100 Gramm, sind es nach elf Wochen Lagerung noch die Hälfte. Sind Esswaren als »Fertigprodukte« hergestellt, befinden sich darin Zusatzstoffe wie Stabilisatoren, Emulgatoren, Konservierungs- oder Geschmacksstoffe, die die Bakterien belasten. Künstlich zugesetzte Vitamine oder Nährstoffe sind im Darm nicht das Gleiche für die Zellen wie natürliche und können das Mikrobiom, anstatt zu helfen, auch belasten.

Mikrobiomfreundliche Ernährung

Dass *Ballaststoffe* existenziell zur Mikrobiomnahrung gehören, versteht sich von selbst. Über eine angemessen ballaststoffreiche Nahrung lassen sich leicht Wachstumsrate und die Zusammensetzung der Bakterien und die

Gesundheit des Mikrobioms fördern. Je mehr fett- und zuckerhaltiges Essen man isst, desto weniger Ballaststoffe stehen ihm zur Verfügung. Der Ersatz durch isolierte Ballaststoffe als Nahrungsergänzungsmittel kann zwar helfen, eine akute Krankheitssituation zu meistern, ersetzt jedoch keine vollwertige Ernährung. Es gibt bereits Convenience-Backprodukte aus weißem Auszugsmehl, denen beim Verarbeitungsprozess erst die natürliche Vollwertigkeit entzogen und anschließend Ballaststoffe in Form farb- und geschmacklosen Pulvers isolierter Pflanzenauszüge zugeführt wurden, zum Beispiel Topioka aus der aus Südamerika stammenden Maniokwurzel. Dies ist natürlich mit ballaststoffreicher Nahrung nicht gemeint.

Ob die Ernährung fleischhaltig, vegetarisch oder vegan ist, gestaltet verständlicherweise die Mikrobenzusammensetzung. Das spielt dann eine schwächende Rolle, wenn dadurch eine dauerhafte Einseitigkeit zustande kommt. Man muss jedenfalls aufpassen, wenn man natürliche Eiweiße durch Produkte ersetzt, die einen starken Verarbeitungsumfang hinter sich haben, zum Beispiel Ersatz»fleisch« aus Sojaeiweißisolaten. Sie werden dabei durch gesundheitsschädliche Hexandämpfe[51], Säuren und Hitze aus der Sojabohne zu einem geschmacklosen weißen Pulver extrahiert, das beliebig formbar in Sojaprodukte verwandelt oder anderen Essensprodukten zugemischt werden kann. Dies findet sich in sehr vielen Produkten. Vom Wert einer gesunden Sojabohne bleibt dabei aber quasi nichts übrig. Auch wenn noch nicht untersucht wurde, ob die Hormone, die als Phytoöstrogene in der Sojabohne enthalten sind, in Soja-Eiweiß-Isolat verbleiben und wie dies alles auf die Bakterien wirkt, lässt sich ahnen, dass es wenig förderlich ist.

Einen vielfältig regulierenden Einfluss auf Darmbakterien hat der Verzehr *frischer Gewürze*. Ob Anis, Kümmel oder Pfeffer, Knoblauch, Majoran oder Zimt, Curry, Nelken oder Rosmarin – sie wirken gestaltend auf Bakterien, Hefen und Schimmelpilze im Darm und gegenüber unerwünschten Einzellern durchaus antimikrobiell. Zimt, Basilikum, Rosmarin und Salbei enthalten beispielsweise Kampfer, Galgant Kampfer und Terpenalkohol. Viele Gewürze enthalten ätherische Öle, die bekanntlich das Bakterienwachstum hemmen, darunter zum Beispiel Meerrettich, der reich an Senfölen ist und daher auch therapeutisch eingesetzt wird. Damit sie aus ihren Anbauländern nicht gleichzeitig unerwünschte Mikroorganismen mit sich bringen, sollte man sich dabei lieber auf Gewürze aus kontrollierter Herkunft verlassen.

Bakterien isst man unweigerlich mit jeder Speise mit, abhängig natürlich von deren Herkunft, der Art der Zubereitung und dem Ambiente der Mahlzeit. Man erhält sie mit dem Teller, den Töpfen, dem Besteck, der Serviette, aus der Küche, aus dem Schrank, vom Geschirrhandtuch oder ausgewählt hitzebeständige durch die Geschirrspülmaschine. Oder aus dem Behälter in der Kantine oder im Restaurant. Deren Hygiene entscheidet über die Mischung. Man kann also zwischen unterschiedlichen Bakterienmischungen wählen. Isst man etwas in der Fußgängerzone, der Straßenbahn, im Büro, im Kino oder im Auto, nimmt man eben von der jeweils dortigen Umwelt Mikroben auf. »Früher« gehörte zur Esskultur ein Esszimmer, in dem sich Geschirr, Gläser, Bestecke und Tischwäsche befanden, aber weder Garderobe, Schuhe, Bücher, Fernseher oder Computer. Damit sorgte man dafür, dass die Bakterienbesiedelung speisegemäß war und vor allzu vielen Allerweltsmikroben geschützt blieb. Bevor man zum Essen ging, wusch man sich die Hände. Händewaschen mit Seife reduziert die Zahl vorübergehender Bakterien nach 15 Sekunden von etwa einer Million auf 100 000, nach einer Minute auf nur noch tausend. Übrig bleibt das persönlich zugehörige Hautmikrobiom. Heute versucht man, die Straßen-, Handy- und Sonstwasmikroben antimikrobiell zu eliminieren. Nutzt man 30 Sekunden lang ein Handdesinfektionsmittel, bleiben allerdings nur noch circa zehn Bakterien auf den Händen übrig, das Handmikrobiom wird zerstört, und anschließend siedeln sich beliebige der Umgebungsbakterien dort an. Handdesinfektion ist im Alltag daher überflüssig und kein Ersatz für gute Esshygiene.

Man sieht in Hotels und Restaurants Menschen, die tatsächlich ihren Laptop auf dem Frühstückstisch aufklappen und beim Essen arbeiten. Abgesehen davon, dass der Darm nicht multitaskingfähig ist und seine Durchblutung sich bei Kopfarbeit ändert, tragen Computertastaturen neben Türklinken, Handys und Aufzugknöpfen die größte Dichte an Bakterien aus der Umgebung auf sich, von denen die wenigsten darmfreundlich sind. Laptop oder Handy auf dem Esstisch führen also dazu, dass man sein Essen mit jeder Menge unerwünschten Keimen würzt. Das ist immer eine Herausforderung für das Mikrobiom.

Auch die Speise selbst bringt Bakterien mit sich. Als Menschen noch ländliche Selbstversorger waren, setzten sie sich aus den Arten des Hofs, des Stalls und des Gartens zusammen, und die Bakterienflora, die man nebenbei zu sich nahm, war umso vielfältiger, je vielseitiger ein Hoforganismus angelegt war, mit Kühen, Hühnern, Schafen, Schweinen, Ochs und Esel, Obst- und Gemüsegarten, Katz und Hund. So eine Vielfalt wirkt stabilisierend auf das Mikrobiom, was deshalb auch heute noch der Grund besserer Gesundheit von Menschen auf Bauernhöfen ist. Modernes Essen bringt nichts davon mit sich. Viele Lebensmittel werden zur Verlängerung ihrer Handelbarkeit von Bakterien weitgehend befreit, und was übrig bleibt oder sich neu ansiedelt, fördert das Mikrobiom nur bedingt. Womöglich sind es resistenzaktivierte, an Pestizide angepasste oder sogar genetisch manipulierte Mikroben. Als im Frühjahr 2014 im Auftrag einer Bundestagsfraktion 63 Stichproben verschiedener im Discounter deutscher Großstädte eingekaufte Würste auf ihre Bakterien hin untersucht wurden, fand man in jeder sechsten davon gegenüber Antibiotika resistenzaktivierte Bakterien, die meisten in Würsten mit Putenfleisch. Über das Essen gelangt die Bakterienmischung aus den Aufzuchtbedingungen erst in unseren Darm und dann wieder in die Welt.

In modernem Essen sind also zu wenige Bakterien und womöglich Störenfriede. Bakterien, die wir aus verpacktem Essen zu uns nehmen, sind jedenfalls in der Regel nicht die, die wir brauchen. Um dem abzuhelfen, gibt es drei Möglichkeiten:

- sein Essen selbst anbauen,
- gesunde Bakterien zum Essen schlucken und
- bakteriell fermentierte Lebensmittel verzehren.

Sein eigenes Essen selbst anzubauen ist nur wenigen Menschen möglich, die wenigsten wüssten heutzutage noch, wie es geht. Doch kann man neuerdings in vielen Städten saisonweise bereits vorbereitete Beete mieten und sich als Kleingärtner betätigen. Selbst wer nur einen Balkon oder eine Fensterbank nutzen kann, kann dort Kräuter oder kleine Pflanzen aufziehen, die mit einer selbst gewählten Bakterienbedingung gewachsen sind.

Fermentierte Lebensmittel haben eine jahrtausendealte Tradition und dienten bereits unseren Vorfahren zur Versorgung nicht zuletzt mit frischen Bakterien während des Winters, wenn kaum Zufuhr von Bakterien durch frisches Obst und Gemüse möglich war. Die mikrobielle Fermentation schließt die Lebensmittel auf, bakterielle Enzyme wandeln die Rohstoffe – Getreide, Gemüse, Fleisch, Obst, Milch und mehr – um und setzen dabei Zellbestandteile frei, die wiederum bakteriell verdaut werden können. Die entstehenden Verbindungen, darunter Vitamine und Mikronährstoffe, sind für die Darmgesundheit und somit für die Gesundheit des ganzen Körpers besonders förderlich. Man weiß inzwischen, dass dabei Bioaktivstoffe wirksam sind, die das Immunsystem modulieren, den Blutzuckerspiegel regeln und Entzündungen bremsen. Im Sauerkraut fermentieren die beteiligten Milchsäurebakterien, Hefen und andere Mikroben Weißkohl auch zu Fettsäuren und großen Mengen Ascorbinsäure (Vitamin C). Die Säurebildung verhindert das Wachstum von Schimmelpilzen und Verderbnismikroben, so dass eine lange Haltbarkeit gegeben ist. Einzig bei fermentierten Lebensmitteln geht lange Haltbarkeit gleichzeitig mit einer gesunden Bakterienversorgung einher. Milchsäurebakterien, nicht aber Hefen können bei manchen Gemüsen, wie Gurken, in das Innere eindringen und dortige Kohlehydrate zu leichter verdaulichen Verbindungen umbauen.

In Schweden verglichen im Jahr 1999 Forscher die Häufigkeit von Asthma, Allergien und Neurodermitis mehrerer hundert Schüler zweier Waldorfschulen mit denen zweier benachbarter gewöhnlicher Schulen. Der Unterschied betrug mit 13 zu 25 Prozent beinahe die Hälfte. Neben Faktoren wie dem Verzicht auf Impfungen und das Durchlebenlassen von Kinderkrankheiten wie Masern fiel besonders die Verzehrsmenge an lebenden Bakterien mit fermentiertem Gemüse auf. Sie kam bei 63 Prozent der Waldorfschüler, aber nur bei 4,5 Prozent der Schüler der anderen Schulen vor. Die Forscher schlussfolgerten, dass tatsächlich ein fehlender Verzehr lebender Bakterien mit der Nahrung die Gesundheit schwächt.

In anderen Studien zeigte sich, dass häufiger Verzehr fermentierter Lebensmittel oder Getränke, beispielsweise etwas Rotwein, das Risiko für Depressionen senkt. Dies erklärt sich durch ihren Gehalt bakteriell entstandener Polyphenole. Vergleicht man das Mikrobiom von Menschen, die viele fermentierte Lebensmittel zu sich nehmen, mit anderen, finden sich dafür typische Bakterienstämme mehr als bei diesen. Fermentierte Lebensmittel gestalten folglich direkt die Zusammensetzung und damit sowohl Stabilität, Elastizität als auch Funktionsfähigkeit des Mikrobioms.

In Studien, in denen ein Extrakt aus fermentierter Reiskleie verzehrt wurde, verringerte dies bei den Probanden im Vergleich zur Kontrollgruppe Müdigkeit und Stressanfälligkeit. In ihren Gehirnen wurden Neurotransmitter angeregt, die Ängstlichkeit reduzieren.

Fermentierte Nahrung ist damit Lebens- und Heilmittel zugleich. Der alte Spruch »Eure Nahrung soll euer Heilmittel sein« stammt zwar nicht, wie immer behauptet wird, aus den Schriften des griechischen Arztes Hippokrates, hat aber bei den fermentierten Lebensmitteln tatsächlich eine Berechtigung.

Der Darm drückt etwas aus

Dass es in der Kultur der Menschheit einen *Rhythmus* für Mahlzeiten gibt, hat in Hinblick auf die Darmbakterien einen tiefen Sinn. Mit jeder Mahlzeit vermehren sie sich im Darm für die optimale Verdauung nach Bedarf. Das heißt, jedes Mal nimmt das Mikrobiom eine gewisse innere Gestalt an, die sich aus den Mengen der vorhandenen Bakterienstämme ergibt und die die Speise dann optimal verdauen kann. Dass rhythmisch eingenommene Mahlzeiten für die Organe gesund sind, ist bereits aus der Chronomedizin bekannt. Da liegt es nahe, dass dies unser neues Organ, das Mikrobiom, einschließt, auch wenn dies noch nicht erforscht wurde. Zellwachstum im Körper findet stets in Tages-, Wochen- und größeren endogenen Rhythmen statt. Und weil das Körperzellwachstum einem Rhythmus unterzogen ist, liegt es nahe, dass die mit den Körperzellen zusammenlebenden und ständig kommunizierenden Einzeller auch in einem Zyklus leben. Vielleicht im Tagesrhythmus, vielleicht tagsüber anders als nachts? Vielleicht ist es für sie ein Unterschied, ob man dieselbe Speise morgens isst oder am Abend? Hier gibt es noch viel zu erforschen.

Den Jahresrhythmus des Mikrobioms hat man jedenfalls bereits grundsätzlich nachgewiesen. Werden Bakterien durch Nahrungsaufnahme angeregt, sich zu verdoppeln, und stellen sie ihre Vermehrung danach wieder ein, ist aber auch das ein Rhythmus.

Wie auch immer tut es ihnen gut, ausreichend Zeit zwischen den Mahlzeiten zum Verdauen zu haben. Anders als Pferde, deren Darm auf ständige Zufuhr kleiner Mengen von Gras ausgelegt ist, braucht der Mensch besser möglichst regelmäßige Mahlzeiten, jedenfalls kein ständiges Zwischendurchessen von Kleinigkeiten. Er braucht Zeit zum gründlichen Kauen und angemessene Ruhe. Fast Food ist gegenüber dem Innenleben ein Ausdruck von Verachtung. Schnell geholt und schnell gegessen, führt es zu Wegwerfprodukten und zu einer Durchwurfgesellschaft. Oben rein und unten raus, und was dazwischen passiert, tragen wir erst mit Fassung und dann zum Arzt. Über diesen ärgern wir uns dann, weil seine Medizin dafür nicht hilft. Es sich egal sein zu lassen, wie es dem Bauch ergeht, und Essen als lästige Geld- und Zeitvergeudung zu behandeln ist zwar eine übliche moderne Lebenshaltung. Es ist aber eine Ignoranz und Leugnung der evolutionären Grundvoraussetzung und der Zusammenhänge menschlichen Seins auf der Erde und drückt sich dann in einem kranken Mikrobiom und Darm und Körper aus.

Man muss sich nicht wundern, dass so eine Unkultur so weit führt, dass die Zeit das Essen bestimmt anstatt umgekehrt. Im März 2014 wurde ein älteres Ehepaar vom Filialleiter in Culpeper/USA der weltweit bekanntesten Fast-Food-Kette aus dem Restaurant geworfen, weil sie die vorgesehene Verzehrszeit von 30 Minuten überschritten hatten. Bei so einer Haltung wird der Mensch auf die Funktion eines »Geld-mit-Essen-verdien-Objekts« reduziert. Da jeglicher Stress die Bakterien erreicht, ist es auf jeden Fall besser, seinen Darmbakterien einschließlich der mit dem Essen aufgenommenen Mikroben ein stressfreies Ambiente zu bieten. Bei Fast Food sind Darmerkrankungen vorhersehbar.

Ein Schritt in die gesunde Richtung entwickelte sich durch die Gründung der Slow-Food-Bewegung im Jahre 1986. Sie setzt sich für regional angepassten, ökologischen und giftfreien Anbau von Lebensmitteln, für deren gesunde Verarbeitung, ihren gepflegten natürlichen Geschmack, für Nahrungs- und Speisekultur ein. Diese Kriterien sind alle für ein gesundes Mikrobiom förderlich. Die bei gründlichem Kauen entwickelte Geschmackswahrnehmung hilft dabei, Erfahrungen und damit somatische Marker zu bilden, die Nahrung für den Körper auswählt, welche der Mikrobiom-Darm-Einheit guttut und die das eigene Wohlergehen steigert.

Dass eine insgesamt gesunde Lebensführung zu einem gesunden Mikrobiom beiträgt, versteht sich ganz ohne wissenschaftliche Erklärungen. Dazu gehören regelmäßige Ausleitung der unweigerlich in der modernen Zivilisation aufgenommenen Fremdstoffe aus dem Körper.

Dies kann durch altbewährte Hausmittel geschehen wie durch ein ansteigendes Fußbad mit Natron und Salz, durch Trinkkuren von entsprechenden Kräutertees, durch Lehmpackungen, Schwitzbäder und Saunabesuch – oder medizinisch unter therapeutischer Begleitung.

Gleichzeitig kann man sich der »giftigen« Gedanken, Emotionen, Ansichten und Vorstellungen entledigen, die ihren Niederschlag auf der Organebene energetisch gerne im Darm finden. Der Dickdarm, der das Verdaute als Stuhl nach außen abgibt, ist im übertragenen Sinne der Ort, an dem das Loslassen all dessen lokalisiert ist, was nicht länger unser Leben fördert: überkommene Glaubenssätze, alte Emotionen oder Beziehungen, Arbeit oder Wohnort, die nicht mehr stimmig sind, schmerzliche Erfahrungen, Verluste und Vergehen aus der Vergangenheit. Es ist nicht ehrenrührig, sich dafür gegebenenfalls kompetente Hilfe zu suchen.

Zu einer guten Mikrobiompflege gehört, weil ja die

Umgebungsbakterien ständig aufgenommen werden, die bakterielle Besiedelung von Gegenständen des täglichen Gebrauchs sowie natürlich des eigenen Körpers. Je natürlicher die Materialien der Wohn- und Werkumgebung sind, desto eher passen sie zu unserem Darm. Holz, Metalle, Latex, Leder und Naturfasern tragen lebensfreundlichere Mikroorganismen auf sich als Kunststoffprodukte. Da Letztere natürlicherweise auf der Erde nicht vorkommen, werden sie gern von Bakterien besiedelt, die Abbauprozesse bewirken, die wir im Körper ungerne haben wollen. Natürliche oder synthetische Substanzen in Körperpflege- und Kosmetikartikeln bringen ebenfalls eine entsprechende Bakterienbesiedelung auf der Haut hervor. Je natürlicher, desto angenehmer ist dies für den Körper.

Kommt man in eine Situation, die als mikrobiell bedenklich einzuschätzen ist, kann man sich zum Schutz für das Mikrobiom vorsorglich mit einer probiotischen Mikrobenmischung (siehe weiter unten) imprägnieren. So empfiehlt es sich, vor und nach einem Krankenhausaufenthalt bewusst für eine bakterielle Rundumbesiedelung zu sorgen, die das Mikrobiom vor der Menge resistenzaktivierter dortiger Bakterien schützt. Auch das Besprühen der Hände mit probiotischen Bakterien nach einem Besuch im Altenheim, Krankenhaus oder wo sonst desinfiziert wurde, kann vor einem Ungleichgewicht durch veränderte Bakterien schützen. Bei Neugeborenen, die nicht auf natürlichem Wege geboren wurden, kann ein probiotisches Bad dem gesunden Ausgleich der Bakteriengemeinschaft ebenfalls dienen. Sitzbäder mit Probiotika sind eine Anregung für mit Kinderwunsch lebende Paare. Man kann dafür eine Plastiktüte in den Toilettensitz einklemmen, mit lauwarmem Wasser füllen, ein Bakterienteam zufügen und wenige Minuten – nicht länger als acht – darin sitzen (siehe »Effektive Mikrobenteams« in Kapitel 10).

Keine gesunde Pflege für das Mikrobiom im Darm ist sein gänzliches Durchspülen. Dabei wird massiv in das mikrobielle Miteinander eingegriffen, mit unvorhersehbarem Ergebnis. Die Vorstellung, der im Darm vorhandene Stuhl müsse aufgeweicht und hinausgespült werden, weil es sich dabei um vergiftende Ablagerungen handelt, ist ein Relikt aus den Irrtümern des vergangenen mikrobenfeindlichen Jahrhunderts. Die bei dieser Methode propagierte Anregung der Peristaltik oder Ausspülung von Krankheitserregern ist nicht nachgewiesen. Man bringt das Mikrobiom in Stress, anstatt es wirklich zu heilen. Ein Klistier für den Enddarm mit probiotischen Mikroorganismen kann bei einer gezielten Indikation therapeutisch sinnvoll sein. Eine »Colon-Hydro-Therapie« ist es in der Regel nicht. Sie ist vielmehr der missverstandene Versuch, eine »saubere Lösung« herzustellen. Diese lässt sich auf anderen Wegen gesünder und mikrobiomfreundlicher finden.

Woran stellt man nun persönlich fest, in welchem Zustand sich das eigene Darmmikrobiom befindet? Zum einen an der Befindlichkeit. Einen gesunden Darm bemerkt man nicht. Schmerzhafte Blähungen, Krämpfe, stinkende Darmgase oder Anzeichen für Unverträglichkeiten weisen bereits auf eine Störung hin. Eine gesunde Verdauung hinterlässt anschließend ein warmes, wohliges Gefühl im Bauch.

Anhaltspunkte für das Ausmaß einer Mikrobiomstörung kann die Stuhlkonsistenz geben. Die Form des

Stuhls, den man abgibt, ist förmlich der schöpferische Aus-Druck des Darms und somit des Innenlebens. Er ist so individuell wie sein Träger in seiner Tagesform. Er kann hart und zurückhaltend sein, verknotet, wohlgeformt im Fluss des Lebens, oder die Grenzen verschwimmen; er ist platt, oder er fließt davon, und »alles ist Scheiße«. Dies wurde im Jahr 1997 von Ärzten der Universitätsklinik Bristol in England in folgende, sieben Typen unterscheidende Skala eingeteilt:

- Typ 1: einzelne harte Klümpchen wie Nüsse (schwer auszuscheiden).
- Typ 2: wurstförmig und knollig.
- Typ 3: wurstförmig mit Rissen auf der Oberfläche.
- Typ 4: nacktschneckenförmig, glatt und weich.
- Typ 5: weiche Kleckse mit glatten Kanten (leicht auszuscheiden).
- Typ 6: lockere Stücke mit unregelmäßigen Rändern, breiig.
- Typ 7: wässrig, ohne feste Strukturen.

Diese als »Bristol Stool Chart« bekannt geworden Skala kommt dem Menschen in seinem Wunsch nach Klassifizierung entgegen. Natürlich gibt es bei genauerer Stuhlbetrachtung dazwischen andere Varianten, man kann jedoch ganz gut Anhalt für die Mikrobiomtendenz finden. Typ 3 und 4 gelten als normaler Stuhl, Typ 1 bis 2 stellen Verstopfung und 5 bis 7 Durchfall dar. Sie können, wenn sie dauerhaft auftreten, ebenso wie ständig wechselnde Stuhlkonsistenzen für eine Mikrobiomstörung sprechen.

Die Häufigkeit des Stuhlgangs, die gewöhnlich ein- bis zweimal täglich erfolgt, ist bei gesunder Stuhlkonsistenz für sich genommen kein Gesundheitskriterium und unterscheidet sich statistisch gesehen auch nach Geschlecht, Lebensrhythmus und Lebensalter.

Verdauungsstörungen lassen sich im Stuhl auch durch unverdaute Speisereste, durch schleimige Auflagen, klebrige, fettige oder glänzende Oberfläche erkennen sowie durch Verfärbung und durch stinkenden oder fauligen Geruch. Gesunder Stuhl ist gewöhnlich geruchlos. Hat man den Verdacht auf eine Erkrankung, sollte man einen Arzt oder Heilpraktiker aufsuchen, die bei Bedarf eine Stuhluntersuchung im Labor beauftragen können. Diese kann auf eine Fülle von Parametern erfolgen, darunter auf Bakterien, Pilze, Viren und Parasiten. Sowohl für Durchfall als auch für Verstopfung gibt es zahlreiche Ursachen, die medizinisch abgeklärt werden sollten, denn auch Störungen in Magen, Leber, Galle und Bauchspeicheldrüse führen zu Stuhlveränderungen. Auflagerungen von frischem Blut stammen möglicherweise von Hämorrhoiden oder kleinen Rissen am Darmausgang.

Bakterien können heilen

Wurde eine Störung festgestellt, die mit dem Darm zusammenhängt, ist es oberste Priorität, das gesunde Miteinander in der Mikrobiom-Darm-Einheit wiederherzustellen. Dazu gehören die Bakterienmenge, ihre Zusammensetzung, die Schleimhaut, die Regulation des Immunsystems und in der Regel das Schließen der Kittleisten. Im Anschluss an eine Wiederherstellung der Integrität kann die Überreaktivität gegenüber Lebensmitteln beispielsweise mit Hilfe einer Regulationstherapie aus dem Immungedächtnis gelöscht werden. Da das Zonulin der Kittleisten auf Bakterien reagiert und da die Schleimschicht der

Schleimhaut durch Bakterien gebildet wird, Bakterienmenge und Zusammensetzung sowieso, liegt es nahe, neben allen Aspekten mikrobiomfreundlicher Lebensweise gezielt therapeutisch geeignete Bakterien zu schlucken. Gleichzeitig ist der Körper durch alles zu unterstützen, was die Lebenskraft fördert. Um beispielsweise die Epithelmauserung auf den Darmzotten wiederaufzubauen, die Immunzellen zu unterstützen und den oxidativen Stress durch eine Darmerkrankung auszugleichen, reichen die Vitamine und Spurenelemente aus der gewöhnlichen täglichen Nahrung heutzutage nicht mehr aus. Man nimmt deren Ersatz allerdings nicht als Pulver, Tabletten und Kapseln, die naturgemäß ihrer Lebendigkeit beraubt sind, sondern aus möglichst der Natur nahen Produkten, zum Beispiel Bioaktivstoffkonzentraten, feldfrischen Gemüsesäften, reinen Muttersäften oder frischen Presssäften. Übliche Fruchtsäfte und Fruchtsaftkonzentrate mit Vitaminzusätzen sind dafür nicht geeignet. Man kann sich auch frische Sprossen keimen lassen.

Bei der Nahrung selbst ist darmfreundliche Schonkost angesagt. Worin diese für den Einzelnen besteht, ist bei jedem Erkrankten verschieden, sie erfordert aber immer gründliches Kauen. Wenn man sich überfordert fühlt und keinen in Ernährungsmedizin und Diätetik ausgebildeten Therapeuten in der Umgebung findet, ist Ausprobieren angesagt. Man kann etwa versuchsweise kurzfristig alles weglassen, was bekannterweise Unverträglichkeiten auslöst, und allmählich eines nach dem anderen wieder zufügen und sehen, ob man es verträgt. Wichtig ist es, bei jeder Schonkost für einen ausreichenden Ballaststoffanteil als Futter für die Bakterien zu sorgen, deren Wachstum man schließlich fördern will. Pürierte Gemüsesuppen, Haferbrei, Kartoffeln und Reis bieten eine Versorgung damit. Schonend sind auch leicht verdauliche Eiweiße aus Bio-Geflügel, fair gefischtem und nicht aus antibiotikaträchtiger Aquakultur gezogenem Fisch und Eiern. Fette und Öle sollten natürlich sein, mit echter Butter und nicht mit synthetischer Margarine. Auch beim Obst spielt die Herkunft für die Verträglichkeit eine große Rolle. Es gibt alte Apfelsorten, die besser vertragen werden und die man bei regionalen Streuobstwiesenverbänden finden kann. Fein geriebener Apfel ist ein altes Hausmittel bei Darmschwäche, auch weichgekochte Karotten gelten als ballaststoffreiche Schonkost – vorausgesetzt, ihre Herkunft ist biologisch. Zum Trinken empfiehlt sich viel frisches Quell- oder Leitungswasser sowie auch Kräutertees. Für Letztere macht man sich am besten in einem Heilkräuterbuch kundig. Loses Teekraut bekommt man in gewünschter Menge günstig in Apotheken.

Eine völlige Umstellung der Ernährung kann im Krankheitsfall empfehlenswert sein, man möchte jedoch im Darm keine Revolution und keinen erneuten Mikrobiomschock anzetteln. Daher ändert man besser nicht schlagartig alles gleichzeitig. Angemessener ist es, behutsam die alte durch neue Nahrung zu ersetzen, damit die passenden Darmbakterien sich im Einklang damit vermehren können. Durch die Umstellung mag es anfangs für eine kurze Zeit zu Blähungen kommen, die Leibschmerzen auslösen können.

Da bei jeder Darmerkrankung auch die Seele des Menschen beteiligt ist, gehört zum Heilungskonzept die achtsame Wertschätzung der persönlichen, seelischen Prozesse und das Schaffen von inneren und/oder äußeren

Schutzräumen. Fast immer lebt in einem kranken Darm ein – womöglich schwer – verletztes »inneres Kind«, das einer liebevollen Fürsorge bedarf.

Dies alles hilft jedoch nur, wenn man das Mikrobiom zusätzlich mit Mikroorganismen versorgt. Das kann sowohl durch den Verzehr fermentierter Lebensmittel geschehen (siehe oben), durch das Trinken fermentierter Säfte und durch die Anreicherung des Essens mit probiotischen Bakterien.

Das Wort »Probiotikum«, das ein Mittel »für das Leben« beschreibt, ist ein Relikt aus der Zeit, die das Dasein in Pro und Contra und die Bakterien in gute und böse teilte. Der Begriff wurde im Jahr 1953 erstmals für »wertvolle Nahrung« verwendet, und zwar ausdrücklich als Gegenpol zum Einsatz von Antibiotika. Später bezeichnete er bakterielle Stoffwechselprodukte, dann lebende Bakterien, und jetzt sind nach der Definition der WHO Probiotika lebende Mikroorganismen, die, wenn in ausreichender Menge verabreicht, dem Wirtsorganismus einen gesundheitlichen Nutzen bringen. Bier, Sekt und Sauerkraut sind also ebenso Probiotika wie gefriergetrocknete Lactobazillen. Man unterscheidet daher Nahrungsprobiotika von pharmazeutischen und medizinischen. Als medizinisch gelten sie, wenn ihre Wirkung für eine bestimmte Indikation bei einer wissenschaftlichen Studie erwiesen wurde. Da aber die Bakterien jedes Mal auf ein anderes Mikrobiom treffen und kaum vorhersehbar ist, wie es reagiert, ist dies im wissenschaftlichen Sinne eigentlich nicht möglich. Für die meisten Wissenschaftler waren »Probiotika« deshalb bis vor kurzem auch ein heißes Eisen, und das Schlucken von Bakterien war etwas eher Ominöses, das als Domäne der Laien und Heilpraktiker galt.

Das hat sich durch die neue Mikrobiomforschung geändert. Was vormals als »alternative« Idee belächelt wurde, erhebt sich plötzlich in den Rang von Zukunftsmedizin mit großartiger Perspektive. Dabei gibt es die Grundprinzipien mikrobiologischer Medizin bereits seit langer Zeit. Schon im 19. Jahrhundert wurden die ersten Gedanken dazu geäußert, und berühmte Ärzte widmeten sich ihrer Erforschung, bis nach Erfindung von Antibiotika die Dominanz dieser Aktivitäten die mikrobiologische Therapie verdrängte. Nur ein kleiner Kreis von Ärzten entwickelte die Heilanwendung von Bakterien weiter und gründete im Jahr 1954 den »Arbeitskreis Mikrobiologische Therapie«. Sehr früh beobachtete man, dass es dabei nicht um ein einfaches Zufügen gesunder Bakterien in den Darm ging. Häufig waren die bei einer Erkrankung therapeutisch gegebenen Bakterien hinterher im Stuhl gar nicht mehr nachweisbar, obwohl sie Heilung bewirkt hatten. Diese Wirkung auf die Gesamtgesundheit und das Immunsystem wurde bei zahllosen Patienten nachgewiesen. Schon damals zeigte sich, dass der Stoffwechsel sich durch Bakterienzufuhr verbessern ließ, dass das Immunsystem harmonisiert und Gleichgewichte wiederhergestellt wurden. Dennoch wurde dieser Zweig der medizinischen Mikrobiologie kaum von der akademischen Medizin anerkannt. Die dahinterstehenden Menschen- und Patientenbilder waren zu verschieden. Das wird nun anders. Die Mikrobiomforschung bestätig den mikrobiologischen Therapieansatz: Der Mensch und sein Mikrobiom sind eins, die Heilung liegt im Darm, und die Darmbakterien sind tatsächlich der Schlüssel zur Gesundheit.

Dass Bakterien heilen können, ist jetzt also klar, doch wie man dies im Einzelnen therapeutisch praktiziert, ist weiterhin Thema wissenschaftlicher Auseinandersetzung.

Nach herkömmlichem Denken sollen die eingesetzten Bakterien präzise definiert und reproduzierbar sein und einem bestimmten Zweck dienen. Es soll klar kontrollierbare Ursache und Wirkungen geben. Dahinter steht der Wunsch, das Leben und die Bakterien weiterhin beherrschen zu können und sich sicher zu fühlen. Ein bisschen Angst hat man eben doch noch vor den »falschen« und »krank machenden« Bakterien. Tatsächlich aber lassen sich die Bakterien auf so eine Weise gar nicht fassen. Sie sind dazu viel zu wandelbar. Auch die Ergebnisse von Studien mit Mikroorganismen lassen sich, wenn man ehrlich ist, kaum miteinander vergleichen, weil die gleichen Bakterien unter anderen Umständen auch etwas anderes bewirken könnten. Ein Einzelstamm-Probiotikum kann ganz verschieden wirken, je nachdem, ob man es in Joghurt, Pulverform oder wässriger Lösung einsetzt. Schließlich wird es ja aus isolierter Laborkultur plötzlich in die freie Darm-Wildbahn entlassen. Das kann durchaus ein Kulturschock sein. Bei den meisten Studien setzt man schließlich bisher solche definierten gezüchteten Einzelstämme ein. Woher will man wissen, wie sie in Zusammenhang mit den anderen Bakterien vor Ort wirken? Das lässt sich unmöglich für sämtliche Mikrobiomvarianten erforschen und vorhersagen.

Man muss es auch nicht. Man darf das bisherige Konzept »ein Krankheitssymptom – ein Medikament« nicht einfach auf Kleinstlebewesen übertragen. Ein Mikrobiomschock ist Ausdruck eines gestörten Miteinanders und nicht ein simples Fehlen oder Anderslaufen von etwas. Es ist lebendig, und daher geht es darum, dieses lebendige Miteinander von Mikroorganismen untereinander und mit allen Epithelzellen wiederherzustellen. Dies geschieht zwar durch Beseitigen der Störfaktoren und Stärkung der

Lebenskraft. Ganz besonders bedarf es aber passender Mikroorganismen, die einen gesunden Impuls zum Miteinander in den Darm geben. Für eine Heilung genügt es nicht, irgendwelche gezüchteten Monokulturen aus Einzelstämmen in die Hunderte oder mehr von Mikrobenarten in den Darm zu schicken, damit sie dort etwas von uns Vorgesehenes tun. Dies hieße nämlich, sich irrtümlich vorzustellen, es handle sich beim Mikrobiom um die Summe einzeln tätiger Mikroben, wie es vielleicht Menschen in einer Versammlung wären.

Man wünscht sich bisher kontrollierbare Wirkungen. In der Fachliteratur über Probiotika finden sich im Kapitel »Wirkungen« so nette Aufteilungen wie »antimikrobielle«, »antiallergische«, »antiarthritische«, »antikarzinogene« Wirkungen. Also ein *Pro*biotikum, das *anti*biotisch wirkt. Allein an diesem Widerspruch dürfte sich der Forschergeist Fragen stellen und darauf kommen, dass im dahinterstehenden Mikrobenbild etwas ganz anders sein muss, als man bisher dachte. So weit ist selbst die moderne Mikrobiomforschung jedoch noch nicht, sondern noch weitgehend im Althergebrachten verhaftet. Eine namhafte Zahl von Forschern mit einer Fülle von Studien über die probiotische Wirkung von Bakterien ist auf der Suche nach dem Zauberschlüssel unter den Mikrobenstämmen für einzelne Krankheiten, und wegen des Fehlens desselben entwickeln sich Ideen, solche in Form genetischer Manipulationen selbst zu kreieren. Die Gene bekannter Bakterien sollen labortechnisch umgebaut und anders zusammengesetzt werden, damit Bakterien daraus werden, die bei bestimmten Krankheiten bestimmte Mechanismen bedienen. Wer so denkt und handelt, hat aus der Vergangenheit nichts gelernt.

Die bisherigen Studien zeigen nicht etwa eine Unwirksamkeit von Probiotika. Ganz im Gegenteil. Bereits in der Anfangszeit der wissenschaftlichen Erforschung von Probiotika beim Menschen, etwa ab Ende des vergangenen Jahrhunderts, wurde bei zwei Dritteln der Studien eine Wirksamkeit der Probiotika nachgewiesen. Dabei waren fast immer jeweils nur ein oder manchmal zwei definierte Mikrobenstämme im Einsatz, was in Anbetracht der Mikrobenfülle im Darm jämmerlich wenig ist.

Erst neuerdings werden nennenswerte Studien mit mehreren Bakterienstämmen gleichzeitig durchgeführt. Die positiven Effekte wurden dabei vor dem Hintergrund der Mikrobiomforschung bestätigt. Teils an Tierversuchen, teils beim Menschen konnten viele einzelne Aspekte gezeigt und die Darmbakterien als Schlüssel für die Gesundheit bewiesen werden: Nahmen Schwangere im letzten Drittel der Schwangerschaft ein Probiotikum ein, verbesserte sich die Vaginalflora, was ein geringeres Frühgeburtsrisiko und eine bessere Ausstattung des Kindes während der Geburt mit sich brachte. Gab man schwangeren Frauen, in deren Familien Asthma, Heuschnupfen oder Neurodermitis vorkamen, in der Schwangerschaft und den Neugeborenen in den ersten sechs Lebensmonaten Lactobazillen zum Essen, hatten im Alter von zwei Jahren nur halb so viele Kinder Neurodermitis wie in der Vergleichsgruppe. Bei einer anderen Studie, ebenfalls mit Frauen mit Allergierisiko, erhielten Schwangere im letzten Schwangerschaftsmonat sowie die Neugeborenen in den ersten sechs Lebensmonaten Lactobazillen, Bifido- und Propionibakterien. Darauf entwickelten diejenigen unter den mit Kaiserschnitt geborenen Kindern weniger allergische Erkrankungen als die anderen. Gab man in einer weiteren Studie frühgeborenen Babys nach der Geburt den probiotischen »*E. coli* Nissle 1917«, wurde das Immunsystem besser ausgebildet als ohne.

Neurodermitis wurde durch Probiotika zum Teil verhütet. Bei Reizdarm, Nahrungsmittelunverträglichkeiten, Colitis ulcerosa und Morbus Crohn verbesserten sich durch Probiotika Stuhlfrequenz und -konsistenz, Blähungen und Schmerzen, Blutungs- und Entzündungsneigung nahmen ab. Durchfallerkrankungen dauerten unter Probiotika kürzer und traten bei Reisen seltener auf. Bluthochdruck regulierte und Rheuma verbesserte sich. Nimmt man über mindestens drei Monate probiotische Bakterien ein, so eine Studie, verkürzt dies die Dauer einer Erkältung – wenn sie überhaupt auftritt – um etwa zwei Tage, und dies mit leichteren Symptomen als ohne. Das Immunsystem wird gegenüber Viruserkrankungen aktiviert.

Auch das Abnehmen von Übergewicht zeigte sich während Probiotikaeinnahme ausgeprägter als ohne. In Uganda beobachtete man, dass Kinder von Müttern, die man einer Entwurmungstherapie mit Antibiotika unterzogen hatte, doppelt so oft ein Hautekzem entwickelten als andere. Man stellte fest, dass eine Wurmbesiedelung das Immunsystem stärkt, und entwickelte daraus eine Helminthen-Therapie, bei der auch in Europa Eier des Schweinepeitschenwurmes an Menschen gegeben wurden, die an Morbus Crohn, Allergien oder multipler Sklerose litten. Die Eier wurden nach zwei Wochen mit dem Stuhl wieder ausgeschieden und hatten auf dem Weg durchs Innenleben das Immunsystem gestärkt und zu Heilungen geführt.

Etliche Studien fanden allerdings auch keine eindeutigen Antworten auf ihre probiotische Fragestellung. Dies verwundert nicht, denn alle diese Studien kranken an einem Konzeptfehler, der darin besteht, sich Ursache-Wirkungs-Mechanismen vorzustellen. Will man diese bei probiotischen Bakterien finden, stülpt man den Bakterien aufs Neue eine Projektion menschlicher Beschränktheit über, die ihnen weder gerecht wird noch zur Heilung führt. Einzeller sind viel zu vielseitig, um auf einzelne Wirkungen reduziert werden zu können. Mit der neuen Idee, Einzelstämme im Labor zu definierbaren Heilmikroben heranzuzüchten, zäumt man das falsche Pferd statt von hinten bloß von vorne auf. Besser wäre es, auf das richtige Pferd umzusatteln. Mikroorganismen überall auf der Erde leben immer in einer vernetzten Gemeinschaft. Ist diese Gemeinschaft ge- oder zerstört, braucht die Heilung den Wiederaufbau der Gemeinschaft. Durch einfaches Zufügen von Einzelstämmen allein wird vielleicht die Mikrobenmenge erhöht, die notwendige Gemeinschaft aber noch nicht in jedem Fall wiederaufgebaut. Da wir Menschen nicht Mikrobengemeinschaften züchten, sondern bisher nur wenige der unzähligen Mikroben kultivieren können, gilt es also, gesunde Mikrobengemeinschaften zu finden, die, als mikrobielle Teams geschluckt, den im Darm noch lebenden Mikroben sozusagen Gemeinschaft vorleben und dadurch die gesamte Gemeinschaftsbildung im Mikrobiom und mit den Körperzellen wieder anregen. Ein bereits stabil kommunizierendes Mikrobensystem müsste also einem mikrobiellen Chaos den passenden Impuls zur Reorganisation geben. Dieses zugefügte, bereits Zusammenarbeit praktizierende Mikrobenteam sollte wie eine Keimzelle für Neuordnung sein, und um diese Gemeinschaft herum sollte sich die chaotisierte Mikrobenmenge im Mikrobiom wieder ebenfalls zum kompetenten Netzwerk anordnen. Auf das Bild der Musik übertragen (siehe »Die fehlgedeutete Mikrobenwelt« in Kapitel 9), würde es nicht genügen, der Isolationsmusik lauter Cis zuzufügen, auch nicht Fis und Dis. Man müsste die Instrumente stimmen und mit allen Tönen zugleich auch die richtige Stimmung, den Takt und den Rhythmus wieder vorgeben.

Keine der bisher mir bekannten Studien seit 1980 zu Probiotika erfolgte nach diesem Konzept. Daher war es gar nicht anders möglich, als dass die Ergebnisse bisheriger Studien weitgehend unberechenbar waren. Die meisten zeigten Erfolge, manche aber eben nicht.

Das lässt sich folgendermaßen verstehen: Es treffen im Darm immer die Zusammensetzung, Aktivität und innere Ordnung des Mikrobioms sowie die Eigenschaften von zugeführten Mikroben zusammen. Ersteres können wir im praktischen Fall nicht kennen, da es unmöglich ist, alle Bakterien bei einer Darmstörung darzustellen, und weil es für mikrobiomische Aktivität und Netzwerkqualität für den Alltag noch keine Laboruntersuchungen gibt. Man weiß einfach nicht, in welchem Zustand das Mikrobiom eines Menschen zu einem Zeitpunkt ist. Letzteres können wir jedoch einschätzen. Nachdem wir wissen, dass ein gesundes Mikroben*team* für die Heilung gebraucht wird, können wir danach suchen.

Wo bilden sich Mikrobenteams? Man findet sie immer dort, wo sie die Zeit hatten, in einem Substrat langsam zusammenzuwachsen. Das ist natürlicherweise im Zusammenhang für die Ernährung der Fall,

- wenn Bodenbakterien bei Pflanzen das Wurzelwachstum mitbewirkt haben und diese Bakterien mit Nahrungspflanzen aufgenommen werden,

- wenn Nahrungsmittel durch Mikroorganismen zu Lebensmitteln fermentiert werden oder
- wenn eine geeignete Mikrobenmischung in geeignetem Medium und auf geeignete Weise als eine Bakteriengemeinschaft fermentiert wurde.

Der Boden, in dem unsere Nahrung gewachsen ist, spielt für die Mikroben in der Pflanze eine große Rolle. Bei der Heilung einer Mikrobiomstörung oder zur Prophylaxe empfiehlt es sich, Nahrung aus Böden zu sich zu nehmen, von denen man weiß, dass auch ihre Mikrobenflora bewusst und harmonisch gepflegt wird. Das ist bei biologisch arbeitender Land- und Gartenwirtschaft der Fall.

Effektive Mikrobenteams

Eine »biologische Ernährung« zu empfehlen ist heutzutage gesellschaftlich heikel. Dabei war, was heute »biologisch« genannt wird, bis vor einigen Jahrzehnten schlichtweg normal. Doch konsequente Konventionelles-Käufer reagieren meist mit »Ja, aber da ist auch nicht immer alles echt«. Es folgt in der Regel ein Schwall von Kritik an Bio im Allgemeinen, Bio-Bauern und Bio-Händlern im Speziellen, verbal oft blind übernommen von einseitig ausgerichteten Medien. Und zwar von Menschen, die demnach lieber billiges als gesundes Essen einkaufen, meistens so lange, bis eine Unverträglichkeit, eine Krankheit oder schließlich ein metabolisches Syndrom mit Übergewicht und Diabetes auf den Darm aufmerksam macht. Es ist erstaunlich. Gewöhnliche »konventionelle« Kost ist mit großer Wahrscheinlichkeit inklusive Chemie. Oft genug sogar über zulässige Grenzwerte hinaus. Paradoxerweise wird das Misstrauen aber nicht etwa der billigeren, mit künstlichen Stoffen versehenen Nahrung entgegengebracht, wo es berechtigt wäre, sondern der gesünderen und durchweg kontrollierten aus »biologischem« Anbau ohne solche Substanzen, die naturgemäß angebaut oder aufgezogen wurde. Diese Leute kaufen und essen also lieber dauernd »Missstand« als etwas, wo ein Missstand, sobald er unrechtmäßig vorkommt, sogleich entdeckt und behoben wird. Man hat immer die Wahl: Man kauft entweder garantiert chemisch »Gewürztes« ein oder man kauft etwas ohne. Bio-Anbau-Lebensmittel sind zu 100 Prozent auf unerlaubte Rückstände überprüft, das garantieren Anbauverbände und Großhändler. »Konventionelle« Lebensmittel werden hingegen nicht so kontrolliert, weil man ja weiß, dass darin immer Rückstände vorkommen. Würde aus jeder Chemie in konventioneller Nahrung gleich viel Aufhebens gemacht, wie wenn dank der Kontrollen ausnahmsweise etwas in Bio-Lebensmitteln gefunden wird, wären Zeitungen und Fernsehen voll davon.

Das zweite Argument ist: »Ja, und das ist ja so teuer!« Auch das ist bemerkenswert. Der Urlaub, die Kleidung, das Smartphone sind wichtig, das Auto wird anscheinend mit mehr Sorgfalt und mit mehr Geld gehegt und gepflegt als der eigene Leib.

Bio-Bauern, Bio-Gärtner, Bio-Imker tun nicht nur Gutes für den Erhalt von Bodenfruchtbarkeit durch mikrobenfreundliche Pflanzenpflege und für die Bakterien der Tierdärme von Regenwurm, Biene, Huhn und Kuh, sondern sie tun auch viel für die Mikroben in unserem Darm. Wir sollten sie in jeder Hinsicht unterstützen. Normal angebaute, sogenannte »biologische« Lebensmittel sind ihren Preis wert. Andere Anbau- und Herstellungsmethoden, die ja nicht gerade mit den natürlichen Lebensprozessen in Einklang sind und mit künstlichen Mitteln viel größeres Wachstum produzieren, als angemessen wäre, nehmen hingegen eine Hypothek auf die Zukunft auf. Über ausgebeutete Böden, über dem Futtersoja zuliebe gerodeten Regenwald, über all die energie- und rohstoffraubenden Produktionsverfahren wird uns die Zukunft eine Rechnung ausstellen, welche nachfolgende Generationen zu bezahlen haben werden. Das Argument, sich kein Bio-Essen leisten zu können, ist daher eher eine Frage der Prioritäten und enthält die Frage: Wie viel Verantwortung bin ich bereit, für mich, meine Gesundheit und die Erde zu übernehmen? Geld ist Macht. Jeder hat die Macht, sein Geld über biologisches Essen beim Einkaufen entweder einem Bio-Laden, einem Bio-Bauern und den vielen engagierten Menschen zukommen zu lassen, die sich für den Erhalt einer lebenswerten Erde einsetzen, oder genauso, mit seinem Geld durch Einkauf in einem Discounter das zu unterstützen, was dahintersteht. Eine Frage der Priorität ist es deshalb, weil jeder Mensch einen gewissen Geldbetrag für das Essen und für andere Dinge im Leben zur Verfügung hat. Der mag sehr gering sein. Dennoch bleibt die Frage: Was ist mir wichtig? Wofür gebe ich ihn aus? In jedem Fall gibt man ihn irgendwohin. Gibt man mehr Geld für seine Smartphone-Rechnung aus, für Auto, Garderobe, Urlaubsreisen, Vergnügungen oder für einen Hauskreditzins als für eine gute Ernährung, ist dies eine Wahl, die man für sich getroffen hat. Vieles würde sich ändern, wenn diese Prioritäten in unserer Gesellschaft generell anders gewichtet würden. Für den Einzelnen ist es finanziell vielleicht in Wirklichkeit sehr viel günstiger, biologisches Essen einzukaufen, weil man echten Genuss erlebt, da es wesentlich aromatischer schmeckt und weil es gehaltvoller ist, so dass man davon schneller und ausreichend satt wird.

Was wir angeblich mit billigem Essen sparen, zahlen wir ja später an Medizin. Wir tragen unsere Beschwerden schließlich zum Arzt und nicht etwa zum Discounter. Und das derzeit noch mit der Garantie, dass die Krankheitskosten von der Sozialgemeinschaft getragen werden, unabhängig von der Lebensführung, die man pflegte. Jemand, der beruflich selbständig ist, zahlt gegenwärtig monatlich tatsächlich einen höheren Krankenkassenbeitrag, als man für den Erwerb von guten Lebensmitteln bei ausschließlich biologischer Ernährung ausgibt. Wo mehr für das Kurieren von Krankheiten des Körpers ausgegeben werden muss als für seinen natürlichen lebendigen Erhalt, stimmt im Gemeinschaftssystem offensichtlich etwas ganz und gar nicht.

Doch kommen wir wieder zu den Mikroben. Bei mikrobieller Teambildung in fermentierten Lebensmitteln vermehren sich zunächst diejenigen der erwünschten Mikroorganismen, die auf dem jeweiligen Rohstoff lebten. Bestimmte Milieubedingungen dafür zu schaffen ist eine jahrtausendealte Kulturleistung. Dabei entstehende Mikrobengemeinschaften können sehr umfangreich sein, an der Fermentation von Trauben zu Champagner sind 600 verschiedene Mikrobenarten beteiligt. Viele solcher Lebensmittelfermentierungen verlaufen in mehreren Stufen, innerhalb deren die unterschiedlichen Mikrobenstämme sich als Mischkulturen im Wechsel fördern und hemmen. In diesem rhythmisch verlaufenden Prozess bilden sich schließlich die stabile Mikrobengemeinschaften des Endproduktes heraus. Dabei findet in gewisser Hinsicht Ähnliches statt wie bei der Neuordnung des Mikrobioms ab der Geburt. Das Produkt enthält zuletzt nicht nur jede Menge neugebildeter gesundheitsförderlicher Substanzen, sondern auch das zugehörige Mikrobenteam.

Zur direkten probiotischen Anwendung als Mikrobenteam gibt es bisher eine Multimikrobenkultur in flüssiger Lösung, die Effektiven Mikroorganismen (EM). Literatur dazu finden Sie im Anhang. Sie werden über mehrere Wochen fermentiert und sind zuletzt als milchsaure Lösung stabilisiert. Da sie ursprünglich der Bodenbelebung dienten, gelten sie für eine medizinische Anwendung bisher als Geheimtipp. Mit ihrer Hilfe wurden in den vergangenen Jahren unzählige Menschen und Tiere zum Teil nach jahrzehntelangem Leiden geheilt.

Für alle Probiotika gilt, dass sie überwiegend dann eine vielseitige Wiederbelebung im Darm ermöglichen, wenn sie mit Bakteriennahrung kombiniert werden. Sich schlecht zu ernähren und als Zugabe Probiotika zu schlucken hat keinen Sinn.

Gibt man dem Mikrobiom gute Ernährung, genügend Bakterien, ein giftfreies Milieu, seelische Zufriedenheit und einen Lebensrhythmus, kann auch ein bereits kranker Darm aus seinem Schock erlöst werden und in eine gesunde Einheit zurückkehren, als Dialogorgan mit gesunden Schleimgrenzen und Rhythmen, mit flexibler Aufnahme-, Verdauungs- und Abgabefähigkeit. Die Kittleisten zwischen den Epithelzellen werden durch Probiotika nachweislich wiederaufgebaut, und ihre Fähigkeit, sich in gesunder Weise zu öffnen und zu schließen, wird wiederhergestellt. Ein in seinen gesunden Rhythmen, seiner Zellgesundheit und mikrobieller Vielseitigkeit pulsierender Darm ist unabdingbar für das gesamte Wohlbefinden. Erfahrungsgemäß lassen sich, sobald der gesunde Fluss von Verdauung und Stoffwechsel mit Hilfe der Mikroorganismen wiederhergestellt ist, auch andere Erstarrungen im Menschen, seien es psychische oder körperliche, lösen.

Das Heilen mit lebenden Mikrobenteams setzt anderes als das übliche Denken voraus. Bisher war man therapeutisch darauf aus, etwas im Körper durch gezielte Eingriffe zu verändern, und zwar möglichst vollständig unter menschlicher Kontrolle. Das ist mit Probiotika nicht möglich. Setzt man ein Mikrobenteam zur Heilung ein, tritt man als Mensch hinter die Mikroben zurück und räumt ihnen das Können ein, die Gesundheit mittels Kommunikation aller Zellen eigenständig wiederherzustellen. Der Schritt, der Weisheit der Mikroben zu vertrauen, die von selbst wissen, wie ein gesundes Miteinander lebbar ist, fällt vielleicht anfangs schwer, kann jedoch dann in vielerlei Hinsicht befreiend sein. Nicht wir Menschen müssen heilen, sondern es tun diejenigen Wesen, die seit Milliarden von Jahren, lange bevor es uns gab, diesen Planeten gestaltet haben und auch unser Leben auf der Erde erst ermöglichen. Das zu wissen bettet uns ein in eine lebendige Weisheit, die größer ist als wir selbst und über die auch in Wirklichkeit die neue Mikrobiomforschung, wenn wir ehrlich sind, erst sehr wenig weiß. Bakterien sind der eigentliche Schlüssel zum Sein. In ihnen können wir den Übergang von der sichtbaren Welt zum Unsichtbaren erleben.

Wie wir mit den Mikroorganismen umgehen, wird in der Zukunft darüber entscheiden, wie sich die Gesundheit der Menschen entwickelt und ob wir gesünder leben werden als heute. Das liegt nicht nur in unserem Darm, es liegt auch ganz in unserer Hand – und vielleicht auch ein wenig in unserem Herzen.

Danke

Tobias Fritz für die Hilfe beim Recherchieren wissenschaftlicher Veröffentlichungen, ohne die ich dieses Buch nicht in der sehr kurzen Zeit hätte schreiben können.

Elke Meyer, die ein bewundernswertes Tempo beim Abschreiben der handschriftlichen Texte in den Computer an den Tag gelegt hat.

Stefanie Weiß für Hühnersuppe mit Buchstabennudeln zur Stärkung in schwachen Zeiten.

Alice v. Bezold für das immer offene Ohr und Herz.

Dr. Hildegard Theobald für Vorschläge, Rat und gemeinsames Überlegen.

Daniela Hacke von der Bibliothek der Carstens Stiftung Natur und Medizin für die Beschaffung schwierig zu erlangender Literatur.

Iris Welsch und Katrin Fuß vom Bioladen in Nettersheim für das Liefern der Lebensmittel ins Haus.

Magdalena und Werner Michels und Alexandra und Claus Bück für Versorgung mit Mittagessen.

Und Ralf Lay für das einfühlsame Lektorieren des Textes.

Ich danke allen, die mich während dieser intensiven Zeit begleitet, bestärkt und unterstützt haben.

Für das Verständnis dafür, dass ich monatelang fast nicht mehr ansprechbar war, und für die vielen lieben Wünsche und Gedanken danke ich allen Freundinnen und Freunden.

Anhang

Quellen

Alle Angaben in diesem Buch wurden sorgfältig recherchiert. Ein Quellenverzeichnis ließ sich aufgrund gebotener Kürze nicht erstellen.

Die mikrobiologischen Untersuchungen wurden durchweg von großen Teams durchgeführt. Der besseren Lesbarkeit des Textes zuliebe wurden die Namen der Beteiligten nicht einzeln aufgeführt, ihre Arbeit sei hiermit jedoch ausdrücklich gewürdigt.

Bei weitergehendem Interesse an erwähnten Inhalten oder Fragen lassen sich die entsprechenden Forschungsberichte meist leicht unter Zuhilfenahme einer digitalen Suchmaschine in modernen Medien oder mit Hilfe einer Bibliothek finden. Wissenschaftliche Studien sind in der Regel in englischer Sprache publiziert. Derzeit ist das Interesse an Mikroorganismen so groß, dass es bis zur Drucklegung dieses Werkes sicherlich bereits weitere Entdeckungen geben wird.

Viel Freude beim Weiterforschen!

Weiterführende Literatur zu den Effektiven Mikroorganismen (EM):
– Zschocke, Dr. Anne Katharina: *Die erstaunlichen Kräfte der Effektiven Mikroorganismen.* Knaur Mens Sana, München 2011
– *EM – Die Effektiven Mikroorganismen. Bakterien als Ursprung und Wegweiser alles Lebendigen.* AT, Aarau und München 2012

– *EM kompakt. Effektive Mikroorganismen und ihre praktische Anwendung.* Knaur Mens Sana, München 2014

Inhaltsverzeichnisse dieser Bücher sowie Termine zu Vorträgen und Seminaren mit Dr. Anne Katharina Zschocke finden Sie unter www.Dr-Zschocke.de.

Die Entdeckung des Mikrobioms

1 Siehe http://genomicscience.energy.gov/program/index. shtml.

2 RNA für *ribonucleic acid,* Ribonukleinsäure, RNS.

3 S für die Sedimentationseinheit Svedberg, r für »ribosomal«, das heißt »zu Ribosomen verbunden«.

4 Das m steht für *messenger,* was auf Englisch »Bote« heißt.

5 EHEC steht für enterohämorrhagische *E. coli,* vom griechischen *énteron* für »Darm«, eine Hämorrhagie ist eine Blutung.

6 Ein Biofilm ist eine hautartige Schicht mit Einzellern, die in schleimiger Flüssigkeit eingebettet eine Grenzfläche besiedeln, beispielsweise ein Zahnbelag oder die Schmierschicht in einem Küchensiphon.

7 Vom englischen *to defend* für »abwehren, verteidigen«.

8 »Dendritisch« heißt »verzweigt«, vom griechischen *déndron* für »Baum«.

9 Vom griechischen *olígos* für »wenige« und *sakcharón* für »Grieß, Körnerzucker«.

10 Vom griechischen *gála,* Genitiv *gálaktos,* für »Milch«.

11 Vom griechischen *dis* für »zweimal«.

12 Vom griechischen *polýs* für »viel«.

13 Zytokine nennt man verschiedene Eiweiße, die die Bildung von Zellen regulieren. Dazu zählen die Interleukine und Interferone. Zytokine sind am Zellwachstum und an immunologischen Reaktionen beteiligt.

14 www.biotechnologie.de/BIO/Navigation/DE/Foer-derung/foerderbeispiele,did=168020.

15 Von den griechischen Wörtern *gnotós* für »bekannt, erkennbar« und *bíos* für »Leben«.

16 Wobei »Freiluft« nicht mit »Frischluft« zu verwechseln ist, denn die Luft, die wir atmen, ist inzwischen derart mit Schadstoffen und Feinstaub beladen, dass, wo diese auf ein geschwächtes Immunsystem treffen, die Erkrankungen am meisten auftreten, beispielsweise das Asthma.

17 *Host-environment interactions in the protection from asthma and allergies*, Wirt-Umwelt-Wechselwirkungen im Schutz für Asthma und Allergien.

18 Der Vergleich stammt vom Marburger Professor Harald Renz.

19 *Severe combined immunodeficiency*, schwerer kombinierter Immundefekt.

20 *Acquired immune deficiency syndrome*, erworbenes Immundefektsyndrom.

21 Von den griechischen Wörtern *énteron* für »Darm« und *kýtos* für »Zelle« (neulateinisch *cytus*).

22 Vgl. Denis Burkitt: *Gesund leben mit Ballaststoffen*, Stuttgart 1982, S. 52.

23 Vom griechischen *peristaltikós* für »umfassend(e) und zusammendrückend(e Kräfte)«. Bezeichnet die von den Wänden muskulöser Hohlorgane ausgeführten Bewegungen, meist zum Weitertransport ihres Inhalts.

24 Englisch *leaky* für »undicht« und *gut* für »Darm«.

25 Benannt nach der wissenschaftlichen Bezeichnung für »Kittleiste, Schlussleiste«: *Zonula occludens*.

26 Zentrum für Integrative Medizin, Speyer, www.bio-medizin-blog.de, abgerufen am 9.4.2014.

27 Vom französischen *fatigue* für »Ermüdung«.

28 M von »mikrogefaltet« oder englisch *micro-fold*.

29 Von *mucosa associated lymphoid tissue,* zu Deutsch »schleimhautverbundenes Lymphgewebe«.

30 Von *gut associated lymphoid tissue.*

31 Vom griechischen *mégas* für »groß«.

32 Von den griechischen Wörtern *psyché* für »Seele« und *sōma,* Genitiv *sōmatos,* für »Leib«.

33 Vom griechischen *eũ* für »gut«.

34 Nach dem deutschen Anatom Johann Nathanael Lieberkühn (1711–1756).

35 Nach dem griechischen *polýpous* für »vielfüßig«.

36 Elias Metschnikoff: *Beiträge zu einer optimistischen Weltauffassung,* München 1908, S. 147.

37 Ebenda, S. 151.

38 Ebenda, S. 156.

39 Aus Südkorea stammender Fachbegriff für den Verlust an Kompetenzen durch Gehirnveränderungen aufgrund der Nutzung digitaler Medien.

40 Auch Präbiotikum. Vom lateinischen *prae* für »vor« und *bíos* für »Leben«; bezeichnet Substanzen, die der Ernährung von Bakterien im Darm dienen und nicht vom Körper direkt als Nahrung aufgenommen werden können.

41 *Welt online,* 21. April 2011.

42 Vom griechischen *díaita* für »Lebensweise«.

43 Glucoseabhängiges insulinotropes Peptid.

44 *Brain derived neurotrophic factor,* vom Gehirn stammender nervernährender Faktor.

45 Robert Koch: *Ausgewählte Texte,* Leipzig 1982, S. 109.

46 Ein vom Helicobacter-Gen cagA (Abkürzung für *cytotoxin-associated gene A,* cytotoxinverbundenes Gen A) abgelesenes spezifisch wirkendes Eiweiß.

47 Vom lateinischen *resilire* für »zurückspringen, abprallen«. »Resilienz« bedeutet so viel wie »Widerstandskraft«.

48 *Germap-Report* der Arbeitsgruppe vom Paul-Ehrlich-Institut für Chemotherapie und der Abteilung für Infektiologie an der Medizinischen Universitätsklinik Freiburg im Breisgau auf Initiative des Bundesamtes für Verbraucherschutz und Lebensmittelsicherheit, Berlin.

49 07 (03) Doi: 10.1055/S-0032-1310284, abgerufen am 20. Juni 2014.

50 *Antibiotic Resistance – The Need for Global Solutions. The Lancet Infections Diseases,* Vol. 13, S. 1057–1098, Dezember 2013.

51 Hexan ist eine umweltschädliche Kohlenwasserstoffverbindung, die als Lösungsmittel verwendet wird.